针灸止痛要旨

程为平　程光宇　编著

北京科学技术出版社

图书在版编目（CIP）数据

针灸止痛要旨 / 程为平，程光宇编著 . — 北京：
北京科学技术出版社，2021.4（2023.9 重印）

ISBN 978-7-5714-1137-4

Ⅰ . ①针… Ⅱ . ①程… ②程… Ⅲ . ①疼痛—针灸疗
法 Ⅳ . ① R246

中国版本图书馆 CIP 数据核字（2020）第 173712 号

策划编辑：刘　立
责任编辑：周　珊　刘　立
责任校对：贾　荣
责任印制：李　茗
封面设计：源画设计
出 版 人：曾庆宇
出版发行：北京科学技术出版社
社　　址：北京西直门南大街 16 号
邮政编码：100035
电　　话：0086-10-66135495（总编室）
　　　　　0086-10-66113227（发行部）
网　　址：www.bkydw.cn
印　　刷：三河市国新印装有限公司
开　　本：710mm×1000mm　1/16
字　　数：323 千字
印　　张：17.5
版　　次：2021 年 4 月第 1 版
印　　次：2023 年 9 月第 2 次印刷
ISBN 978-7-5714-1137-4

定　　价：68.00元

前 言

余幼承家学，二七始蒙。年方弱冠，习业于黑龙江中医学院（现为黑龙江中医药大学），余始刻苦精勤，行滴水穿石之功，盼能学有所成。自古天道酬勤，余续养心志，精勤不息，经长年钻研精思，终有所成，除能经世致用，为病人解其苦，亦能续扬己志，为后进作传承，如以灯燃灯，灯灯相燃，照烛远近，愿无尽矣。

针灸止痛古已有之，上溯《灵枢》《难经》《针灸甲乙经》《针灸大成》，下及今人辨证临验之验方验穴。古法今方，汗牛充栋，灵兰探秘，累累结晶。余历四十余载临证施术，秉悬壶济世理念，平素除为百姓疗伤诊病外，并博采众方以解析验案，至今已累积验案逾千。本书系余从医四十余年针灸止痛经验之总结，书中总结了主症定病名、次症定证型、兼症辨加减的方法，并对针灸治疗经验进行了详尽的解析。《针灸大成》云："上工守神，针分阴阳，提插捻转，补虚泻强，经络气血，迎随显彰。"疗痛之时，视行针之提插捻转手法为要旨、迎随补泻手法为准则，虚则补之，实则泻之，不虚不实以经调之。

余曾追随诸针灸大家多方学习，得其所传，行医迄今四十余载，以针灸治疗各类病证，疗效显彰，活人无数，又以治疗痛证收效尤佳，遂决以针灸治疗痛证之临床验案集结成书。余本着愚者无愁之理念，苦己心志，汇编百案，祈愿同仁加以斧正，亦愿广纳诸前贤、后进之意见，以期达大医精诚之境界，令芸芸大众皆蒙其益。

六经八纲、四时七情，子母补泻、经络循行，论理周严而详尽。四气五味、升降浮沉，润泽枯燥、形色相貌，中空内实、质重质轻，总赅药物性状、气味等之异同。木曰曲直，火曰炎上，土爱稼穑，金曰从革，水曰润下……巨观天地万物性类之别，藉以成阴阳五行之说，而能推其生克，论其消长，巧针妙灸，上工守神，提挈天地，把握阴阳。此乃针灸之枢机，中医之科学，形意之准绳。

本书自 2013 年以《针灸止痛经验实录》为名由人民军医出版社出版发行以来，多次重印，赢得了广大读者的厚爱。为使该书内容更加实用，更好地满足广大读者在临床工作中的需要，我们精心筹划，认真剖析，在《针灸止痛经验实录》内容基础上主要修订如下：在章节编排顺序上做了若干调整；补充了针灸处方中有关主穴的标准定位、刺灸法、特异性等方面内容，以突出主穴的重要性，并绘制了简明清晰的主穴线条图，原书穴位图不分主次，且多有模糊，本次修订予以删除；对全书内容删繁就简，以突出临床实战之针灸止痛要旨；对全书存在的纰漏之处进行了全面系统的补充修订；将书名改为《针灸止痛要旨》，以突出本书内容之精髓。另外，针灸处方中为避免取穴标注混乱，全书默认双侧取穴者不加标注（穴位不分左右侧者亦不加标注），单侧取穴者则加标注。

经过近一年的修订，《针灸止痛要旨》终于完稿。值书稿付梓之际，非常感谢杨堃、高鉴伟同学在书稿编写过程中给予的大力支持和帮助，也非常感谢北京科学技术出版社刘立编辑的辛勤指导。

黑龙江中医药大学　程为平

2021 年 1 月

目 录

一、颜面五官部疼痛

1. 鼻前庭炎

鼻腔的前部称为鼻前庭，有鼻毛，汗腺和皮脂腺丰富，易生疖。鼻前庭炎是鼻前庭皮肤的弥漫性炎症。经常挖鼻，急性鼻炎、慢性鼻炎和鼻窦炎、过敏性鼻炎或鼻腔异物（多见于小儿）刺激为其病因，长期在粉尘环境中工作，易诱发或加重本病。该病分为急性和慢性两种。急性者鼻前庭皮肤红肿，疼痛，严重者可扩及唇上皮肤，有压痛，表皮糜烂并盖有痂皮。慢性者以鼻部瘙痒、灼热、干燥、异物感为主要症状，另有鼻毛脱落，皮肤增厚、皲裂或盖有鳞屑样痂皮。

中医学认为，本病可由疗疮热毒引发，故又称"鼻疮"。《医宗金鉴·外科心法要诀》说："鼻疮者，因疳热攻肺而成。盖鼻为肺窍，故发时鼻塞赤痒疼痛，浸淫溃烂，下连唇际成疮，咳嗽气促，毛发焦枯也。"饮食不节，脾胃失和，运化失调，以致湿浊内停，日久化热，湿热循经上犯，熏蒸鼻之肌肤亦可使本病发作。

【中医辨证要点、治则与处方】

（1）肺胃郁热。鼻前庭或鼻尖部皮肤红肿热痛；舌红苔黄少津，脉滑数；发热，口渴欲饮，口臭，尿黄便干，头痛。治则：清肺胃热，疏风解毒。处方：主穴，内庭、少商、阿是穴（鼻痛局部）；配穴，列缺、冲阳、厉兑。

（2）湿热内蕴。鼻内痒痛，鼻前庭及附近上唇皮肤有弥漫性红肿糜烂，鼻内分泌物较多；舌苔黄腻，脉滑数；痰多黄稠，头痛沉困，纳呆腹胀，便溏尿赤。治则：清热燥湿，解毒和中。处方：主穴，足三里、三阴交、丰隆、阿是穴（鼻痛局部）；配穴，阴陵泉、间使、曲泉、隐白。

【主穴定位】

（1）内庭。

［标准定位］在足背，当第二、三趾间，趾蹼缘后方赤白肉际处。见图 1-1-1。

［刺灸法］直刺或向上斜刺 0.5~1 寸。

［特异性］足阳明胃经荥穴。

（2）少商。

［标准定位］在手拇指末节桡侧，距指甲角 0.1 寸。见图 1-1-2。

［刺灸法］浅刺 0.1~0.2 寸。

［特异性］手太阴肺经井穴。

（3）足三里。

［标准定位］在小腿前外侧，当犊鼻下3寸，距胫骨前缘一横指（中指）。见图1-1-3。

［刺灸法］直刺1~2寸。

［特异性］足阳明胃经合穴。

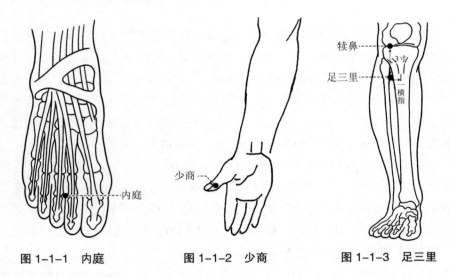

图1-1-1　内庭　　　　　图1-1-2　少商　　　　　图1-1-3　足三里

（4）三阴交。

［标准定位］在小腿内侧，当足内踝尖上3寸，胫骨内侧缘后方。见图1-1-4。

［刺灸法］直刺1~1.5寸。

［特异性］足太阴、足少阴、足厥阴经交会穴。

（5）丰隆。

［标准定位］在小腿前外侧，当外踝尖上8寸，条口外，距胫骨前缘二横指（中指）。见图1-1-5。

［刺灸法］直刺1~1.5寸。

［特异性］足阳明胃经络穴。

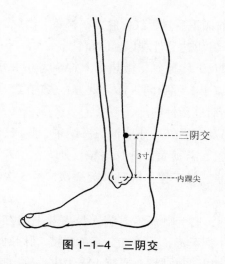

图 1-1-4　三阴交

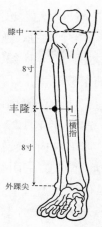

图 1-1-5　丰隆

【病例】王某，女，18 岁，学生。初诊：2007 年 4 月 21 日。主诉：鼻部间断性热痛、瘙痒 2 年余。

病人 3 年前曾因急性鼻炎在当地医院接受多种方法治疗，症状时轻时重。2 年前，病人鼻前庭皮肤及鼻尖部红肿热痛，在耳鼻喉科诊为鼻前庭炎。接受头孢氨苄治疗，疼痛诸症消失。但平素每逢感冒，鼻尖及上唇即红肿热痛，有时皮肤糜烂，鼻内分泌物较多。虽经当地医院治疗，但鼻部热痛、瘙痒、异物感等症状，每因天气变化、饮食不节而发作。此次发作适逢考试之前，学习紧张，又过食涮火锅的羊肉。病人因鼻尖部及上唇皮肤红肿热痛，流黄涕，而不愿见人。平素头困痛，胃脘胀闷，食后尤甚，有时便溏，小溲黄赤。视觉模拟评分法（VAS）为 3~4 分。鼻流黄浊涕，舌质红，苔黄厚腻，脉弦数。

[诊治经过] 西医诊断：鼻前庭炎。中医诊断：鼻痛。主症：鼻尖部及上唇部皮肤红肿热痛。次症：头困痛，胃脘胀闷，食后尤甚，小溲黄赤，舌质红，苔黄厚腻，脉弦而数。兼症：流黄涕，有时便溏，鼻部瘙痒、异物感。证型：脾胃湿热，蕴结肺窍。治则：清热祛湿，通窍止痛。处方：主穴，少商、厉兑、隐白、肺俞、脾俞、胃俞；配穴，阴陵泉、百会、通天、三阴交。刺灸法如下。少商、厉兑、隐白用毫针刺血 3~5 滴，用消毒干棉球按压止血，隔日 1 次。病人取俯卧位，肺俞、脾俞、胃俞用三棱针点刺 3~5 下后，拔罐 15 分钟，以皮肤红紫、瘀血外出为度。病人经上述方法治疗后，流浊涕、脘腹胀闷诸症明显减轻，鼻热痛减缓，VAS 为 2~3 分。病人取仰卧位，阴陵泉、百会、通天、三阴交皆逆经刺入，得气后留针 30 分钟，每 15 分钟行针 1 次。

二诊：2007 年 4 月 23 日。病人来时，鼻部及上唇红肿减退，热痛减轻，

VAS 为 1~2 分。时流黄涕，今晨起前额重痛。舌红、胖大，苔黄、微腻，脉弦略数。处方：上方加内庭，逆经刺入，针感达到外踝以上时留针。

三诊：2007 年 4 月 25 日。鼻部及上唇微红、微热痛，VAS 为 0~1 分。前额痛消失，纳呆较严重，口有甜味，口干。舌脉同二诊。处方：去内庭，加丰隆，针刺得气后，行均匀捻转强刺激，行针、留针同前。

四诊：2007 年 4 月 27 日。鼻部及上唇红肿热痛消失。纳呆、腹胀、头困重诸症已无，唯有鼻内痒较甚。舌淡红，苔薄黄，脉弦略数。处方：主穴，迎香、合谷、风池；配穴，三阴交、阴陵泉、足三里。隔日针灸一次，经 3 次治疗后，鼻痒消失，停针。

[**诊治思路分析**] 鼻为肺之窍，唇为脾所主。病人鼻尖及上唇红肿热痛，胃脘胀闷，食后尤甚，有时便溏，小溲黄赤，舌质红，苔黄厚腻，脉弦而数，故辨证为脾胃湿热，蕴结肺窍。治疗应以清热祛湿、通窍止痛为主。故治疗本病时选手太阴肺经少商、足阳明胃经厉兑、足太阴脾经隐白针刺放血，可泻脏腑之热；配合肺俞、脾俞、胃俞以达健运脾胃之功，缓解胃脘胀闷（食后尤甚）、便溏等症状。配穴取阴陵泉、百会、通天、三阴交：阴陵泉为足太阴脾经之合穴，三阴交亦属于足太阴脾经，是足厥阴肝经、足太阴脾经、足少阴肾经三经交会穴，二穴合用可达清热祛湿、健运脾胃之功；百会、通天属局部取穴，运用泻法刺入，可清热、通窍进而缓解头部困痛。

二诊时病人鼻部及上唇红肿减退，但前额重痛，舌红、胖大，苔黄、微腻，脉弦略数。前额属于阳明经，且舌脉也有热象，故在初诊基础上加内庭。内庭为足阳明胃经荥穴，采用泻法刺入，可清阳明经之热邪。

三诊时病人前额痛消失，但是纳呆较严重，口有甜味，故去内庭，加丰隆。丰隆是祛痰湿之要穴，针刺后配以强刺激可祛痰湿，健运脾胃。

四诊时病人症状基本消失，唯有鼻内痒较甚，结合舌淡红、苔薄黄、脉弦略数，判断此鼻痒是由风邪引起，故选取局部迎香及合谷、风池为主穴，配穴取三阴交、阴陵泉、足三里，以达祛风止痒之功。

2. 鼻窦炎

鼻窦炎以鼻流浊涕、鼻塞、嗅觉丧失或头痛，经久不愈等为主症，中医称为"鼻渊"，重者称为"脑漏"。

中医认为鼻为肺之外窍，如外感风热邪毒，或风寒侵袭，蕴而化热，热郁于肺，肺失清肃，邪热循经上蒸于鼻，或肝胆火盛，胆火循经上犯于脑，即"胆移热于脑"，而成本病；或因湿热邪毒、恣食肥甘厚味，伤及脾胃，运化失常，清气不升，浊气不降，湿热循阳明经上炎，上犯于鼻而成鼻渊；或久病体弱及病后失养，肺气不足，则卫外不固，治节失职，而到外邪侵入或邪毒滞留于上，结于鼻而为病。

【中医辨证要点、治则与处方】

（1）风热犯肺。病变初起，前额痛，鼻流黄黏涕，鼻塞，嗅觉不灵；发热重，恶寒轻；舌红，苔微黄，脉浮数；伴有咳嗽。治则：疏风散热，宣肺通窍。处方：主穴，大椎、风门、合谷、尺泽；配穴，列缺、迎香、印堂。

（2）肝胆郁热。眉心部疼痛，鼻流黄浊稠涕如脓样，有腥臭味，嗅觉减退，鼻塞；舌红，苔黄，脉弦数；兼见口苦咽干，耳鸣目眩，烦躁易怒。治则：清泻肝胆，宣通鼻窍。处方：主穴，迎香、上星、太冲、印堂；配穴，中渚、足临泣、合谷、神庭。

（3）湿热蕴脾。头痛以前额为重，鼻涕黄浊而量多，鼻塞重而持续，不辨香臭；头晕头重；舌红，苔黄腻，脉滑数；神疲倦怠，胸闷纳呆。治则：清热利湿，健脾化浊。处方：主穴，三阴交、印堂、迎香、中脘；配穴，脾俞、丰隆、公孙、合谷。

（4）肺气不足。前额隐痛，鼻涕黏白量多，鼻塞，嗅觉减退，遇冷症状加重；舌淡，苔薄白，脉缓弱；可伴有自汗恶风，气短乏力，咳嗽痰稀等。治则：补益肺气，通利鼻窍。处方：主穴，印堂、孔最、迎香、尺泽、肺俞；配穴，列缺、太溪、合谷、阳溪。

（5）脾虚失运。头脑隐痛或闷痛，劳累后加重；鼻塞较重，嗅觉减退，流涕白黏量多；舌质淡胖，苔薄白，脉缓弱；兼见面色萎黄，肢倦乏力，食少腹胀，便溏。治则：健脾益气，化浊通窍。处方：主穴，脾俞、印堂、足三里、三阴交；配穴，上星、上迎香、合谷、中渚。

【主穴定位】

（1）大椎。

［标准定位］在后正中线上，第七颈椎棘突下凹陷中。见图1-2-1。

［刺灸法］斜刺0.5~1寸。

［特异性］督脉、手三阳经与足三阳经交会穴。

（2）风门。

［标准定位］在背部，当第二胸椎棘突下，旁开1.5寸。见图1-2-1。

［刺灸法］斜刺0.5~0.8寸。

［特异性］足太阳膀胱经、督脉交会穴。

（3）合谷。

［标准定位］在手背，第一、二掌骨间，当第二掌骨桡侧的中点处。见图1-2-2。

［刺灸法］直刺0.5~1寸。

［特异性］手阳明大肠经原穴。

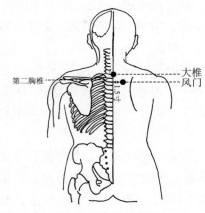

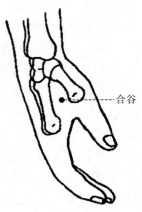

图1-2-1　大椎、风门　　　　　　　　图1-2-2　合谷

（4）尺泽。

［标准定位］在肘横纹中，肱二头肌腱桡侧凹陷处。见图1-2-3。

［刺灸法］直刺0.8~1.2寸，或点刺出血。

［特异性］手太阴肺经合穴。

（5）迎香。

［标准定位］在鼻翼外缘中点旁，当鼻唇沟中。见图1-2-4。

［刺灸法］斜刺或平刺0.3~0.5寸。

［特异性］手阳明大肠经、足阳明胃经交会穴。

（6）上星。

［标准定位］在头部，当前发际正中直上1寸。见图1-2-5。

［刺灸法］平刺0.5~0.8寸。

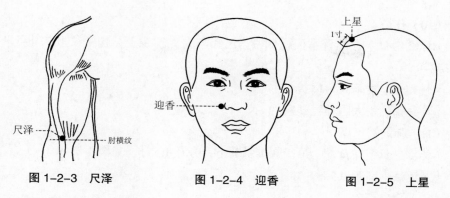

图 1-2-3　尺泽　　　　　图 1-2-4　迎香　　　　　图 1-2-5　上星

（7）太冲。

［标准定位］在足背侧，当第一、二跖骨间隙的后方凹陷处。见图 1-2-6。

［刺灸法］向上斜刺 0.5~1 寸，局部酸胀或麻向足底放射。

［特异性］足厥阴肝经之原穴、输穴。

（8）印堂。

［标准定位］在额部，当两眉头连线中点。见图 1-2-7。

［刺灸法］提捏进针，从上向下平刺，或向左右透刺攒竹、睛明等，深 0.5~1 寸。

（9）中脘。

［标准定位］在上腹部，前正中线上，当脐中上 4 寸。见图 1-2-8。

［刺灸法］直刺 1~1.5 寸。

［特异性］胃之募穴，腑会穴，任脉、手太阳小肠经、手少阳三焦经与足阳明胃经交会穴。

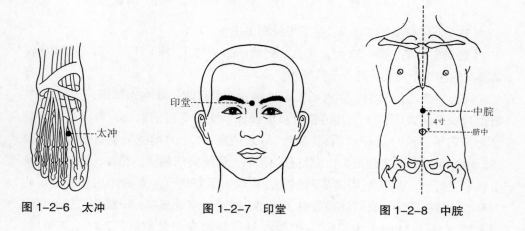

图 1-2-6　太冲　　　　　图 1-2-7　印堂　　　　　图 1-2-8　中脘

（10）孔最。

［标准定位］在前臂掌面桡侧，当尺泽与太渊连线上，腕横纹上 7 寸处。见图 1-2-9。

［刺灸法］直刺 0.5~1 寸。

［特异性］手太阴肺经郄穴。

（11）肺俞。

［标准定位］在背部，第三胸椎棘突下，旁开 1.5 寸。见图 1-2-10。

［刺灸法］斜刺 0.5~0.8 寸。

（12）脾俞。

［标准定位］在背部，第十一胸椎棘突下，旁开 1.5 寸。见图 1-2-10。

［刺灸法］直刺 0.5~1 寸。

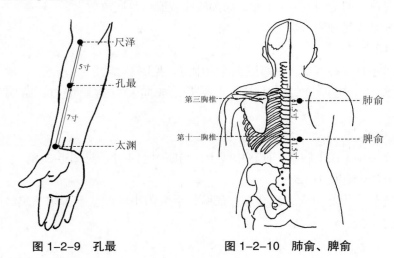

图 1-2-9　孔最　　　　　图 1-2-10　肺俞、脾俞

（13）三阴交见图 1-1-4，足三里见图 1-1-3。

【病例】白某，男，32 岁，军人。初诊：2006 年 12 月 1 日。主诉：前额痛伴鼻流黄浊涕 3 个月余，近 1 个月加重。

病人平素心烦易怒，焦虑不安，纳呆，头晕目眩，耳鸣如蝉叫，失眠多梦，纳食减少。病人既往 3 个月前曾有鼻流浊涕病史，有时前额痛，曾在当地医院诊为鼻窦炎，治疗后症状明显减轻，但未痊愈。1 个月前感冒后，咳嗽，咳黄痰，经治疗后上述诸症消失，但留有前额痛，鼻流黄浊稠涕，腥臭，静脉滴注抗生素未见好转，后又服用豁鼻利胆丸，症状未见好转，为求诊治来到我院。病人鼻塞，鼻流黄涕，有时浊稠腥臭，便秘，溲赤。嗅觉减退，烦躁痛苦面容，面部表情评分法（FPS）为 4 分。CT 检查显示额窦有少量积液。舌红，苔黄腻，脉弦数。

［诊治经过］西医诊断：鼻窦炎。中医诊断：鼻渊。主症：前额痛，鼻流黄浊涕，腥臭。次症：心烦易怒，焦虑不安，头晕目眩，耳鸣，舌红，苔黄腻，脉弦数。兼症：纳呆，失眠多梦，鼻塞，便秘，溲赤，嗅觉减退。证型：肝胆湿热，鼻窍阻塞。治则：清肝利胆，豁鼻通窍。处方：主穴，太冲、足临泣、印堂、迎香；配穴，合谷、曲池、神庭、阴陵泉。刺灸法如下。太冲、足临泣以迎随补泻的泻法刺入，得气后，行提插捻转的强刺激手法。印堂向鼻尖处刺入，使针感达到鼻尖。该病人印堂刺入后曾告知，头痛立即消失，浊涕排出，鼻道通畅。迎香向鼻根处斜行刺入，得气后，行提插捻转的强刺激手法。神庭向百会方向刺入。阴陵泉、曲池、合谷皆按迎随补泻的泻法刺入，得气后，行提插捻转补泻的强刺激手法。留针 30 分钟，每 15 分钟行针 1 次。嘱病人忌食腥味、辛辣等刺激食物，戒烟酒，每日锻炼身体，保持鼻腔通畅。

二诊：2006 年 12 月 3 日。病人昨日仍鼻流浊黄涕，鼻塞，前额痛，但纳食转佳，入睡困难消失，睡眠时间由原来的 4 小时左右增加到 6 小时左右，仍溲赤、便秘。初诊处方加三间、内庭。行针、留针方法同前。

三诊：2006 年 12 月 4 日。前额痛减轻，FPS 为 2 分。鼻流黄浊涕，量少，腥臭味明显减轻。病人述初诊时，每日流黄浊涕量大约 200ml，现每日约 50ml，鼻道基本通畅。心烦、耳鸣、目眩诸症减轻。舌红，苔微黄腻，脉弦略数。治疗处方同二诊。

四诊：2006 年 12 月 5 日。间断性鼻流黄涕，前额有时隐痛，晨起大便通畅，小便色白而清，舌脉仍同三诊。CT 检查显示额窦积液消失，治疗同前，嘱病人每日按揉鱼际、迎香，每穴按揉 3~5 分钟，每天按揉 2~3 次。

五诊：2006 年 12 月 6 日。病人来述浊涕消失，鼻道通畅，无前额痛，FPS 为 0 分。已无烦躁诸症，但有时自觉鼻腔痒，前额胀。舌淡红，苔薄白，脉缓。治则：疏经通络，行气止痒。处方：主穴，印堂、迎香；配穴，曲池、阳溪。留针 30 分钟，每 15 分钟行针 1 次。

［诊治思路分析］病人平素易怒，烦躁，肝气不疏，胆失疏泄，胆火循经上扰，入脑移鼻而成"鼻渊"。郁热炽盛则鼻流黄浊稠涕，味腥臭，嗅觉失灵；经络阻塞，郁热在上故头痛；胆经郁热而目眩、耳鸣；肝气不疏则脾失健运而纳呆；胆火移于心则心火盛，故而失眠多梦、便秘、溲赤。太冲为足厥阴肝经之输穴、原穴，刺之可疏泄壅滞之经气，宣导气血，调肝利胆；足临泣为足少阳胆经输穴，刺之可清热利胆；印堂为奇穴，可宣通鼻窍，清泻邪热；迎香为治疗鼻渊之要穴，可开达鼻窍；肺开窍于鼻，取与肺经相表里的手阳明大肠经之合谷、曲

池清泻热邪而疗便秘；阴陵泉为足太阴脾经穴，有健脾、清利湿热之功；神庭属局部取穴，可通鼻络止头痛。上穴均采用泻法，以清利湿热之邪。

二诊时病人仍溲赤、便秘，故加刺三间、内庭。二穴为手阳明大肠经、足阳明胃经腧穴，泻法刺之可清大肠、胃之热，以除便秘、溲赤。

三诊时病人鼻流黄浊涕量减少，腥臭味减轻，可见肝胆湿热症状有所好转，故按二诊处方继续治疗。

四诊时病人仍间断性鼻流黄涕，前额有时隐痛，但肠道热邪已除，嘱其按揉局部之鱼际、迎香以通鼻窍，止痛。

五诊时偶尔自觉鼻腔痒，前额胀，其余症状基本消失，局部取印堂、迎香，配以曲池、阳溪，以疏经通络，行气止痒。

3. 灼口综合征

灼口综合征是以舌部为主要发病部位，以烧灼样疼痛为主要表现的一种综合征。该病症状变化有特殊的规律和节律，病程呈慢性迁延状态及无特征的组织病理变化等。

本病属于中医学"舌痛""舌口痛"范畴，舌痛的发生与心、肾关系密切。若情志不舒，郁而化火或过食辛辣醇酒，积久化热，心火沿经脉上炎，灼伤舌体，血热瘀阻，不通则痛；肝胆经脉行于舌之两旁，因脾虚湿停，郁久化热，湿热熏蒸，经脉瘀阻肝胆，不通则痛；年老肾亏，或房事不节，或阴虚火旺，暗耗肾精，虚火上炎，灼舌而痛。

本病发病率为 1.5%~2.5%，男女发病率无差异，多发生于 50 岁以后，发病原因不详。

【中医辨证要点、治则与处方】

（1）心火上炎。舌痛较剧烈，以舌尖痛为主；舌苔黄燥，舌质偏红，脉数；伴有口干灼热，情志不舒，失眠多梦，大便秘结。治则：清心泻火，通络止痛。处方：主穴，间使、阴郄、廉泉；配穴，地仓、合谷、劳宫、夹廉泉。

（2）气虚血瘀。舌痛，发麻；舌体胖大，边有齿痕，舌质淡偏紫，或有瘀点、瘀斑，舌苔薄白，脉细或细涩；兼见胸闷乏力，心悸气短，纳少腹胀。治则：益气活血，通络止痛。处方：主穴，百会、廉泉、承浆；配穴，足临泣、足三里、血海、太冲。

（3）肝胆湿热。舌痛以舌两侧为主；舌红，苔黄腻，脉弦数；伴有胸胁胀满，口苦咽干，食少恶心。治则：清肝利胆，祛湿止痛。处方：主穴，太冲、足临泣、百会、行间；配穴，廉泉、下关、丰隆、阳陵泉。

（4）肝肾阴虚。舌痛以舌根部为甚，口内灼热；潮热盗汗，腰酸乏力；舌红少津，脉细；伴有口唇干燥，心悸健忘，头晕耳鸣。治则：滋补肝肾，通络止痛。选穴：主穴，肝俞、肾俞；配穴，下关透颊车、太溪、照海。

【主穴定位】

（1）间使。

［标准定位］在前臂掌侧，当曲泽与大陵的连线上，腕横纹上3寸。掌长肌腱与桡侧腕屈肌腱之间。见图1-3-1。

［刺灸法］直刺0.5~1寸。

［特异性］手厥阴心包经经穴。

（2）阴郄。

［标准定位］在前臂掌侧，当尺侧腕屈肌腱的桡侧缘，腕横纹上0.5寸。见图1-3-1。

［刺灸法］避开尺动、静脉，直刺0.3~0.5寸。

［特异性］手少阴心经郄穴。

（3）廉泉。

［标准定位］仰靠坐位。在颈部，当前正中线上，喉结上方，舌骨上缘凹陷处。见图1-3-2。

［刺灸法］针尖向咽喉部刺入0.5~0.8寸。

［特异性］任脉、阴维脉交会穴。

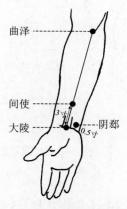

图1-3-1　间使、阴郄

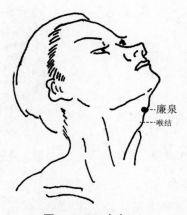

图1-3-2　廉泉

（4）百会。

［标准定位］在头部，当前发际正中直上5寸，或两耳尖连线的中点处。见

图 1-3-3。

[取法] 正坐位，于前、后发际连线中点向前 1 寸处取是穴。

[刺灸法] 平刺 0.5~0.8 寸，局部胀痛；也可向四神聪透刺，针感可扩散至头顶部。

[特异性] 交会穴之一，手足三阳经、督脉、足厥阴肝经俱会于此。

（5）承浆。

[标准定位] 仰靠坐位。在面部，当颏唇沟的正中凹陷处。见图 1-3-4。

[刺灸法] 斜刺 0.3~0.5 寸。

[特异性] 任脉、足阳明胃经交会穴。

（6）足临泣。

[标准定位] 在足背外侧，当足第四、五跖骨结合部前方，小趾伸肌腱的外侧凹陷处。见图 1-3-5。

[刺灸法] 直刺 0.3~0.5 寸。

[特异性] 足少阳胆经输穴，八脉交会穴，通带脉。

（7）行间。

[标准定位] 在足背侧，当第一、二趾间，趾蹼缘的后方赤白肉际处。见图 1-3-5。

[刺灸法] 直刺 0.5~0.8 寸。

[特异性] 足厥阴肝经荥穴。

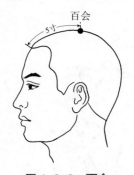 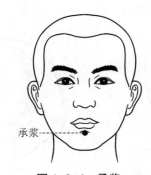 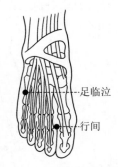

图 1-3-3　百会　　　　图 1-3-4　承浆　　　图 1-3-5　足临泣、行间

（8）肝俞。

[标准定位] 在背部，第九胸椎棘突下，旁开 1.5 寸。见图 1-3-6。

[刺灸法] 斜刺 0.5~0.8 寸。

（9）肾俞。

[标准定位] 在腰部，当第二腰椎棘突下，旁开 1.5 寸。见图 1-3-7。

［刺灸法］直刺 0.5~1 寸。

（10）太冲见图 1-2-6。

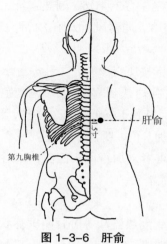
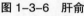

图 1-3-6 肝俞

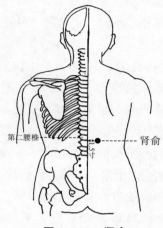

图 1-3-7 肾俞

【病例】王某，女，56 岁，商人。初诊：2009 年 1 月 15 日。主诉：舌痛 2 周。

病人 2 周前，因饮用威士忌酒过量，吐后自觉舌麻木隐痛，翌日晨起后，舌有异物感，未加重视，饮浓咖啡后，舌异物感、麻木疼痛加重，尤以舌根部为甚。病人恐惧，速到当地医院检查，脑干 MRI 平扫未见异常。脑 TCD 检查显示大脑中动脉血流速度减慢。诊为舌咽神经痛，给予维生素类药物治疗，未见好转，来我处诊治。病人自觉口腔发热，喜冷饮，喜食冷物，口含冷水疼痛减轻，晨起后症状较轻，午后加重，心烦易怒，口唇干燥，讲话及饮食时舌根部疼痛未见加重，情绪激动时，疼痛加重，VAS 为 4~5 分。工作时，有时未觉疼痛、舌异物、舌麻木感，但休息时、入睡前症状出现。平素耳鸣目涩，有时潮热盗汗。舌红少苔，微黄少津，脉细数双尺弱。

［诊治经过］西医诊断：灼口综合征。中医诊断：舌痛。主症：舌痛。次症：口腔灼热感，喜冷饮，耳鸣，目涩，潮热，盗汗，舌红少苔，微黄少津，脉细数双尺弱。兼症：舌异物感、麻木，心烦易怒，口唇干燥。证型：肝肾阴虚，虚火灼舌。治则：滋补肝肾，荣舌止痛。处方：主穴，廉泉、夹廉泉、太溪、行间；配穴，水泉、中泉、列缺、复溜。刺灸法：廉泉、夹廉泉皆向舌根部针刺，以舌根部酸麻胀重为度；太溪、行间顺经刺入，得气后，行提插捻转的强刺激手法；配穴皆逆经刺入，得气后，行提插捻转的中等刺激。留针 30 分钟，每 15 分钟行针 1 次。

二诊：2009 年 1 月 16 日。病人口腔灼热感未见减轻，但舌痛似乎减轻，心烦、口唇干燥减轻，仍潮热盗汗、耳鸣。夹廉泉针刺时改为向金津、玉液方向刺，以行针时病人口腔津液增多为度。

三诊：2009 年 1 月 17 日。舌热痛减轻，VAS 为 3~4 分。潮热盗汗、口唇干燥诸症亦相应减轻，仍耳鸣、目涩，舌脉同初诊。加翳风、太阳，行针、留针方法同前。

四诊至七诊：2009 年 1 月 18 日至 21 日。皆按照三诊的方法针灸治疗。

八诊：2009 年 1 月 22 日。病人舌痛、口腔灼热明显减轻，VAS 为 1~2 分。舌异物感、麻木感随之基本消失。稍有心烦、口唇干燥、盗汗、潮热，但耳鸣、目涩同前。舌淡红，苔薄白，脉缓。三诊处方加耳门、听宫、听会。

尔后，根据病情加减治疗。如：目干涩重者，加行间、四白；口唇干燥重者，加地仓、承浆。继续隔日治疗，5 次后诸症消失。

半年后随访，未见复发。

[诊治思路分析] 病人平素有耳鸣目涩、潮热盗汗等肝肾阴虚症状，加之近日饮用过度辛辣炙煿之物而生热，加重肝肾阴液之耗损。内热生则口腔灼热而喜冷饮、心烦易怒、口唇干燥；肝肾亏虚，舌体失养亦会加重舌根疼痛；耳鸣目涩、潮热盗汗、舌象、脉象均属肝肾阴虚之症。廉泉、夹廉泉是局部取穴，刺之可疏通经络，养阴清热，调节口腔气机而止痛；太溪属足少阴肾经，行间属足厥阴肝经，采用补法刺两穴，有补肝肾之意；水泉、复溜属足少阴肾经，泻法刺之可泻虚火而坚阴；列缺为手太阴肺经络穴，通于口舌，泻法刺之可泻热通络，利舌止痛；中泉为经外奇穴，泻法刺之可清虚火。

二诊时病人仍觉舌痛，故改变廉泉的针刺方向以疏通局部经络，增津益液，减轻舌痛。

三诊时病人仍觉耳鸣目涩，在二诊基础上加翳风及太阳。翳风属于手少阳三焦经，具有活血通络、通窍之功，泻法刺之可治疗耳鸣；太阳为经外奇穴，局部泻法刺之可治疗目涩。

四诊至七诊，治疗方法同三诊。

八诊时病人诉舌痛减轻，舌异物感等症状基本消失，但耳鸣、目涩症状仍未消失，故继续选取局部穴位耳门、听会、听宫针刺，疏通经络气血。手少阳三焦经、足少阳胆经与手太阳小肠经经脉均入于耳，取三经之耳门、听会、听宫可疏通耳部气血，通窍止鸣。

尔后随症加减：目涩重加行间、四白，因肝开窍于目，目病可刺肝经荥穴行间，加局部之四白以调节气机，荣养目窍；口唇干燥可刺足阳明胃经地仓及任脉与足阳明胃经的交会穴承浆，用以生津润燥。

4. 复发性口腔溃疡

复发性口腔溃疡是临床常见的口腔黏膜疾病，临床特征是口腔黏膜反复发生一至数个圆形或椭圆形散在或浅层的小溃疡，具有周期性反复发作、剧烈疼痛的特点。

中医学认为本病是因情志不遂，素体虚弱，外感六淫之邪致使肝失条达、脾失健运、郁热化火、虚火上炎熏蒸于口舌而患病。如外感风热与内火相煽则火热之邪窜于口舌之窍，发为口舌痛；心气通于舌，脾气通于口，若七情过激，或过食辛辣炙煿，致火热内生，蕴积心脾，火热蒸于口则口舌肉腐而溃，患处疼痛；素体阴虚，或久病阴损，相火无制，炎伤口舌，乃致口舌生疮；素体阳虚，或病后体虚，或劳倦内伤，损伤阳气，脾肾阳虚，阴寒内盛，口舌失荣，则口舌生疮。

复发性口腔溃疡又称复发性口疮，属于中医学"口疮"范畴。有自限性，7~10 天溃疡可自行愈合。以青壮年多见，易反复发作。

【中医辨证要点、治则与处方】

（1）风火上扰。初起口腔黏膜充血红肿烧灼痛，发涩发紧，发热恶风；苔薄黄，脉浮数；兼见咽喉不利，口渴。治则：疏散风热，通络止痛。处方：主穴，颊车、承浆、大椎；配穴，翳风、丘墟、风池、风府。

（2）心脾热盛。舌尖、舌边溃疡疼痛，烧灼感明显；烦躁；舌红苔黄，脉滑数；兼见口渴，小便赤涩，失眠。治则：清心泻脾，荣疮止痛。处方：主穴，劳宫、内庭、合谷、地仓；配穴，间使、三阴交、冲阳、灵道。

（3）阴虚火旺。反复口腔溃烂或舌根、舌下溃点，疼痛时轻时重，经久不愈；五心烦躁；舌红少苔，脉细数；兼见腰膝酸软，头晕耳鸣，失眠。治则：养阴清热，敛疮止痛。处方：主穴，三阴交、阴陵泉、大陵；配穴，夹承浆、廉泉、照海、复溜。

（4）脾肾阳虚。口舌生疮，周围淡红，溃面色白，疼痛轻微，遇劳易发；形寒肢冷，泄泻；舌淡，苔白腻，脉沉迟；伴有倦怠乏力，食少便溏，腰膝或少腹冷痛，尿多。治则：温补脾肾，生肌敛疮。处方：主穴，太溪、三阴交；配穴，金津、玉液、脾俞、胃俞。

【主穴定位】

（1）颊车。

［标准定位］在面颊部，下颌角前上方一横指，按之凹陷处，当咀嚼时咬肌隆起高点。见图 1-4-1。

［刺灸法］直刺 0.3~0.5 寸，或向地仓方向透刺 1.5~2 寸。

（2）劳宫。

［标准定位］在手掌心，当第二、三掌骨之间偏于第三掌骨，握拳屈指时中指尖处。见图1-4-2。

［刺灸法］直刺0.3~0.5寸。

［特异性］手厥阴心包经荥穴。

（3）地仓。

［标准定位］在面部，口角外侧，目正视，上直对瞳孔。见图1-4-3。

［刺灸法］斜刺或平刺0.5~0.8寸，或向迎香、颊车方向透刺1~2寸。

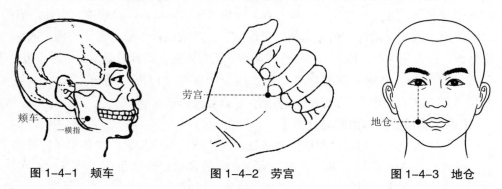

图1-4-1　颊车　　　　　　图1-4-2　劳宫　　　　　　图1-4-3　地仓

（4）阴陵泉。

［标准定位］在小腿内侧，当胫骨内侧髁后下方凹陷处。见图1-4-4。

［刺灸法］直刺1~2寸。

［特异性］足太阴脾经合穴。

（5）大陵。

［标准定位］在腕掌横纹的中点处，当掌长肌腱与桡侧腕屈肌腱之间。见图1-4-5。

［刺灸法］直刺0.3~0.5寸。

［特异性］手厥阴心包经输穴、原穴。

（6）太溪。

［标准定位］在足内侧，内踝后方，当内踝尖与跟腱之间的凹陷处。见图1-4-6。

［刺灸法］直刺0.5~1.5寸。

［特异性］足少阴肾经原穴、输穴。

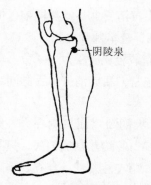

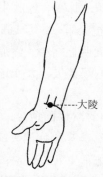

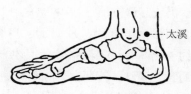

图 1-4-4　阴陵泉　　　　图 1-4-5　大陵　　　　图 1-4-6　太溪

（7）承浆见图 1-3-4，大椎见图 1-2-1，内庭见图 1-1-1，合谷见图 1-2-2，三阴交见图 1-1-4。

【病例】冯某，女，67 岁，退休。初诊：2008 年 7 月 5 日。主诉：反复口舌生疮 3 年，近十天加重。

病人 3 年前因家庭琐事而忧思过度，夜寐不能，心烦焦虑，整日酗酒，出现口舌糜烂反复发作，虽经多方治疗，如双料喉风散、西瓜霜喷剂外喷，口疮贴片外贴，维生素 B_6、牛黄清胃丸内服等，仍未见痊愈。10 天前，病人因亲人故去而致口腔溃疡复发。舌边、舌尖及口腔黏膜散在溃疡，多发，小如 1mm×1mm，大到 0.5cm×0.5cm，呈圆形或椭圆形的溃疡灶 6 处，疼痛剧烈，FPS 为 6 分，影响进食。病人口臭、口渴，虽喜冷饮，但因惧怕疼痛，而不敢饮之，口唇燥裂，心烦，溲赤，夜寐不能，脘腹胀痛，呃逆，手心烦热，鼻尖赤红，舌尖红，苔黄厚，脉数。

［诊治经过］西医诊断：复发性口腔溃疡。中医诊断：口疮。主症：口舌生疮。次症：心烦，口臭，手心烦热，脘腹胀痛，舌尖红，苔黄厚，脉数。兼症：溲赤，鼻尖赤红，夜寐不能，呃逆。证型：心脾蕴热，灼伤口舌。治则：清泻心脾，荣窍止痛。处方：主穴，间使、灵道、阴陵泉；配穴，廉泉、承浆、地仓、合谷。刺灸法：间使、灵道、阴陵泉逆经刺入，得气后，行提插捻转强刺激手法；廉泉刺入得气后，向金津、玉液方向各透刺数次，使口腔有津液分泌感觉；地仓、承浆平刺 0.3~0.5 寸，合谷直刺 0.5~1 寸，针刺得气后，留针 30 分钟，每 15 分钟行针 1 次。嘱其早中晚饭前各服牛黄清心丸 1 丸，早中晚饭后各服牛黄清胃丸 1 丸。

二诊：2008 年 7 月 7 日。病人告知，昨日腹泻 5 次，但神清气爽，心烦明显减轻，口臭消失，口舌疼痛减轻，FPS 为 4 分。呃逆消失，腹胀消失，手心烦热同前，鼻尖赤红同前，舌尖红，苔薄黄，脉数。停服牛黄清胃丸。针灸同前，但加用毫针在耳穴的口舌鼻处针刺使出血数滴。嘱其禁酒，禁辛辣腥之物。

三诊：2008 年 7 月 9 日。口舌疮面明显缩小，疼痛减轻，FPS 为 2~4 分。鼻尖红赤减轻，现微红，手心热减轻，心烦消失，大便正常，溲赤消失，舌脉同二诊，仍按二诊方治疗。

四诊：2008 年 7 月 11 日。口腔小的溃疡面愈合，大的溃疡面只剩一个，大小约 1mm×1mm，圆形灶。上述心烦、鼻赤等症消失，口腔灼热剧痛消失，只有微痛，舌淡红，苔薄白，脉略数。处方：主穴，灵道；配穴，廉泉、合谷。刺入得气后，留针 30 分钟，15 分钟行针 1 次。停服牛黄清心丸。

五诊：2008 年 7 月 13 日。口腔溃疡愈合，停止治疗。嘱其调情志，戒烟酒，避免腥辣食物。每日叩齿 1~3 分钟，当口腔产生唾液时，尽量咽下。

[诊治思路分析] 心气通于舌，脾气通于口。病人忧思过度，过量饮酒，损伤心脾，致火热内生，蕴积心脾，火热上蒸于口则口舌肉腐而溃，患处疼痛；心火内炽，心神被扰则心烦、夜卧不能；口渴、溲赤均为心脾积热所致；鼻尖为面王，为脾所主，脾热而出现鼻尖红赤。间使为手厥阴心包经穴，心包代心用事，心火内盛，泻法刺之可清泻心火；灵道为手少阴心经穴，泻法刺入可清泻心之热邪；阴陵泉属足太阴脾经合穴，泻法刺之可除脾之湿热，健脾除胀；廉泉、承浆、地仓为局部取穴，刺之可疏通口舌气机，泻邪热利官窍；配以"面口合谷收"之合谷可通络止痛；辅以口服牛黄清心丸及牛黄清胃丸可清心脾之热。

二诊时病人诉有腹泻，但自觉神清气爽，是因牛黄清胃丸有清脾胃火热之功，故邪从大便而出。后停服此药。在耳穴的口舌鼻处放血可针对局部症状以止痛，嘱病人禁食辛辣腥之物，以免助阳生热。

三诊时诸症均有所减轻，未添新症，故按二诊处方继续治疗。

四诊时心经热症已消失，故停服牛黄清心丸；溃疡面仅剩一处且微痛，但脉略数，故主刺灵道清心之余热，配以局部廉泉可通调口腔气机止痛，加之合谷穴以清体内之余热，根除症状。

五诊时病人痊愈，嘱日后调情志，避免辛辣腥之物，以防复发。

5. 舌咽神经痛

舌咽神经痛是指发生在舌咽神经支配部位的疼痛，以舌咽部及耳深部的阵发性剧痛为特征，属于中医学"面痛""舌痛""咽痛"范畴。

咽喉为诸经络循行交会之处，气血瘀滞，经脉不通，则舌咽、颈侧疼痛。

寒、热、瘀、痰、虚等致病因素导致肝失条达，气郁化火，逆行于上，心肺被灼，络脉不通而发生阵发性灼热疼痛，甚或痛不可触，妨碍言语、饮食等。古人提出其病因多为阳明火热和阳气不足。

【中医辨证要点、治则与处方】

（1）风邪袭络。一侧舌后部或咽部、下颌部、颈部突然发作的阵发性剧痛，遇风时加重，得温时痛减，恶风；舌苔薄白，脉浮；伴有头痛、流涕、口不渴。治则：疏风通络，利咽止痛。处方：主穴，合谷、内关、尺泽、廉泉；配穴，二间、中渚、曲池。

（2）心胃郁热。咽及舌疼痛剧烈，似刀割火灼，遇热疼痛加重，牙龈肿痛，心烦；舌红，苔黄，脉洪数；口渴，大便秘结。治则：清心泻胃，通络止痛。处方：主穴，廉泉、间使、冲阳；配穴，翳风、合谷、内庭。

（3）气滞血瘀。咽、舌后、耳部、下颌阵发性剧烈灼痛或刺痛，常因情绪不佳而诱发；舌红，苔黄，舌质紫暗或有瘀斑，脉弦或沉涩；伴心烦易怒，面红目赤，胸胁胀痛，口苦咽干。治则：理气活血，疏经通络。处方：主穴，廉泉、下关透颊车、太冲、血海；配穴，三阴交、足三里、曲泽、阳池。

（4）气血两虚。舌咽疼痛，发作频繁，遇劳诱发；唇舌淡白，脉细或弱；伴有身体倦怠，心悸失眠，面色苍白。治则：补养气血，通络止痛。处方：主穴，廉泉、足三里、三阴交、通里；配穴，关元、血海、百会、印堂。

【主穴定位】

（1）内关。

［标准定位］在前臂掌侧，当曲泽与大陵的连线上，腕横纹上2寸，掌长肌腱与桡侧腕屈肌腱之间。见图1-5-1。

［刺灸法］直刺0.5~1寸。

［特异性］手厥阴心包经络穴，八脉交会穴之一，通阴维脉。

（2）冲阳。

［标准定位］在足背最高处，当蹞长伸肌腱与趾长伸肌腱之间，足背动脉搏动处。见图1-5-2。

［刺灸法］避开动脉，直刺0.3~0.5寸。

［特异性］足阳明胃经原穴。

（3）下关。

［标准定位］在面部耳前方，当颧弓与下颌切迹所形成的凹陷中，合口有孔，张口即闭。见图1-5-3。

［刺灸法］直刺或斜刺0.5~1寸。

［特异性］足阳明胃经、足少阳胆经交会穴。

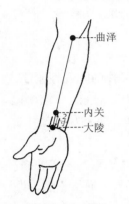

图 1-5-1　内关

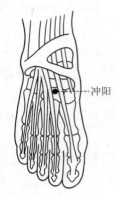

图 1-5-2　冲阳

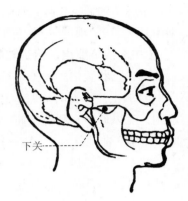

图 1-5-3　下关

（4）血海。

［标准定位］屈膝，在大腿内侧，髌底内侧端上 2 寸，当股四头肌内侧头的隆起处。见图 1-5-4。

［取法］屈膝，医者以左手掌心按于病人右膝上缘，第二至五指向上伸直，拇指约呈 45° 斜置，拇指尖下是穴。对侧取法仿此。

［刺灸法］直刺 1~1.5 寸。

（5）通里。

［标准定位］在前臂掌侧，当尺侧腕屈肌腱的桡侧缘，腕横纹上 1 寸。见图 1-5-5。

［刺灸法］直刺 0.3~0.5 寸。

［特异性］手少阴心经络穴。

（6）合谷见图 1-2-2，尺泽见图 1-2-3，廉泉见图 1-3-2，间使见图 1-3-1，颊车见图 1-4-1，太冲见图 1-2-6，足三里见图 1-1-3，三阴交见图 1-1-4。

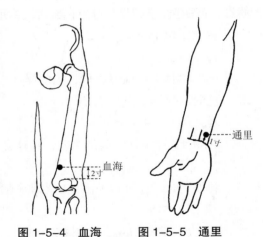

图 1-5-4　血海　　　图 1-5-5　通里

【病例】某女，23 岁，职员。初诊：2004 年 6 月 3 日。主诉：舌根及咽喉部电击样疼痛 2 天。

该病人 1 周前因上呼吸道感染出现发热、恶寒、咽痛、流清涕、周身酸痛而到医院就诊，当时体温 38.9℃，心率 106 次 / 分，因咽喉、扁桃体轻度肿大，白细胞计数轻度升高，而用抗生素和相应的中药治疗，具体药名不详，4天后发热、咽痛等症状消失，两天前因天气炎热而去游泳，游泳后自觉咽部隐痛拘紧干涩，傍晚看电视时因节目内容情节紧张而激动，突感舌根及咽喉部放射样疼痛，并向右耳及右下颌角部放射，五六秒钟后疼痛缓解。数日晨起饮热豆浆时，疼痛复发，来诊时因说话、咳嗽等原因而诱发舌咽疼痛，右颜面及右舌根亦痛，但按之未见疼痛。双目垂泪及痛苦面容，口角流涎，以手写字避免交谈，告知医生因剧痛而有轻生想法，手及面部汗出，心慌，胸闷气短，FPS为8~10分，舌淡红，苔薄黄，脉促涩。

[诊治经过] 西医诊断：舌咽神经痛。中医诊断：舌咽痛。主症：舌根及咽喉部电击样疼痛。次症：右耳及右下颌角部放射性痛，舌淡红，苔薄黄，脉促涩。兼症：手及面部汗出，心慌，胸闷气短。证型：气滞血瘀，脉络瘀阻。治则：理气活血，疏经通络。处方：主穴，廉泉三针；配穴，下关透颊车、风池、列缺、通里、三间。刺灸法：廉泉三针朝舌根部刺入，深度1.0~1.2寸，行提插捻转强刺激泻法，每10分钟刺激1次，每次每穴行针10~15秒，以舌根部及咽喉部有酸楚胀感为度；列缺、通里、三间诸穴行开合补泻手法的泻法，每15分钟行针1次，留穴45分钟。

二诊：2004年6月4日。病人告知疼痛未见减轻，发作频率、疼痛程度如前，舌淡红，苔薄黄，脉促涩。加百会，针尖朝后逆经刺之，留针20分钟时病人自觉疼痛发生，但疼痛程度明显减轻，FPS为4分。

三诊：2004年6月5日。病人回家后只发生两次疼痛，每次5秒左右，FPS为4~6分，舌脉如前，治疗同前。

四诊至六诊：2004年6月6日至8日。病人胸闷气短，汗出、心悸诸症明显减轻，流涎减少，FPS为2~4分，疼痛每天发作1~2次，说话流利，吞咽顺畅，舌淡红，苔薄黄，脉缓涩，偶因吃辛辣食物诱发，继续二诊治疗方法，嘱其禁用辣椒等辛辣食物，禁酒。

七诊至十诊：2004年6月9日至12日。依据二诊方法治疗，疼痛消失，查体病人表情自如，手及颜面汗出消失，舌淡红，苔薄黄，脉缓，FPS为0分，嘱其食饮有节，起居有常，不妄作劳。

[诊治思路分析] 情志不舒，气滞而血瘀，脉络不通，则舌根及咽喉部疼痛；气血运行不畅，心失所养而出现心悸、心慌、胸闷气短，舌脉均为气滞血瘀之象。主穴廉泉及夹廉泉配以颊车、下关，均为局部取穴，用以调畅局部之气血，通络止痛；风池可疏风散热；通里为手少阴心经络穴，泻法刺之可通络活血止痛；列缺、三间为表里配穴，泻法刺之可泻热邪。

二诊病人疼痛程度如前，加刺百会。百会能够通达全身的阴阳脉络，逆经而刺可活血通络，故而留针 20 分钟后疼痛程度明显减轻。三诊治疗同此。

四诊至六诊时病人主症、兼症均有所好转，脉缓涩。偶进食辛辣食物诱发，是因为辛辣食物会助阳生热，火邪炎上而诱发疼痛，故建议禁食辛辣之品。

七诊至十诊守二诊方法治疗，为效不更方之意。

6. 三叉神经痛

三叉神经痛是一种病因不明的神经系统常见病。其特点是面部三叉神经分布区出现阵发性、反复发作性、呈闪电样的剧烈疼痛，临床可分为原发性与继发性两种类型。原发性三叉神经痛病人表现为单纯三叉神经分布区发作性疼痛。继发性三叉神经痛指三叉神经本身或邻近组织病变所引起的疼痛，临床表现除疼痛外还有神经系统体征。三叉神经共有三支，第一支为眼支，第二支为上颌支，第三支为下颌支，一般以第二支和第三支发病较多。本病多发于 40 岁以上的中老年人，女性多于男性，大多数为单侧性，少数为双侧性。

中医学认为，本病多与外感风邪、情志不调、思虑过度、久病入络、外伤等因素有关。风寒之邪侵袭面部阳明、太阳经脉，寒性收引，凝滞筋脉，气血痹阻则疼痛；或因风热毒邪浸淫面部，经脉气血壅滞，运行不畅则疼痛；情志不舒，郁而化火，重则伤肝肾之阴，阴虚阳亢，上扰清窍而引发本病；思劳过度，耗伤阴血，阴虚阳亢，或血虚血瘀，不能上荣头面经络或外邪乘虚而入侵面部经络导致经络不通而出现疼痛；风痰阻于头面经络，蒙蔽清阳而致疼痛；外伤，或久病入络，使气滞血瘀而致疼痛。本病属于中医"偏头痛""偏头风"与"面痛"范畴。

【中医辨证要点、治则与处方】

（1）风寒外袭。起病急，疼痛甚，或面颊有拘急收紧感，得温则痛减，遇风寒则发或加重；舌苔薄白或白腻，脉浮紧或弦紧；或兼头痛，口不渴，鼻流清涕。治则：祛风散寒，温经止痛。处方：主穴，四白、风池、列缺、地仓、攒竹；配穴，下关、合谷。

（2）胃火上攻。面颊及齿龈疼痛如灼，遇热痛增，口臭；舌质红，苔黄，脉滑数或洪数；口渴喜饮，面红目赤，心烦，便秘，溲赤。治则：清胃泻火，通络止痛。处方：主穴，下关、内庭、胃俞、攒竹；配穴，四白、地仓、颧髎。

（3）肝胆郁热。患侧阵发性灼痛，痛连头角，时作抽搐，常因情志不遂而诱发；舌尖、边红，苔黄，脉弦数；面红目赤，心烦易怒，口苦。治则：清肝泻胆，降火止痛。处方：主穴，四白、太冲、侠溪、攒竹；配穴，下关、地仓。

（4）阴虚风动。面部胀痛，面肌抽搐或麻木不仁，头晕易怒，腰膝酸软；舌质红，苔少，脉弦或细数；面部烘热，失眠多梦，咽干目赤，耳鸣。治则：滋阴息风，柔筋止痛。处方：主穴，攒竹、下关、地仓、太溪、肝俞、肾俞；配穴，四白、颊车。

（5）气血亏虚。头面痛频发，有空痛感，痛势隐隐，起则痛甚，卧则轻，遇劳易发；舌质淡，苔白，脉细或弱；面色㿠白，气短懒言，肢体倦怠。治则：补气养血，柔筋止痛。处方：主穴，四白、气海、膈俞、下关、地仓；配穴，攒竹、颊车。

（6）风痰阻络。面颊部闷痛，或麻木不仁；舌苔白腻，脉弦滑；恶心眩晕，或时吐痰涎，胸脘满闷，肢重体倦。治则：息风化痰，祛瘀通络。处方：主穴，下关、丰隆、行间、地仓、攒竹；配穴，四白、风池。

（7）瘀血阻络。面痛频发，痛有定处，痛如针刺，日轻夜重，日久不愈；舌质暗紫，脉弦涩或细涩；面色晦滞。治则：活血化瘀，通络止痛。处方：主穴，三阴交、四白、下关、地仓、攒竹；配穴，内关、颊车。

【主穴定位】

（1）四白。

［标准定位］在面部，目正视，瞳孔直下，当眶下孔凹陷处。见图1-6-1。

［刺灸法］直刺0.3~0.5寸；或沿皮透刺睛明；或向外上方斜刺0.5寸入眶下孔。

（2）风池。

［标准定位］在项部，当枕骨之下，与风府相平，胸锁乳突肌与斜方肌上端之间的凹陷处。见图1-6-2。

［刺灸法］向鼻尖方向斜刺0.8~1.2寸。

［特异性］足少阳胆经、阳维脉交会穴。

（3）列缺。

［标准定位］在前臂桡侧缘，桡骨茎突上方，腕横纹上1.5寸。当肱桡肌与拇长展肌腱之间。见图1-6-3。

［刺灸法］向上斜刺0.3~0.5寸。

［特异性］手太阴肺经络穴，八脉交会穴，通任脉。

（4）攒竹。

［标准定位］在面部，当眉头凹陷中，眶上切迹处。见图1-6-1。

［刺灸法］平刺0.5~0.8寸。

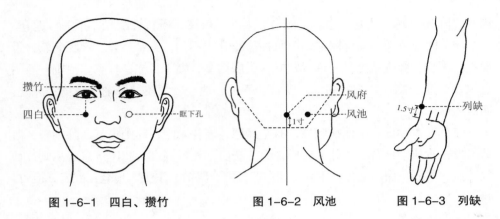

图 1-6-1　四白、攒竹　　　　图 1-6-2　风池　　　　图 1-6-3　列缺

（5）胃俞。

［标准定位］在背部，当第十二胸椎棘突下，旁开 1.5 寸。见图 1-6-4。

［刺灸法］直刺 0.5~1 寸。

（6）侠溪。

［标准定位］在足背外侧，当足四趾本节（第四跖趾关节）的后方，第四、五跖骨之间，小趾伸肌腱的内侧缘。见图 1-6-5。

［刺灸法］直刺 0.3~0.5 寸。

（7）气海。

［标准定位］在下腹部，前正中线上，当脐中下 1.5 寸。见图 1-6-6。

［刺灸法］直刺 1~2 寸。

（8）膈俞。

［标准定位］在背部，当第七胸椎棘突下，旁开 1.5 寸。见图 1-6-4。

［刺灸法］斜刺 0.5~0.8 寸。

［特异性］血会穴。

（9）地仓见图 1-4-3，下关见图 1-5-3，内庭见图 1-1-1，太冲见图 1-2-6，太溪见图 1-4-6，肝俞见图 1-3-6，肾俞见图 1-3-7，丰隆见图 1-1-5，行间见图 1-3-5，三阴交见图 1-1-4。

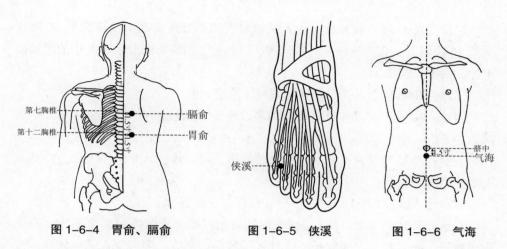

图 1-6-4　胃俞、膈俞　　　　图 1-6-5　侠溪　　　　图 1-6-6　气海

【病例】 陈某，女，26岁。初诊：2006年7月5日。主诉：右颜面间断性剧痛1年，加重4天。

该病人1年前因工作紧张而夜寐多梦，梦境清晰，常因噩梦惊醒，复入睡难。某日饮酒后，未消除紧张情绪，想饮酒而使睡眠改善，故于当晚饮52度五粮液200毫升左右，夜半即发生右面颊灼热性刀割样剧痛，1分钟左右后疼痛消失，曾在当地医院诊为三叉神经痛，时发时止，苦不堪言。4天前该病人因家事生气后右颧骨以下、右口角及下颌区放射样剧痛复发，每次发作30秒到2分钟，每天20余次，服卡马西平等止痛药未见减轻，烦躁焦虑，坐卧不安，口臭，小便黄，大便3~5日1次，来此就诊。在检查病人过程中，病人以右手捂面按压痛处，体现极端痛苦面容，畏惧与人交谈，恐交谈中触及口牙及颜面某处扳机点而诱发疼痛。病人言语流利，伸舌居中，鼻唇沟对称，眼球运动灵活，双侧痛温觉对称存在，舌暗红、微紫、有瘀点，苔淡黄、厚腻，脉弦数，FPS为10分。

[**诊治经过**] 西医诊断：三叉神经痛（第三支）。中医诊断：面痛。主症：右颜面痛。次症：右颧骨以下、右口角及下颌区放射样剧痛；烦躁焦虑，坐卧不安，口臭；舌暗红、微紫、有瘀点，苔淡黄、厚腻，脉弦数。兼症：小便黄，大便3~5日1次。证型：肝胃火盛，经络郁阻。治则：清肝泻胃，通络止痛。处方：主穴，下关透颧髎、颊车透地仓、廉泉透夹廉泉；配穴，内庭、合谷、太冲。刺灸法：下关透颧髎、颊车透地仓、廉泉透夹廉泉，颜面穴位行提插捻转强刺激，分别刺激10~15秒钟，以病人出现颜面酸楚胀麻得气为准；针刺内庭、合谷、太冲时按迎随补泻的手法泻之，每穴留针15分钟时行提插捻转强刺激1次，每次留针1小时。留针30分钟时病人告知疼痛明显减轻。FPS为4分。

二诊：2006年7月6日。病人来诊时告知昨日疼痛次数由原来的20余次减到10次以下，查舌淡红紫，苔薄黄，脉弦数，FPS为6分，在上法治疗基础上加上巨虚（泻法）。

三诊：2006年7月7日。疼痛减轻，治法如前。

四诊：2006年7月8日。疼痛减轻，烦躁亦减轻，FPS为2分，每天疼痛次数3~5次。治法如前。

五诊：2006年7月9日。睡中噩梦较多，醒后难以入睡，在上法治疗基础上加神门。

六诊至八诊：7月10日至12日。治疗方法同五诊。

九诊：2006年7月13日。病人诉针灸治疗第7天时疼痛完全消失，心烦明显减轻，无口臭，大便通畅，昨日入睡容易，梦少，醒后复入睡容易，一夜睡眠时间达7小时左右，查舌淡红，苔薄白，脉弦缓，FPS为0分。

[诊治思路分析] 该病人为女性，根据其主诉、病史和体格检查，西医诊断为三叉神经痛（第三支）；中医诊断为面痛，证型为肝胃火盛，经络郁阻。病人常因情绪紧张、思虑过度导致肝郁化火，热灼气阻于胃络。肝火炽盛，循经上攻头面，气血壅滞脉络，故右颜面痛，右颧骨以下、右口角及下颌区放射样剧痛；肝藏魂，心藏神，热扰神魂，则心神不宁，魂不守舍，而见烦躁焦虑，坐卧不安；胃火内盛，胃中浊气上冲，则口臭；火热伤津，则小便黄，大便3~5日1次；舌暗红、微紫、有瘀点，苔淡黄、厚腻，脉弦数，皆为肝经火盛、胃络郁阻之象。治则为清肝泻胃，通络止痛。足阳明胃经下关、颊车、地仓与手太阳小肠经颧髎局部取穴，旨在疏通面部经络；廉泉，如《针灸甲乙经》谓"在颔下，结喉上，舌本下"，能治下颌痛；夹廉泉为经外奇穴，刺之则通络止痛，尤治牙痛；合谷为手阳明大肠经原穴，"面口合谷收"，与太冲相配可泻肝火，清胃热，通络止痛定痉；内庭可清泻阳明经瘀热之邪。

二诊时病人疼痛发作次数缓解，查舌淡红紫，苔薄黄，脉弦数，继续使用初诊方法加取上巨虚，与内庭一起清泻阳明经实热之邪以通便泻浊。

三诊、四诊病人症状明显减轻，但因病机未变故治法亦不变。

五诊时病人睡中噩梦较多，醒后难以入睡，在上法治疗基础上加神门安定神志。以后治疗大体同此。

7. 牙痛

牙痛是指各种原因引起的牙齿疼痛。牙痛可因冷、热、酸、甜等刺激而发作或加重，可伴有牙龈红肿、牙龈出血、牙齿松动、咀嚼困难或有龋齿存在。常见于西医学的龋齿、牙髓炎、牙周炎、根尖周围炎和牙本质过敏等。

本病属中医学"牙宣""骨槽风"范畴。手足阳明经脉分别入下齿、上齿，大肠和胃腑积热，或风邪外袭经络，郁于阳明经而化火，火邪循经上炎则发为牙痛。肾主骨，齿为骨之余，肾阴不足，虚火上炎亦可引起牙痛。若过食甘酸之物，口齿不洁，垢秽蚀齿亦可发生牙痛。

【中医辨证要点、治则与处方】

（1）风火牙痛。牙齿疼痛，呈阵发性，遇风发作，患处得冷则痛减，受热则痛增，牙龈红肿，舌红，苔白干，脉浮数；全身或有发热、恶寒、口渴。治则：疏风清热，通络止痛。处方：主穴，下关、合谷、风池；配穴，翳风、曲池。

（2）胃火牙痛。牙齿疼痛剧烈，牙龈红肿较甚，或出脓渗血，肿连腮颊；舌苔黄厚，脉象洪数；头痛，口渴引饮，口气臭秽，大便秘结。治则：清胃泻火，通络止痛。处方：主穴，下关、二间、内庭；配穴，合谷、厉兑、三间。

（3）虚火牙痛。牙齿隐隐作痛或微痛，牙龈微红，微肿，久则龈肉萎缩，牙齿浮动，咬物无力，午后疼痛加重；舌质红嫩，无浊苔，脉多细数；兼见腰酸痛，头晕眼花，口干不欲饮。治则：滋养肾阴，降火止痛。处方：主穴，下关、合谷、太溪、照海；配穴，二间、内庭。

【主穴定位】

（1）二间。

［标准定位］微握拳，在食指本节（第二掌指关节）前，桡侧凹陷处。见图1-7-1。

［刺灸法］直刺0.2~0.3寸。

［特异性］手阳明大肠经荥穴。

（2）照海。

［标准定位］在足内侧，内踝尖下方凹陷处。见图1-7-2。

［刺灸法］直刺0.5~0.8寸。

［特异性］八脉交会穴，通阴跷脉。

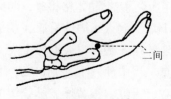

图1-7-1　二间

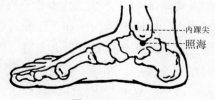

图1-7-2　照海

（3）下关见图 1-5-3，合谷见图 1-2-2，风池见图 1-6-2，内庭见图 1-1-1，太溪见图 1-4-6。

【病例】郭某，女，39 岁，干部。初诊：2001 年 3 月 11 日。主诉：牙痛 1 周。

1 周前，病人感冒后出现发热、咳嗽、恶寒、流清涕等症状，经治疗后发热、流清涕、恶寒消失，但周身骨节酸楚疼痛，听别人告知，可用生姜丝、葱白、葱须煎水热服治疗感冒，故按此法服之而周身汗出，后周身疼痛消失。但次日病人自觉左侧上牙疼痛，呈胀痛、刺痛、放射痛，服牙痛散、甲硝唑片未见好转而到牙科诊治，医生诊为牙周炎，给予相应治疗。经治 1 周疼痛未见明显缓解。病人诉左上磨牙胀痛，夜间痛甚，影响睡眠。需局部含服索米痛片，或用中药类牙膏涂抹而缓解。颜面无红肿。病人急躁、心烦、易怒、口臭、唇干、便秘，舌红，苔黄燥，脉弦缓。上牙龈局部红肿，VAS 为 7 分。

[诊治经过] 西医诊断：急性牙周炎。中医诊断：牙痛。主症：左上牙胀痛、刺痛、放射痛，夜间为重。次症：口臭，舌红，苔黄燥，脉弦。兼症：急躁、心烦、易怒、便秘，脉缓。证型：胃火上攻。治则：泻胃止痛。处方：主穴，左颊车透地仓、左下关透颧髎、内庭；配穴，三间、解溪、曲池、阳溪。刺灸法：颊车透地仓、下关透颧髎，针刺得气后，行强刺激提插捻转，以病人面颊得气感明显为度（该病人针刺后，疼痛立即消失）；三间、解溪、曲池、阳溪皆逆经刺入，行提插捻转强刺激手法，留针 30 分钟，每 15 分钟捻转 1 次。

二诊：2001 年 3 月 12 日。疼痛明显减轻，昨夜睡眠良好，VAS 为 3~5 分。无心烦易怒，但仍口臭。舌脉同前。继续上法针刺。中药处方：牛黄清胃丸，口服，每次 1 丸，每日 3 次。

三诊：2001 年 3 月 14 日。病人因昨日牙隐痛能耐受，故自行停针 1 次，今日来咨询是否需要继续针刺，VAS 为 1~2 分。口臭减轻。舌红，苔微黄，脉弦缓。处方：主穴，左下关透颧髎、左颊车透地仓；配穴，左内庭、左合谷。嘱其仍服牛黄清胃丸 3 天，每天 3 次，每次 1 丸。今后避免恣食肥甘厚味，禁酒和辛辣食物。

[诊治思路分析] 本病人为女性，根据其主诉、病史和体格检查，西医诊断为急性牙周炎，中医诊断为牙痛，证型为胃火上攻。病人 1 周前有感冒病史，又服用辛温之品，致邪热内侵，胃火亢盛。胃经经脉络于龈，胃火循经上炎，气血壅滞，则左上牙胀痛、刺痛、放射痛；胃火内盛，胃中浊气上冲则口臭；邪热内扰则急躁、心烦、易怒；热盛伤津则唇干、便秘；舌红、苔黄燥、脉弦缓为胃火上攻之象。治则为泻胃止痛。手阳明大肠经入下齿，足阳明胃经入上齿。颊车、

地仓、下关、颧髎，为局部取穴；内庭、三间、解溪、曲池、阳溪，为手足阳明经远端穴，可清泻阳明经火热之邪。诸穴合用共奏清热泻火、通络止痛之效。

二诊后继续上法针刺，又用牛黄清胃丸，旨在清泻胃火。

三诊时，牙痛明显减轻，口臭减轻，说明胃火已降。取左下关透颧髎、左颊车透地仓，疏经通络止痛；取左内庭、左合谷，清降胃之余火而止牙痛。

8. 耳痛

耳痛为常见症状，常因耳部疾病引起（原发性或耳源性耳痛），也可因耳部邻近器官或其他器官疾病所致（继发性或反射性耳痛）。耳痛的严重程度与病变的严重性可呈不一致性。枕神经痛是引起耳痛的常见病之一，主要包括枕大神经痛、枕小神经痛、耳大神经痛，临床表现以单侧持续性或阵发性刺痛为主，自枕部向头顶部或顶颞部放射。

中医认为，本病多与外感、情志、外伤等因素有关。本病病机包括以下几种：风寒之邪侵袭耳部少阳经脉，寒性收引，凝滞筋脉，气血痹阻；或风热毒邪浸淫耳部，经脉气血壅滞，运行不畅；或情志不畅，肝胆郁而化火，循经上扰，蒙蔽清窍；或局部筋脉受损，气血瘀滞，瘀阻经络。

【中医辨证要点、治则与处方】

（1）风寒外袭。起病急，耳部疼痛有拘急收紧感，得温则痛减，遇风寒则发或加重；舌苔薄白或白腻，脉浮紧或弦紧；或兼头痛，口不渴，鼻流清涕。治则：祛风散寒，温经止痛。处方：主穴，听宫、听会、耳门；配穴，风池、列缺。

（2）风热毒邪。起病急，耳部疼痛有灼热感，得凉痛减；苔薄黄或黄，脉浮数或数；或兼有头痛目赤，口渴，咽喉肿痛。治则：疏风清热，解毒止痛。处方：主穴，翳风、耳垂尖、中渚、侠溪；配穴，曲池、外关、合谷。

（3）肝胆郁热。患侧阵发性灼痛，痛连头角，常因情志不遂而诱发；舌尖、边红，苔黄，脉弦数；面红目赤，心烦易怒，口苦。治则：清肝泻胆，降火止痛。处方：主穴，角孙、耳垂尖、足临泣、中渚；配穴，太冲、日月、期门。

（4）瘀血阻络。耳痛频发，痛有定处，痛如针刺，日轻夜重，日久不愈；舌质暗紫，脉弦涩或细涩；面色晦滞。治则：活血化瘀，通络止痛。处方：主穴，中渚、阳陵泉、耳垂尖；配穴，膈俞、三阴交。

【主穴定位】

（1）听宫。

〔标准定位〕在面部，耳屏前，下颌骨髁状突的后方，张口时呈凹陷处。见图1-8-1。

〔刺灸法〕张口，直刺0.5~1寸。

〔特异性〕手少阳三焦经、足少阳胆经、手太阳小肠经交会穴。

（2）听会。

〔标准定位〕在面部，当耳屏间切迹的前方，下颌骨髁状突的后缘，张口有凹陷处。见图1-8-1。

〔刺灸法〕直刺0.5~1寸。

（3）耳门。

〔标准定位〕在面部，当耳屏上切迹的前方，下颌骨髁状突后缘，张口有凹陷处。见图1-8-1。

〔刺灸法〕直刺0.5~1寸。

（4）翳风。

〔标准定位〕在耳垂后方，当乳突与下颌角之间的凹陷处。见图1-8-1。

〔刺灸法〕直刺0.8~1.2寸。

〔特异性〕手少阳三焦经与足少阳胆经的交会穴。

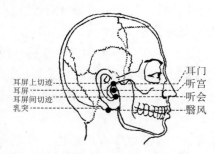

图1-8-1　听宫、听会、耳门、翳风

（5）耳垂尖。

〔标准定位〕耳垂最低点。见图1-8-2。

〔刺灸法〕三棱针或毫针点刺放血，用手挤压，出血数滴。

（6）中渚。

〔标准定位〕在手背部，第四、五掌骨小头后缘之间凹陷中。见图1-8-3。

〔刺灸法〕斜刺或直刺0.3~0.5寸。

〔特异性〕手少阳三焦经输穴。

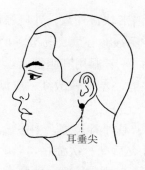

图 1-8-2　耳垂尖

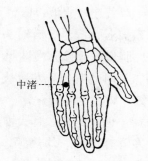

图 1-8-3　中渚

（7）角孙。

［标准定位］在头部，折耳郭向前，当耳尖直上入发际处。见图 1-8-4。

［刺灸法］直刺 0.3~0.5 寸。

（8）阳陵泉。

［标准定位］在小腿外侧，当腓骨小头前下方凹陷中。见图 1-8-5。

［刺灸法］直刺 1~1.5 寸。

［特异性］足少阳胆经合穴，胆下合穴，八会穴之筋会穴。

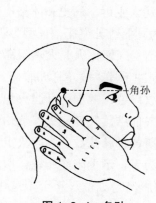

图 1-8-4　角孙

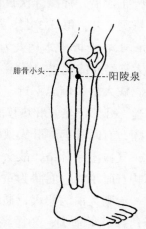

图 1-8-5　阳陵泉

（9）侠溪见图 1-6-5，足临泣见图 1-3-5。

【病例】何某，女，67 岁，无业。初诊：2003 年 3 月 2 日。主诉：左耳郭、耳背痛 3 天。

3 天前，病人自觉睡眠中将左耳折压，醒后自觉左耳郭胀痛、灼热感，冷敷后疼痛减轻，在当地医院五官科检查，未见中耳炎、耳道疖肿，暂诊为耳郭疱疹初期。给予双黄连口服液口服，更昔洛韦软膏外敷，并口服镇痛药，未见缓解。病人平素口苦，咽干，有时头晕，反酸，心烦，易怒，两胁有时窜痛，右胁为重，曾做胆囊彩超诊为慢性胆囊炎。平日服用利胆舒胶囊等药治疗，有时便秘或腹泻，有时耳鸣。现左乳突后亦痛，左耳郭微红，皮温稍高。舌红，苔薄黄，脉弦数。VAS 为 4 分。

[诊治经过] 西医诊断：耳大神经痛；枕小神经痛。中医诊断：耳痛；乳突痛。主症：左耳郭胀痛、灼热感，左乳突后痛。次症：口苦，咽干，舌红，苔薄黄，脉弦数。兼症：有时头晕，反酸，心烦，易怒，两胁有时窜痛，右胁为重，有时便秘或腹泻，有时耳鸣。证型：胆火上炎，经络瘀阻。治则：清泻胆火，通络止痛。处方：主穴，角孙、耳垂尖、足临泣、中渚（皆取左侧）；配穴，完骨透头窍阴、天冲透率谷、天井、阳交（皆取左侧）。刺灸法：角孙和耳垂尖皆用毫针刺入，放血 3~5 滴，用干棉球按压止血，放血后病人自觉耳郭及乳突后胀痛、灼热感减轻，VAS 为 2 分；足临泣、中渚逆经刺入，得气后，强刺激；完骨透头窍阴、天冲透率谷刺入后，以局部酸麻胀重得气为度，留针；天井、阳交直刺，得气后，留针。每穴留针 30 分钟，每 15 分钟行针 1 次。病人针刺治疗 1 次后，痛减。次日再经上法治疗后，疼痛消失。嘱病人口服龙胆泻肝丸，每次 1 丸，每日 3 次，共服 5 天。

[诊治思路分析] 本病人为女性，根据病人主诉、病史和体格检查，西医诊断为耳大神经痛或枕小神经痛。中医诊断为耳痛或乳突痛，证型为胆火上炎，经络瘀阻。病人平素情志不遂，肝胆之气郁结，气郁化火，火热阻滞经络。平素情志不遂，肝郁化热，肝热移胆，循胆经上冲于耳，故左耳郭胀痛、灼热感，左乳突后痛，有时耳鸣。肝火挟胆气上溢，故口苦，咽干；肝胆火炽盛，循经上攻头目，气血壅滞脉络，故头晕；肝胆之气郁结，气郁化火，热灼气阻，则易怒，两胁有时窜痛，右胁为重。舌红，苔薄黄，脉弦数，为胆火上炎、经络瘀阻之象。治则为清泻胆火，通络止痛。耳为手、足少阳经所辖，取局部手少阳三焦经角孙、耳垂尖，并循经远取足少阳胆经足临泣、手少阳三焦经中渚，构成同名经局部、远端取穴，通上达下，疏导少阳经气，宣通耳窍。配足少阳胆经完骨、头窍阴、天冲与率谷以疏经活络，通行气血。手少阳三焦经合穴天井、足少阳胆经郄穴阳交共奏清泻胆火、通络止痛之功。病人右侧为重，取穴时皆取左侧，为"左病右治，右病左治"之法。病人针刺治疗 1 次后，痛减。次日再经上法治疗后，疼痛消失。嘱病人服龙胆泻肝丸旨在清泻肝胆之火，聪耳通络止痛。

9. 颞颌关节痛

颞颌关节痛，俗称"挂钩疼"，是指由颞颌关节功能紊乱或结构损伤而引起的以疼痛和活动障碍为主要表现的综合征。临床有渐进性及反复发作的特点。疼痛位于耳前的深处，并且可由该处放射。疼痛可弥散到整个一侧面部，性质为钝痛，程度为轻度或中度，咀嚼、说话、咬牙等活动可诱发和加重疼痛。精神因素、两侧颞颌关节发育异常、单侧咀嚼、关节负荷过重及外伤等因素均可致病。颞颌关节痛是口腔科的一种常见病和多发病，患病率为28%~88%，好发于30岁左右的女性。

本病属于中医学"颌痛""颊痛""口噤不开""牙关脱臼"等范畴。中医学认为，本病病机包括：风寒外袭面颊，寒主收引，致局部经筋拘急；面颊外伤、张口过度，致颞颌关节受损；先天不足、肾气不充、牙关发育不良等。以上均可使牙关不利，弹响而酸痛。

【中医辨证要点、治则与处方】

（1）寒湿痹阻。开口不利，咀嚼受限，关节弹响，咀嚼时关节区疼痛；舌淡，苔薄白，脉弦略紧；平时酸胀麻木不适，遇寒湿风冷则症状加重。治则：祛寒除湿，通痹止痛。处方：主穴，颊车、听宫、合谷；配穴，阴陵泉，加灸。

（2）肝肾不足。开口不利，咀嚼障碍，关节区弹响，关节区时有酸痛；舌质红，脉细；头晕耳鸣，腰膝酸软。治则：补益肝肾，柔筋止痛。处方：主穴，下关、合谷、肝俞、肾俞；配穴，颊车、太溪。

（3）瘀血阻络。开口不利，咀嚼受限，关节弹响，咀嚼时关节区疼痛；舌紫青，苔白，脉涩；局部压痛。治则：活血化瘀，通络止痛。处方：主穴，下关、上关、合谷、膈俞、三阴交；配穴，颊车、听宫、耳门、听会。

【主穴定位】

（1）上关。

[标准定位] 在耳前，下关直上，当颧弓的上缘凹陷处。见图1-9-1。

[刺灸法] 直刺0.5~1寸。

[特异性] 手少阳三焦经、足少阳胆经、足阳明胃经交会穴。

（2）颊车见图1-4-1，听宫见图1-8-1，合谷见图1-2-2，下关见图1-5-3，肝俞见图1-3-6，肾俞见图

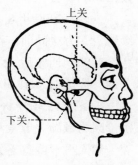

图1-9-1 上关

1-3-7，膈俞见图 1-6-4，三阴交见图 1-1-4。

【病例】单某，女，31 岁，工人。初诊：2000 年 8 月 7 日。主诉：左下颌关节区疼痛 2 年，近 10 天加重。

2 年前，病人因咬食硬物而致左下牙痛、左下颌关节区疼痛，经治疗后，牙痛及下颌关节痛消失。1 个月后，病人感冒后又出现左颞颌关节疼痛等症，未经治疗自然痊愈。2 年内，病人由于过度咀嚼或寒冷刺激等，皆有疼痛发作。平素倦怠乏力，头昏沉，多梦，有时口干或耳鸣。此次发作乃因连续 2 日嗑食坚果。病人左颞颌关节疼痛明显，在开口时，左颞颌关节有弹响，开口运动异常，局部肌肉酸胀，按揉后减轻。疼痛位于左颞颌关节区，固定不移。舌淡紫，苔薄白，脉缓涩。X 线检查显示颞颌关节未见损伤和脱臼。未见先天异常。VAS 为 4~5 分。

[诊治经过] 西医诊断：颞颌关节紊乱综合征。中医诊断：面颊痛。主症：左颞颌关节疼痛。次症：倦怠乏力，疼痛固定不移，口噤不开，有弹响，舌淡紫，苔薄白，脉缓涩。兼症：头昏沉，多梦，局部肌肉酸胀，有时口干或耳鸣。证型：气虚血瘀，关节失养。治则：益气活血，濡养关节。处方：主穴，上关、下关（皆取患侧）；配穴，梁丘（左）、合谷（左）、耳门、听宫、听会。刺灸法：上关、下关直刺得气后，接电针仪，阳极接上关，阴极接下关，疏密波，电流强度以病人耐受为度；耳门、听宫、听会进针得气后留针；梁丘、合谷顺经刺入，行提插捻转平补平泻手法。每穴留针 30 分钟，每 15 分钟行针 1 次。针灸 1 次后，疼痛明显减轻，VAS 为 3 分。

二诊：2000 年 8 月 8 日。病人主诉昨夜虽多梦，但梦境不清晰，晨起神清气爽，张口接近正常，左颞颌关节区疼痛明显减轻，VAS 为 2 分。未见口干、耳鸣，但左颞颌关节处仍酸胀。舌脉同初诊。在初诊针灸基础上加耳压：上颌、下颌、面颊、肝、胆、口。用王不留行籽粘压。每穴每天按压 3 次，每次每穴按压 30 下。

三诊：2000 年 8 月 9 日。疼痛消失，局部酸楚肿胀消失。有时头昏沉。继续针灸，方法同前。舌淡紫，苔薄白，脉缓。嘱其不要咀嚼硬食物，局部避免寒冷刺激，回家后，可按揉局部及颊车、完骨、下关、上关，每日每穴按揉 2 分钟。按揉 10 天以巩固疗效。

[诊治思路分析] 本病人为女性，根据病人主诉、病史和体格检查，西医诊断为颞颌关节紊乱综合征，中医诊断为面颊痛，证型为气虚血瘀，关节失养。病人平素倦怠乏力，为气虚体质，有颞颌关节紊乱病史，此次又有咀嚼坚果诱因，故颞颌关节痛发作。脏腑气机衰减，气虚推动无力，血行不畅，瘀血

内阻不通则颞颌关节疼痛,疼痛固定不移,口噤不开;气虚则面色淡白,身倦乏力,少气懒言;气血虚,脏器组织得不到营养则头昏沉,多梦,局部肌肉酸胀,有时口干或耳鸣;舌淡紫、苔薄白、脉缓涩为气虚血瘀之象。治则为益气活血,濡养关节。取穴足少阳胆经上关与足阳明胃经下关,此为局部近端取穴,可疏通面部经气;足阳明胃经梁丘为远端取穴,旨在疏经活络止痛,"通则不痛";合谷是手阳明大肠经原穴,善治头面之疾("面口合谷收");配足少阳胆经听会、手少阳三焦经耳门,与手太阳小肠经听宫,旨在疏通面部经气。诸穴远近相配,共奏通经活络、开噤止痛之效。病人针灸 1 次后,疼痛明显减轻。

二诊时在初诊针灸基础上加耳压旨在疏通面部经气,增强通络开噤止痛之效。

三诊时按揉局部及颊车、完骨、下关、上关,旨在疏通经气,和润关节,荣肌止痛。

二、头部疼痛

10. 感冒后头痛

感冒后头痛，又称"外感头痛"，是以头痛为主要症状的感冒病症。西医的上呼吸道感染、流行性感冒、肺炎等发热性疾病引起的头痛均属此范畴。

中医学认为头为"诸阳之会""清阳之府"，又为髓海之所在，居于人体之最高位，五脏精华之血、六腑清阳之气皆上注于头，手、足三阳经俱上会于头。故风、寒、湿、热等外邪上犯清窍，阻遏清阳，皆可致头痛，其中以风邪为主。所谓"伤于风者，上先受之"。风为百病之长，多夹时气而发病：若夹寒邪，寒凝气滞，血行不畅，而为头痛；若夹热邪，风热炎上，上扰清空，而致头痛；若夹湿邪，湿邪凝滞，阻遏清阳，引起头痛。

头痛的部位归经：太阳头痛，多为枕部痛，下连项背；阳明头痛，痛在前额及目眶；少阳头痛，多在头之颞侧，并累及两耳；厥阴头痛，痛在巅顶部或连及目系。

【中医辨证要点、治则与处方】

（1）风寒头痛。头痛时作，痛连项背，恶风畏寒；苔薄白，脉浮；遇风尤剧，口不渴。治则：祛风散寒止痛。处方：主穴，百会、太阳、风池；配穴，风门、列缺、曲池。

（2）风热头痛。头涨痛，甚则头痛如裂，发热或恶风；舌红，苔黄，脉浮数；面红目赤，口渴欲饮，便秘溲黄。治则：祛风散热止痛。处方：主穴，百会、太阳、列缺；配穴，曲池、大椎、外关、通天、络却、前顶、囟会。

（3）风湿头痛。头痛如裹，遇阴雨天加重；苔白腻，脉濡；肢体困重，纳呆胸闷，小便不利，大便或溏。治则：祛风除湿止痛。处方：主穴，百会、太阳、丰隆；配穴，阴陵泉、率谷、中脘。

另：阳明头痛加印堂、阳白、合谷；少阳头痛加率谷、角孙、外关；太阳头痛加天柱、后溪、申脉；厥阴头痛加太冲、内关、行间。各部头痛均可取阿是穴。

【主穴定位】

（1）太阳。

［标准定位］正坐或侧伏坐位，在颞部，当眉梢与目外眦之间，向后约一横指

的凹陷处。见图 2-10-1。

［刺灸法］直刺或斜刺 0.3~0.5 寸，或用三棱针点刺出血。

（2）百会见图 1-3-3，风池见图 1-6-2，列缺见图 1-6-3，丰隆见图 1-1-5。

【病例】陈某，女，26 岁，营业员。初诊：2005 年 6 月 2 日。主诉：头重痛 2 周。

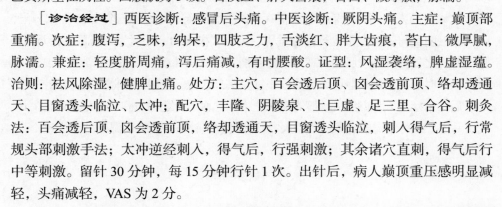

图 2-10-1 太阳

病人 2 周前适值经期，于室外工作中被大雨淋浇，返家后，自觉周身疼痛，头痛。第二天发热、咳嗽、流清涕，自服维 C 银翘片、阿莫西林、氨咖黄敏胶囊等药，发热、咳嗽、流涕、周身酸楚痛诸症消失。但病人现自觉巅顶部疼痛，有异物重压感，按揉后稍减轻，若用木梳梳头，也能减轻症状。曾服抗病毒口服液、元胡止痛颗粒、正天丸等药，未见好转。病人已腹泻 1 周，大便溏薄，每天 5~7 次，轻度脐周痛，泻后痛减。口淡乏味，纳呆，四肢仍乏力，有时腰酸。来诊时，病人体温 36.3℃，呼吸为 12 次 / 分，心率为 72 次 / 分，节律整齐，血压为 125/85 mmHg。VAS 为 4 分。无项强，无克尼格征。颅脑 CT 平扫未见异常。血常规：单核细胞略增高。脑神经检查：未见异常。巴宾斯基征阴性。四肢肌力 5 级。舌淡红、胖大齿痕，苔白、微厚腻，脉濡。

［诊治经过］西医诊断：感冒后头痛。中医诊断：厥阴头痛。主症：巅顶部重痛。次症：腹泻，乏味，纳呆，四肢乏力，舌淡红、胖大齿痕，苔白、微厚腻，脉濡。兼症：轻度脐周痛，泻后痛减，有时腰酸。证型：风湿袭络，脾虚湿蕴。治则：祛风除湿，健脾止痛。处方：主穴，百会透后顶、囟会透前顶、络却透通天、目窗透头临泣、太冲；配穴，丰隆、阴陵泉、上巨虚、足三里、合谷。刺灸法：百会透后顶，囟会透前顶，络却透通天，目窗透头临泣，刺入得气后，行常规头部刺激手法；太冲逆经刺入，得气后，行强刺激；其余诸穴直刺，得气后行中等刺激。留针 30 分钟，每 15 分钟行针 1 次。出针后，病人巅顶重压感明显减轻，头痛减轻，VAS 为 2 分。

二诊：2005 年 6 月 4 日。病人腹泻同初诊，纳呆、乏力仍存在，舌脉同前。处方加三阴交、天枢，顺经刺入，得气后轻刺激。留针同前。针刺出针后，头部重痛消失。

三诊：2005 年 6 月 6 日。昨日腹泻 3 次，纳呆减轻，乏力好转。舌淡红、胖大齿痕，苔薄白，脉缓。采用二诊体针针灸处方治疗，停止针灸头部穴位。

病人又经过 2 次治疗后，大便成形，腹泻消失，纳食香甜，体力恢复，舌淡红、胖大齿痕，苔薄白，脉缓。处方：人参归脾丸，口服，每次 1 丸，每日 3 次，连续服用 10 天巩固治疗。

[诊治思路分析] 该病人于经行之际，气血虚弱，又感寒湿，阻遏清阳，脉络不通，而致头痛；又经行之际，气血下注冲任，脾气受损，运化失司，水湿内停，下注大肠而致腹泻，脾胃相表里，脾气不足，胃气亦弱，脾不能运化，胃不能腐熟则纳呆乏味，脾主四肢，筋肌失养，则四肢乏力；舌淡红、胖大齿痕，苔白、微厚腻，脉濡，均为脾气虚弱、湿邪内蕴之象。冲任空虚，受于寒湿之邪，寒性收引，湿性黏滞，聚于脐周，故轻度脐周痛，寒湿之邪随大便而下故泻后痛减；寒湿留着腰部，阻滞经络，影响气血再次灌注，任脉空虚而致腰酸。足厥阴肝经经咽喉上连目系，上行出于额部，与督脉交会于巅顶部，故诊断为厥阴头痛，辨证为风湿袭络，脾虚湿蕴，以祛风除湿、健脾止痛治疗为主。选用督脉之穴百会、后顶、囟会、前顶。督脉为阳脉之海，百会为百脉之会，贯达全身，百会透后顶、囟会透前顶可激发阳气，鼓邪外出，又可疏通头部经气，使气血条达而痛止；头临泣为足少阳胆经、足太阳膀胱经、阳维脉交会穴，目窗透头临泣，补气升阳，降浊；络却透通天，祛湿通络，输布阳气；太冲逆经刺入，得气后，行强刺激，理气通络；丰隆、阴陵泉健脾利湿，和胃化痰，如《济生拔粹》载，"治风痰头痛，刺足阳明经丰隆二穴"；上巨虚、足三里健脾益气；合谷为手阳明大肠经的原穴，通于肺经，具有通经活络、解表的作用。

二诊时病人腹泻、纳呆、乏力仍存在，舌脉同前。处方加三阴交、天枢，顺经刺入。三阴交与脾经交汇，行健脾益胃、疏调气机之功；天枢为大肠募穴，乃阳明脉气所发之处，可调理肠腑，理气消滞止痛。针刺出针后，头部重痛消失。

三诊时病人头部重痛已无，故停止针灸头部穴位，继用二诊体针处方治疗。

后续治疗用人参归脾丸。脾为后天之本，气血生化之源，脾气不足，运化失司，气血亏虚，致脾气虚弱之象，故用人参归脾丸益气补血，健脾利湿以巩固疗效。

11. 偏头痛

偏头痛是由颅内外神经、血管功能失调引起的原发性头痛。多有家族史，青春期多发，发病率约为 15%，女性多于男性。偏头痛是一种发作性、多种症状同时存在的疾病，头痛常常限于一侧头部，以额部、颞部和枕部为主。疼痛暴发，多为剧烈的搏动性疼痛，或持续性钝痛，或连及眼、齿，常伴有恶心、呕吐、对光及声音敏感，痛止则如常人。典型的偏头痛有先兆症状，如畏光、暗点及闪光幻觉，眼涨、视野缺损，单盲或偏盲。任何时间都可发作，可持续数小时或数天，疼痛性质多为中、重度。偏头痛分为先兆性偏头痛和无先兆性偏头痛。

中医认为本病多与情绪紧张、恼怒、焦虑、失眠、外界环境影响等有关。风邪外袭，上犯脑络，气血不畅而致头痛。《素问·奇病论》云："当有所犯大寒，内至骨髓，髓者以脑为主，脑逆故令头痛……病名曰厥逆。"情志不遂，肝失疏泄，郁而化热，肝火上炎，上扰清窍；或气血俱虚，络脉不畅，阻遏头部；或素体痰湿，阻滞经络，气血不通，皆可使疼痛骤发。

【中医辨证要点、治则与处方】

（1）风邪入脑。头窜痛，有拘急感，每遇风寒而诱发；舌红，苔白，脉弦或紧；疼痛多呈跳痛、掣痛。治则：祛风通络止痛。处方：主穴，百会、太阳、风池；配穴，风寒头痛加风门、列缺，风热头痛加曲池、大椎，风湿头痛加阴陵泉、三阴交、上星、神庭。

（2）瘀血阻络。头刺痛，痛有定处，多有外伤史；舌质紫暗，有瘀点或瘀斑，脉弦或细涩；妇女经行滞涩量少，夹有瘀块，或经期头痛加重。治则：活血祛瘀止痛。处方：主穴，百会、四神聪、太阳；配穴，阿是穴、血海、膈俞。

（3）肝胆风热。颞部涨痛或巅顶痛或太阳穴跳痛，面红目赤，烦躁易怒，口苦；舌红，苔黄，脉弦数；口干、恶心、呕吐，重者全头涨痛欲裂。治则：清肝利胆，祛风止痛。处方：主穴，太阳、风池、太冲；配穴，行间、太溪、侠溪、肝俞。

（4）肝阳上亢。头涨痛，口干面赤；舌红，少苔，脉弦或细而数；眩晕耳鸣，心烦易躁，胁痛，失眠多梦。治则：平肝潜阳，和络止痛。处方：主穴，百会、四神聪、太冲；配穴，大陵、太溪、三阴交。

（5）精血不足。头隐痛，终日不止，腰膝酸软，遇劳加重，面色无华；舌淡，苔白，脉弱或细；倦怠乏力，心悸易惊，头晕目眩。治则：益精养血，通络止痛。处方：主穴，百会、四神聪、水泉；配穴，足三里、肝俞、脾俞、血海、气海。

【主穴定位】

（1）四神聪。

[标准定位] 正坐位，在头顶部，当百会前后左右各1寸，共4个穴位。见图2-11-1。

[刺灸法] 平刺0.5~0.8寸。

（2）水泉。

[标准定位] 在足内侧，内踝后下方，当太溪穴直下1寸（指寸），跟骨结节的内侧凹陷处。见图2-11-2。

[刺灸法] 直刺0.3~0.5寸。

[特异性] 足少阴肾经郄穴。

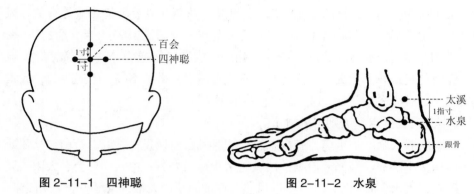

图 2-11-1　四神聪　　　　　　　　　　　图 2-11-2　水泉

（3）百会见图 1-3-3，太阳见图 2-10-1，风池见图 1-6-2，太冲见图 1-2-6。

【病例】邵某，男，27 岁，网络工作者。初诊：2005 年 5 月 3 日。主诉：头痛 3 天。

该病人 3 天前在旅途中乘坐火车时开窗睡着并受风，醒后自觉头昏沉麻木，下车后忽感双眼雪花样、闪光样闪烁，三五分钟后头枕部、颞部、巅顶处头痛剧烈，恶心欲吐，心慌心悸，腹痛，欲大便。病人十分紧张，立即到哈尔滨医科大学附属第一医院就诊。当时查头 MRI 未见明显异常。诊断为丛集性头痛，给予正天丸、复方羊角颗粒等药治疗。待稍缓解后速来我院，求治于针灸。该病人形体肥胖，表情痛苦，脑神经正常，血压为 127/78 mmHg，数字模糊评分法：重度疼痛。现仍恶心，欲吐，轻度头晕，伴腹痛、腹泻 2 次。舌淡红、有瘀点，苔薄白，脉缓涩。血常规正常，红细胞沉降率正常。经颅多普勒（TCD）检查显示大脑中动脉、大脑前动脉血流速度增快。病人告知该头痛自高中因考试紧张而发作起，至今已有近 10 年病史，每年多因劳累紧张或饮酒、寒冷刺激而发作，每次发作 5 天左右。

［诊治经过］西医诊断：偏头痛。中医诊断：头痛（太阳、少阳、厥阴）。主症：头枕部、颞部、巅顶处头痛。次症：舌淡红、有瘀点，苔薄白，脉缓涩。兼症：恶心，欲吐，轻度头晕，伴腹痛、腹泻。证型：气虚血瘀，风寒客络。治则：益气活血，疏风散寒。处方：主穴，百会、神庭（补法）；配穴，昆仑、地五会、行间、曲池、合谷、血海（泻法）。刺灸法：留针 40 分钟，每 15 分钟行针 1 次。上诉方法治疗后，病人自觉头部涨刺痛明显减轻，腹痛减轻，心慌、心悸消失。

二诊：2005 年 5 月 4 日。病人主诉现巅顶及颞部隐痛，遇风寒后涨痛、跳痛，故戴帽而来。上方加百会、合谷雀啄灸各 15 分钟。

三诊、四诊：2005 年 5 月 5 日、6 日，同二诊治疗。

五诊：2005 年 5 月 7 日。该病人告知遇风寒即头痛的症状消失，询问是否再进一步针灸巩固疗效。查体：平素额汗出，劳累后加重。舌淡红、有瘀点，苔薄白，脉缓。处方：浮小麦、煅牡蛎、当归、天麻、白术、茯苓各 1 袋（颗粒剂，每袋剂量相当于饮片 6~10g），每日 3 次冲服，7 天。

六诊：2005 年 5 月 14 日。随访时其妻子告知，症状消失。嘱其避风寒，慎起居，调情志，勤锻炼，少饮酒。

[诊治思路分析] 该病人由于工作紧张而致气机郁滞，疏泄失调，络脉失和，又近 10 年之久病入络，血行不畅，而致血瘀，今又感外风引发宿疾，出现头痛；久病伤气伤血，气为血之帅，血为气之母，气虚运血无力，血行缓慢，血虚不能载气运行，瘀阻脉道，故舌淡红、有瘀点，苔薄白，脉缓涩；又肥人多痰多湿，风寒外袭，中阳受困，脾气被阻，运化失司，而致恶心呕吐；湿邪重浊，阻遏清阳，上犯巅顶，故头晕；寒湿下注大肠，血络受阻，气血运行不利而致腹痛、腹泻。综上，西医诊断为偏头痛，中医诊断为头痛。辨证为气虚血瘀，风寒客络；治疗以益气活血、疏风散寒为主。穴取督脉之百会、神庭。督脉为诸阳之会，故两穴配伍能通达脉络、调节气机、益气生髓止痛，且神庭还有除湿之功。昆仑，《黄帝内经》称该穴为"气穴"，即"脉气所发"和"神气之所游行出入"的部位，能助气运行、宣通气血、调整阴阳、扶正祛邪；地五会、行间清肝利胆、疏调气机；曲池与合谷、血海配伍共奏温阳散寒、活血止痛之效。

上诉方法治疗后，病人自觉头部涨刺痛明显减轻，腹痛减轻，心慌、心悸消失。

二诊根据病人主诉给予百会、合谷雀啄灸 15 分钟。寒性收引，可使脉络拘急并阻遏阳气，而艾灸能温经散寒、激发人体阳气、调节气机。头亦为诸阳之会、百脉之宗，而百会为各经气所会，《杂病十一穴歌》云："头风头痛与牙疼，合谷三间两穴寻。"合谷为手阳明大肠经原穴，属阳主表，具有疏风散表、宣通气血之功。

三诊、四诊守前方治疗。

五诊治疗分析。气虚毛窍疏松，卫外不固，则额汗出；劳则伤气，故劳累后加重；血不能上营于舌，脉络不畅，见舌淡红、有瘀点，苔薄白；运血无力则脉缓。故给予浮小麦、煅牡蛎益气敛汗，当归补血行血。《景岳全书·本草正》："当归，其味甘而重，故专能补血；其气轻而辛，故又能行血。"天麻祛风通络，白术、茯苓补气健脾，与当归配伍，补血先健脾，脾健则气血生化有源。诸药合用，使脾胃强健、气血调和。

六诊随访知症状已消失，嘱避风寒等，预防复发。

12. 丛集性头痛

丛集性头痛又称组胺性头痛、Horton 综合征，是一种密集的、短暂的、突发性的单侧钻痛。头痛部位多局限于一侧眶部、球后和额颞部，常在夜间发作，可使病人痛醒。发病时间固定，发病突然无先兆，发作时颞动脉突出，有压痛，继之出现特定部位的疼痛，疼痛难忍，伴有流泪、结膜充血、流涕、鼻塞、恶心。病人还可出现 Horner 征，表现为畏光，不伴恶心、呕吐。多由饮酒、兴奋或服用扩血管药引起。发病年龄平均 25 岁，多为男性，随年龄增大发病率降低，罕见家族史。

【中医辨证要点、治则与处方】

（1）外感头痛。双颞侧头痛，遇风加重；苔白，脉浮；恶风发热，鼻塞。治则：祛风解表止痛。处方：主穴，太阳、风池、率谷；配穴，曲池、外关、风门。

（2）痰浊上蒙。头痛如裹，连及目眶；苔白腻，脉弦滑；胸膈满闷，呕吐痰涎。治则：祛痰除湿止痛。处方：主穴，百会、太阳、丰隆；配穴，中脘、关元、风池、阴陵泉。

（3）肝郁气滞。头痛部位偏于颞部或眶部，多呈涨痛；舌淡紫，苔微黄，脉弦；每因精神、情志变化而诱发。治则：疏肝解郁止痛。处方：主穴，百会、太阳、太冲、阳白、头临泣；配穴，风池、率谷、内关。

（4）瘀血阻络。头痛多在颞侧或目眶，呈刺痛或跳痛，固定不移；舌紫暗，脉涩。治则：活血通络止痛。处方：主穴，百会、太阳、血海、头维；配穴，阿是穴、膈俞、内关、太冲。

【主穴定位】

（1）率谷。

［标准定位］在头部，当耳尖直上入发际 1.5 寸，角孙直上方。见图 2-12-1。

［刺灸法］平刺 0.5~0.8 寸。

［特异性］足阳明胃经、足太阳膀胱经交会穴。

（2）阳白。

［标准定位］在前额部，目正视，当瞳孔直上，眉上 1 寸。见图 2-12-2。

［刺灸法］平刺 0.3~0.5 寸。

［特异性］足少阳胆经、阳维脉交会穴。

（3）头临泣。

［标准定位］在头部，目正视，当瞳孔直上入前发际约 0.5 寸，神庭与头维连线的中点处。见图 2-12-3。

［刺灸法］平刺 0.3~0.5 寸。

［特异性］足少阳胆经、足太阳膀胱经与阳维脉交会穴。

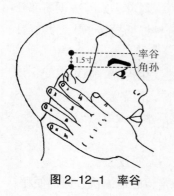

图 2-12-1　率谷

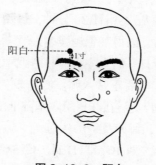

图 2-12-2　阳白

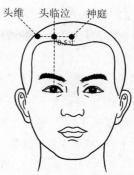

图 2-12-3　头临泣

（4）头维。

［标准定位］在头侧部，当额角发际上 0.5 寸，头正中线旁 4.5 寸。见图 2-12-4。

［刺灸法］向后平刺 0.5~0.8 寸或横刺透率谷。

［特异性］足阳明胃经、足少阳胆经与阳维脉交会穴。

（5）太阳见图 2-10-1，风池见图 1-6-2，百会见图 1-3-3，丰隆见图 1-1-5，太冲见图 1-2-6，血海见图 1-5-4。

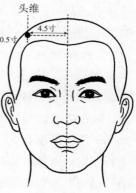

图 2-12-4　头维

【病例】李某，男，37 岁，公司职员。初诊：2000 年 7 月 8 日。主诉：左额顶间断性剧痛 8 小时。

病人昨夜睡眠中因左额及左顶处剧痛而醒，痛连左目眶，自服索米痛片（去痛片）未见缓解，后到当地医院急诊诊治，当时检查头颅 CT 未见异常。给予哌替啶（杜冷丁）50mg 肌内注射，症状明显减轻。为求确诊，而来我院进一步治疗。病人主诉头痛每年可发作 4~5 次，多在春秋之交、秋冬之交以及夏季发作，现已 5 年余，每次发作 20~60 分钟，持续 1~3 天后症状缓解，服止痛药后 7~10 天疼痛消失，此次发作因工作紧张劳累和情绪激动所致。该病人每次发作时头痛剧烈伴恶心、呕吐、烦躁、目赤、流泪，但疼痛消失后上述症状缓解。病人血压为 130/86 mmHg，左目轻度红赤，痛苦面容，双眼转动灵活，额纹对称，鼓腮对称，鼻唇沟对称，颜面痛温觉正常，掌颏反射阴性，肱二头肌腱、肱三头肌腱反射对称存在，病理反射未引出，舌质紫红，苔淡黄少津，脉弦略数。

［诊治经过］西医诊断：丛集性头痛。中医诊断：头痛（阳明、厥阴）。主症：左额顶间断性剧痛。次症：左目轻度红赤，左目眶痛，发作时头痛剧烈伴恶心、呕吐，舌质紫红，苔淡黄少津，脉弦略数。兼症：痛苦面容，烦躁，左目流泪。证型：肝胃郁热，瘀血阻络。治则：清肝泻胃，化瘀通络。处方：主穴，阳

白、头临泣、头维；配穴，太冲、内庭、足临泣、内关。刺灸法：泻法（局部开合补泻法，远端迎随补泻法），留针 30 分钟，每隔 5 分钟提插捻转 1 次，共行针 6 次，每穴行针 10 秒左右，以得气感越强越好。

二诊：2000 年 7 月 9 日。病人主诉昨日睡眠中虽然发生疼痛，但可忍受，用手按压疼痛处即可缓解，而后正常入睡。心情较为愉快，但平素大便不通，3～5 日临厕 1 次，便秘，矢气较臭。在昨日用穴基础上配上巨虚、天枢，天枢行补法，上巨虚行泻法，继续治疗，留针及手法从前。

三诊、四诊：2000 年 7 月 10 日、11 日。疼痛消失，大便较通畅。

五诊：2000 年 7 月 12 日。疼痛完全消失，情绪稳定，心情愉快，但仍便秘。舌淡红，苔薄白，脉缓。耳压：肠、胃、交感、神门、肝穴，每穴每天自行按压 30 次，连续 3 天后将耳压胶布自行去除。

[诊治思路分析] 该病人久病入络，络脉失和，气血不畅，而致血瘀，此次又因紧张、情绪激动致经脉拘急挛缩，血行瘀滞，气机受阻，夜间阳气入藏，阴血凝滞更甚，故夜间出现左额及左顶处剧痛，且痛醒；舌质紫红，苔淡黄少津，脉弦略数，为气郁日久化火、耗伤津液所致；肝主升，胃主降，协调气机的升降平衡，肝郁化火，横逆犯胃，出现恶心、呕吐；肝失条达则烦躁；肝火循经上行于目，则目眩痛而目赤流泪。中医认为此病由肝胃郁热、瘀血阻络引起，故治疗以清肝泻胃、化瘀通络为主。处以局部取穴阳白、头临泣、头维，疏通局部经络气血，且头维为足阳明胃经、足少阳胆经与阳维脉的交会穴；太冲为足厥阴肝经原穴，针刺可疏肝理气、活血止痛；内庭为足阳明胃经的荥穴，针刺可和胃止呕；针刺足临泣和内关可降逆止呕、通络止痛。

二诊根据病人主诉治疗。天枢为大肠腑之募穴，可调理肠腑，运转腹部气机，促进肠蠕动；上巨虚为大肠之下合穴，"合治内腑"。两穴相配，调理肠胃气机，运化湿滞。

三诊、四诊时疼痛消失，大便较通畅。

五诊耳压。耳与经络有着密切联系，与内脏的生理功能相关。肠、胃穴为内脏的反应点，按压这两个穴位能调理肠胃；交感、神门穴有调节自主神经功能；配以肝穴疏调气机，促进肠胃的运化功能。

13. 紧张性头痛

紧张性头痛，指双侧枕颈部或全头部紧缩性或压迫性头痛，是慢性头痛中最常见的，约占头痛的 40%，多在 20 岁左右发病，随年龄的增长而患病率上升，女性多于男性。紧张性头痛与情绪紧张、抑郁、焦虑或姿势不当等有关，多表现为涨痛、压迫感、紧缩感等，呈轻-中度的持续性疼痛，多位于双侧枕部、额、颞或全头，疼痛部位有压痛点，或向颈项部放射，多数病人有头昏、失眠、焦虑或抑郁等症状。部分病例有血管性头痛的性质，且每日发作。头颈部肌肉持续性收缩，导致血流减少而引起头痛。检查可见枕颈部的肌肉呈结节状、条索状，伴有肌肉痉挛及压痛，头颈部活动常受限。

中医认为本病主要病机如下。疲劳或姿势不正确，导致头颈部经络气血运行不畅，瘀阻经络，不通则痛；情绪紧张、焦虑、抑郁导致肝失疏泄，气血郁滞，阻遏气机，不通则痛；脾失运化，生化不足，经络失其所养，不荣则痛。

【中医辨证要点、治则与处方】

（1）瘀血阻络。头痛呈刺痛，位于枕部或两颞；舌淡紫，有瘀斑、瘀点，苔白或淡黄，脉沉涩；遇紧张加重，或钝痛。治则：祛瘀通络止痛。处方：主穴，百会、通天、血海；配穴，太阳、阿是穴、膈俞、三阴交。

（2）肝气郁滞。头痛位于两颞或巅顶部，多为窜痛、涨痛；舌暗红，苔薄白，脉弦。治则：疏肝理气止痛。处方：主穴，百会、头临泣、太冲；配穴，内关、行间、神庭。

（3）脾虚湿阻。头痛多位于额部连及目眶，严重者全头重痛；舌淡，苔白，脉缓滑。治则：健脾祛湿止痛。处方：主穴，百会、太阳、阴陵泉、风池；配穴，足三里、三阴交、丰隆。

（4）肝阳上亢。头痛而涨，目眩；舌红，苔薄黄，脉弦；口苦，心烦易怒。治则：平肝潜阳止痛。处方：主穴，百会、头维、三阴交；配穴，四神聪、太冲、大陵、太溪。

【主穴定位】

（1）通天。

［标准定位］在头部，当前发际正中直上4寸，旁开1.5寸处。见图2-13-1。

［取法］正坐仰靠位，先取曲差，于其后3.5寸处取穴；或先取百会，在百会穴旁开1.5寸，再向前1寸处取穴。

［刺灸法］平刺0.3~0.5寸。

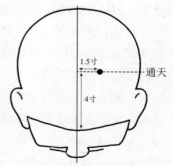

图2-13-1　通天

（2）百会见图1-3-3，血海见图1-5-4，头临泣见图2-12-3，太冲见图1-2-6，太阳见图2-10-1，阴陵泉见图1-4-4，风池见图1-6-2，头维见图2-12-4，三阴交见图1-1-4。

【病例】 岳某，男，43 岁，工程师。初诊：2009 年 4 月 7 日。主诉：发作性头昏痛 20 余年，近半月加重。

病人从高中时代起因学习紧张逐渐入睡困难，寐则多梦，睡眠浅，稍有惊扰，即难以入睡，晨起后头昏沉困痛，逐渐加重，经服用补肾益脾、益气养血、清热泻火中药治疗，虽有好转，但每遇考试之前精神紧张，用脑过度即复发，大学时期曾去某疗养地晒日光浴，经沙滩日光浴治疗 1 个月余，疼痛 2 年未见发生。工作之后因建筑设计每日高度紧张，思虑过度，头痛复发，休息后减轻，脑力劳动过度后加重，时发时止。半月前因承担某工程主体设计，日夜思考，整个头部出现空痛，稍一用脑即疼痛加重伴有头晕、恶心欲吐，但上楼梯等活动时头痛未加重，头皮麻木感，按揉头项部肌肉时，疼痛有明显缓解，所以近日求助于某一按摩师，每日按摩两三次，现服都梁软胶囊、头痛宁胶囊等，但疼痛仍整日困扰，梦境清晰，近因工作之事，晨起心慌心悸，周身乏力，手足心热，心烦，坐卧不安，耳鸣，腰痛。病人表情一般，形体适中，心烦易怒；舌微红、少苔、少津，苔微黄，脉沉数，左尺弱。血压为 140/85 mmHg。无项强，无克尼格征，巴宾斯基征阴性，四肢肌力 5 级，两鬓斑白，头发稀疏，FPS 为 6 分。

[诊治经过] 西医诊断：紧张性头痛。中医诊断：头痛。主症：头昏痛。次症：腰痛，耳鸣，手足心热，心烦，舌微红、少苔、少津，苔微黄，脉沉数，左尺弱。兼症：心慌心悸，周身乏力，坐卧不安。证型：髓海不足，虚热扰神。治则：补益髓海，清热安神。处方：主穴，百会、四神聪；配穴，太溪、阴谷、列缺、神门。刺灸法：扬刺百会、四神聪，即百会针尖朝前方刺入，其余四针针尖皆朝向百会刺入；太溪、阴谷、列缺、神门以迎随补泻的补法刺之。每穴留针 45 分钟，每隔 15 分钟以提插捻转手法行针，共行针 2 次。

二诊：2009 年 4 月 8 日。头昏痛减轻，FPS 为 4 分，舌脉同前，但主诉耳鸣较重，项部僵硬疼痛感难以忍受。上述处方上加耳门、听宫、听会，行平补平泻手法，项部三针采用平刺法，即风池与大椎连线等分，以中 1/2、上下各 2/3 三点处为针刺点，分别向中心线平刺，深度为 0.5~1 寸，留针及刺激方法同前。出针后病人自觉项部僵硬感明显缓解，FPS 为 2 分。

三诊至六诊：2009 年 4 月 9 日至 12 日。采用上法治疗。

七诊：2009 年 4 月 13 日。项部僵硬感、头部麻木感消失，夜寐安稳，入睡难消失，每日偶见头隐痛，但空痛消失，FPS 为 0~2 分，有时倦怠乏力，耳鸣和腰痛未见改善，舌淡红，苔薄白，手足心仍热，脉略数。取百会、四神聪，刺法同初诊；后溪、通里、耳门、听宫、听会，均用平补平泻法。每穴留针 45 分钟，每15分钟行针1次。嘱其服用知柏地黄丸，每天3次，每次2丸。

八诊至十一诊：2009年4月14日至17日。继续采用七诊治疗方法。

十二诊：2009年4月18日。近一周FPS为0分，手足心热等症状消失，但耳鸣同前，舌淡红，苔薄白，脉缓，病人要求停止针灸治疗，改服中药，继续治疗。嘱其避免过度脑力劳动，节房事，平素自我按摩涌泉和肾俞并鸣天鼓。

[诊治思路分析]该病人因学习和工作劳累、精神紧张、睡眠障碍而引起头痛。气虚无以生血，血虚无以生髓，致髓海空虚，脑络失养。肝藏血，心血不足，则肝无所藏，肝血不足，脉道不充，血不上荣清窍而致头痛，每因用脑过度而诱发，休息后好转。此次因思虑过多伤脾，脾气虚弱，无以化生血液，血不上荣清窍，脑髓失养，脉络空虚，而致头空痛、头晕、头皮麻木感伴耳鸣；脾失健运，气血瘀滞，不能濡养筋肉，则按揉颈部肌肉后疼痛缓解；脾为后天之本、气血生化之源，脾虚则血虚，脉道空虚，心无所养，则心慌心悸；气虚功能活动减退，故周身乏力；血属阴，心血不足，阴虚则阳亢，虚热内生，见五心烦热；腰为肾之府，失阴髓濡养则腰酸；舌微红、少苔、少津，苔微黄，脉沉数，左尺弱，是血虚内热、髓海不足之症。扬刺百会、四神聪，清利头痛，和络止痛，益精填髓；太溪益肾养阴；阴谷为肾经之合穴，益肾调精，理气止痛；列缺为八脉交会穴，通于任脉，益气养血；配以手少阴心经之原穴神门，养心安神。全穴共行补益髓海、清热安神之效。太溪、阴谷、列缺、神门以迎随补泻补法刺之，增强退虚热、安神、理气止痛之效。

二诊治疗分析。耳门、听宫、听会为局部取穴，疏通耳部经络气血；项部三针，改善项部之血液循环，使脉络充盈、颈项有力。

三诊至六诊，因效果较显著，继续用上法治疗。

七诊治疗分析。百会、四神聪，益精填髓，通络止痛；后溪为八脉交会穴，通于督脉，疏通督脉气血，行气止痛；通里为手少阴心经的络穴，养心安神，益精养血；耳门、听宫、听会为局部取穴，疏通局部气血；又配以知柏地黄丸，滋阴降火。

八诊至十一诊，效不更方，治疗同七诊。

十二诊治疗分析。涌泉为足少阴肾经井穴，且与心相通，能激发肾经阳气、养血生精；肾之背俞穴肾俞，强腰益肾，助阳益气；鸣天鼓方法可聪耳止鸣。

14. 高血压性头痛

高血压性头痛为高血压的一个显著症状，疼痛部位多在枕部及额部，以涨痛、跳痛、昏痛、重痛为多见，多在晨起时为重，控制血压后头痛多可缓解。

中医认为高血压性头痛与肝、脾、肾关系密切。肝主疏泄的功能失常，则气机郁滞，气血津液输布障碍，产生痰水等病理产物。脾主运化的气机通畅，有助于肝之疏泄。肾主水，肝主木，肾阴亏虚，水不涵木，肝阳上亢。

高血压脑病的病人表现为炸裂样头痛，伴头晕恶心，常伴有神经症状。

【中医辨证要点、治则与处方】

（1）肝胆郁热。头枕部、颞部、巅顶处涨痛；舌紫红，苔薄黄，脉弦数；恶心，呕吐，腹泻。治则：疏肝利胆，清热止痛。处方：主穴，百会、足临泣、风池、率谷；配穴，行间、侠溪、太阳、太冲。

（2）肝火上炎。头昏痛，面红目赤，急躁易怒；舌红，苔黄，脉弦数；口苦便干。治则：清肝泻火，通络止痛。处方：主穴，太阳、头维、风池、太冲；配穴，太溪、侠溪、曲池、曲泉。

（3）阴虚阳亢。头痛眩晕，腰膝酸软，耳鸣，健忘，五心烦热；舌红，苔薄白，脉弦或细数。治则：滋阴潜阳，和络止痛。处方：主穴，百会、四神聪、太溪、风池、合谷；配穴，太冲、太阳、三阴交、阴谷。

（4）痰浊壅盛。头部重痛；苔白腻，脉弦滑；胸闷满胀，口淡，呕吐痰涎。治则：健脾化痰，理气止痛。处方：主穴，百会、三阴交、丰隆；配穴，中脘、阴陵泉、足三里。

【主穴定位】

百会见图1-3-3，足临泣见图1-3-5，风池见图1-6-2，率谷见图2-12-1，太阳见图2-10-1，头维见图2-12-4，太冲见图1-2-6，四神聪见图2-11-1，太溪见图1-4-6，合谷见图1-2-2，三阴交见图1-1-4，丰隆见图1-1-5。

【病例】张某，女，69岁，退休。初诊：2008年3月1日。主诉：间断性头痛8年，加重1天。

病人8年前出现原因不明的前额、巅顶、颞部、枕部涨痛。有时头晕，每遇情绪激动或家务劳动过多时而加重。当地医院检查血压150/100mmHg，诊断为高血压病2级中危，给予北京降压0号，每日1片，口服，血压控制在140/90mmHg以下，但是病人不规律使用降压药物，血压有时偏高，有时偏低，使得头痛反复发作。每次头痛发作时自行服用正天丸、头痛宁胶囊、天麻素片、洛索洛芬钠片（乐松）等药物，有时可缓解。来我处就诊前一天因家庭琐事情绪激动，巅顶、颞部沉重涨痛，伴恶心欲吐、口苦、咽干、周身乏力，平素腹泻每日3~5次，纳呆，呃逆。形体肥胖，体重90.2kg，面目红赤，表情痛苦，焦虑不安，小便黄赤，头晕，恶心。脑血流图示双侧大脑中动脉血流速度减慢，血压为185/110mmHg，项强阴性、克尼格征阴性、脑MRI散在长T_1信号，FPS为8分；

舌紫红，苔薄黄，脉弦数。

[诊治经过] 西医诊断：高血压性头痛。中医诊断：头痛（厥阴、少阳）。主症：颞部、巅顶处沉重涨痛。次症：舌紫红，苔薄黄，脉弦数。兼症：恶心，呕吐，腹泻。证型：肝胆郁热，脾虚不运。治则：清肝利胆，健脾止泻。处方：主穴，合谷、太冲、足临泣；配穴，百会透前顶、络却透通天、内关、足三里。刺灸法：合谷、太冲、足临泣用迎随补泻的泻法；足三里、内关用雀啄灸法，每穴3分钟，以局部发红为度。全穴行捻转刺激手法，留针30分钟，15分钟时行针1次。30分钟出针后血压为150/98mmHg，FPS为4分，恶心呕吐消失，头晕消失。嘱其服用降压药厄贝沙坦氢氯噻嗪片（依伦平），每日1片。

二诊：2008年3月2日。病人告知疼痛一夜未见发作，今晨起血压140/90mmHg，但仍腹泻、倦怠乏力。初诊针灸处方加上巨虚行迎随补泻补法，留针行针及灸法同前。FPS为0分。

三诊、四诊：治疗同二诊。

五诊：2008年3月5日。病人经一到四诊针灸治疗后今日血压为138/92mmHg，FPS为0分，腹泻消失，大便成形、每日2次，头晕、乏力消失。查体：舌紫红，苔薄白，脉弦缓。处方：停止针灸，改用耳压疗法。耳压：交感、神门、肝、脾、降压沟，每穴每天按压2次，每穴每次按压15~20秒。嘱其3天后复诊。

六诊：2008年3月10日。病人血压为138/88mmHg，FPS为0分，嘱其减肥、进行太极拳锻炼，忌食肥甘厚味，避免情绪激动。

[诊治思路分析] 该病人8年前出现头痛症状，此次因情绪激动而诱发。足厥阴肝经上行头目，与督脉交会于巅顶之上，此次因肝失疏泄，肝气上冲于脑，血压为185/110mmHg，故出现巅顶沉重涨痛；肝气郁结，影响胆汁的排泄，见口苦；肝失疏泄，脾胃失运化，而出现恶心欲吐；肝为罢极之本，肝失疏泄，脾失健运，筋肉失养，则周身乏力；平素腹泻，纳呆，呃逆，是肝脾不和的表现；肝气的疏泄失职，升发太过，肝气上逆，而引起面红目赤、头晕；肝气犯胃则恶心；郁热扰神则焦虑不安；舌淡紫，苔薄黄，脉弦数，是肝胆郁热、脾虚不运的表现。故治疗以清肝利胆、健脾止泻为主。合谷、太冲用迎随补泻的泻法，疏肝理气，清热止痛；内关理气通络，配足三里和胃降逆止呕，用雀啄灸增强刺激则健脾止泻；因疼痛位于巅顶，属厥阴头痛，故用百会透前顶、络却透通天，以疏通局部气血，达到活络止痛的作用；再给予胆经腧穴足临泣，利胆和胃。

二诊治疗分析。上巨虚为大肠下合穴，清肠化湿，理气化滞。

三诊、四诊，治疗同二诊，继续理气除湿。

五诊，交感、神门调节自主神经；肝穴疏肝理气止痛；脾穴健脾益气化湿；配以降压沟以降压。

六诊治疗分析。胖人多痰多湿，脾虚湿蕴，适当的锻炼可使气机调畅，气血调和，运化正常，《素问·宝命全形论》曰："土得木而达。"

15. 低血压性头痛

低血压性头痛，中医称为"虚性头痛"，是由低血压引起的头痛。一般以空痛、昏痛、晕痛为主，疼痛部位主要为两颞、额部，甚者累及全头。痛势绵绵，时作时止，遇劳加重，喜揉喜按。常伴有头晕、疲乏无力、失眠、心悸、精神不振、记忆力减退等。多见于20~50岁的妇女和老年人。该头痛与低血压有着直接联系，是低血压病人的一个显著症状，提升血压后可使头痛缓解。由卧位或蹲位突然变为直立，或长时间站立，易引起低血压性头痛。

中医认为头为髓海之所在，气血虚弱，精血、清阳之气不能上荣于头，脑髓失养，脉络不充，清窍不利而为头痛。《灵枢·口问》曰："上气不足，脑为之不满，耳为之苦鸣，头为之苦倾，目为之眩。"

【中医辨证要点、治则与处方】

（1）气虚头痛。全头空痛，痛势缠绵，时发时止，遇劳加剧，少气懒言；舌淡，苔薄白，脉弱；疲乏无力，口淡乏味，食欲不佳。治法：益气通络，荣空止痛。处方：主穴，百会、四神聪、肺俞、脾俞；配穴，气海、关元、足三里、三阴交。

（2）血虚头痛。全头隐痛，伴眩晕，喜按，面色无华；舌淡，苔薄白，脉细；心悸，多梦易醒，记忆力减退。治则：养血活络止痛。处方：主穴，百会、四神聪、三阴交、血海；配穴，肝俞、脾俞、足三里。

【主穴定位】

百会见图1-3-3，四神聪见图2-11-1，肺俞、脾俞见图1-2-10，三阴交见图1-1-4，血海见图1-5-4。

【病例】陈某，女，22岁，大学生。初诊：2008年6月17日。主诉：间断性头昏痛3年，加重3天。

病人平时自觉倦怠乏力，入睡难，夜寐多梦，醒后困倦加重，记忆力下降。3年前，病人长跑后汗出过量，湿透衣衫，睡觉后晨起自觉头昏沉、重痛，不欲睁目视物，到当地医院检查血压为78/56mmHg。医院给予对症治疗，静脉滴注某些药物，但具体药名不详。经治疗后疼痛消失，尔后每到夏季炎热季节经常头痛、昏沉，严重时影响上学，此次发作为 3 天前参加社会义务活动时因劳累汗出过多而头顶、项部僵硬疼痛伴有颞部拘急麻木感，纳食不香，四肢酸楚乏力，气短，活动后疼痛加重，收缩压 75~90mmHg，舒张压 55~60mmHg。到当地医院治疗，服用洛索洛芬钠片等药物未见好转。病人现神志清楚，语言流利，形体偏瘦，面白无华，舌淡红，苔薄白，脉弱，血压为 76/54mmHg，脑神经正常，项强阴性，克尼格征阴性，罗索利莫征、霍夫曼征、巴宾斯基征阴性，FPS 为 4~6 分。

[诊治经过] 西医诊断：低血压性头痛。中医诊断：头痛（太阳、少阳、厥阴头痛）。主症：头顶、颞、枕部痛。次症：面白无华，舌淡红，苔薄白，脉弱。兼症：气短，乏力，动则尤甚。证型：气血两虚，清窍失养。治则：益气养血，补髓止痛。处方：主穴，百会透前顶、强间透后顶、率谷透天冲；配穴，足三里、血海、三阴交、太溪。刺灸法：百会透前顶、率谷透天冲，得气后均匀捻转，每秒 6 转，每穴 15 秒，共捻转刺激 90 转，每 15 分钟行针 1 次，留针 30 分钟；足三里、血海、三阴交、太溪诸穴行迎随补泻的补法，得气后留针 30 分钟，每 15 分钟行针 1 次，以酸麻胀重为度。针刺 15 分钟后疼痛明显减轻，FPS 为 2 分，出针后疼痛消失，FPS 为 0 分，血压为 80/60mmHg。

二诊至四诊：2008 年 6 月 18 日至 21 日。治疗同初诊。

五诊：2008 年 6 月 22 日。主诉：病人经上述治疗后头昏、气短诸症消失。血压为 98/65mmHg，FPS 为 0 分，面色及唇红润，舌淡红，苔薄白，脉滑而缓。嘱其平素按压百会、足三里等穴位，每天刺激 100 次左右；平日进行慢跑、太极拳、易筋经等锻炼。

[诊治思路分析] 该病人于 3 年前长跑后，气虚无力，不能固摄津液，出现多汗，又津液载气，气随津脱，且津血同源，气虚汗出，津血不足，致血脉空虚，髓海不充，而致头痛，且每到夏季炎热季节加重。此次因劳累汗出过多而诱发，血压为 76/54mmHg，气虚不能运化水谷精微、濡养机体。气为血之帅，气虚不能载血运行，血为气之母，血虚不能行气，脉道不充，气血不利，筋肉失养，致头顶、项部僵硬疼痛，并伴有颞部拘急麻木感；气虚无力转化输布水谷精气，故纳食不香，四肢酸楚乏力；气血不能上荣于面，见面白无华；舌淡、苔薄白、脉弱均为气血虚弱之象。临床治疗以益气养血、补髓止痛为主。百会、前顶，填精益髓，益气止痛；强间、后顶，益气升阳，活络止痛；率谷透天冲为局部取穴，疏通头颞部气血，理气止痛；足三里、血海、三阴交，益气健脾，养血理气；太溪益精填髓，和络止痛。

二诊至四诊皆用上法治疗，以巩固疗效。

五诊治疗分析。百会为百脉之会，激发阳气，填精益髓；足三里为强壮穴，益气养血。配合慢跑、打太极拳、练易筋经等活动，升阳益气，行气活络，而使血压逐渐恢复到正常。

16. 枕神经痛

枕神经痛属于中医头痛（太阳、厥阴和少阳头痛）范畴，是指枕大神经、枕小神经和耳大神经分布范围内发生的以疼痛为主要表现的疾病。原发性枕神经痛可由上呼吸道感染、疟疾、风湿病、糖尿病、甲状腺疾病或酒精中毒、铅中毒等引起；继发性可由上段颈椎病，椎管内病变，寰枕畸形，枕大神经、枕小神经、耳大神经或锁骨上神经受损引起。

头为神明之府，"诸阳之会""脑为髓海"，五脏精华之血和六腑清阳之气皆能上注于头。《景岳全书》将头痛分为外感和内伤两型。外感头痛多因风寒湿热等外邪上犯于头，清阳之气受阻，气血不畅，阻遏络道而引起。内伤头痛多因先天禀赋不足，或劳欲伤肾，阴精耗损，或年老气血衰败，或久病不愈，产后、失血之后营血亏损，气血不能上营于脑，髓海不充所致。此外，外伤跌扑，或久病经脉运行不畅，血瘀气滞，脉络失养也易致头痛。

【中医辨证要点、治则与处方】

（1）风寒客络。顶枕部拘急痛，痛连项背，恶风畏寒，遇风尤剧，口不渴；苔薄白，脉浮紧。治则：祛风散寒，通络止痛。处方：主穴，百会、通天、风池；配穴，风门、列缺、络却。

（2）风热上扰。顶枕涨痛，甚则欲裂，发热或恶风；舌尖红，苔薄黄，脉浮数；面红目赤，口渴喜饮，或大便不畅，溲赤。治则：祛风散热，通络止痛。处方：主穴，百会、脑户、玉枕、风池；配穴，曲池、合谷、外关、大椎。

（3）血虚失荣。枕项痛伴头晕，面色无华；舌质淡，苔薄白，脉细或弱；心悸失眠，神疲乏力，遇劳加重。治则：养血活血，通络止痛。处方：主穴，百会、四神聪、强间、脑户；配穴，脾俞、足三里、三阴交、太溪、膈俞。

（4）痰浊蒙窍。顶枕重痛昏蒙；舌苔白腻，脉滑或弦滑；胸脘满闷，纳呆，呕恶。治则：祛痰除湿，通络止痛。处方：主穴，百会、风池、后顶、玉枕；配穴，丰隆、足三里、阴陵泉、昆仑。

（5）瘀血阻络。顶枕部刺痛，痛处固定不移，或有头部外伤史；舌紫暗，或有瘀点、瘀斑，苔薄白，脉细涩。治则：活血祛瘀，通络止痛。处方：主穴，百会、风池、头窍阴、血海；配穴，阿是穴、太冲、内关、昆仑。

【主穴定位】

（1）脑户。

［标准定位］在头部，后发际正中直上 2.5 寸，风府上 1.5 寸，枕外隆突的上缘凹陷处。见图 2-16-1。

［刺灸法］平刺 0.5~1 寸。

［特异性］督脉、足太阳膀胱经交会穴。

（2）玉枕。

［标准定位］在后头部，当后发际正中直上 2.5 寸，旁开 1.3 寸，平枕外隆突上缘的凹陷处。见图 2-16-1。

［刺灸法］平刺 0.3~0.5 寸。

（3）强间。

［标准定位］在头部，当后发际正中直上 4 寸（脑户上 1.5 寸）。见图 2-16-2。

［刺灸法］平刺 0.5~0.8 寸。

（4）后顶。

［标准定位］在头部，当后发际正中直上 5.5 寸（脑户上 3 寸）。见图 2-16-2。

［刺灸法］平刺 0.5~1 寸。

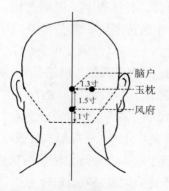

图 2-16-1　脑户、玉枕

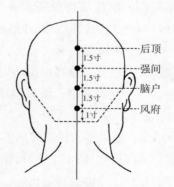

图 2-16-2　强间、后顶

（5）头窍阴。

［标准定位］在头部，当耳后乳突的后上方，天冲与完骨的上 2/3 与下 1/3 交点处。见图 2-16-3。

［刺灸法］平刺 0.5~0.8 寸。

针灸止痛要旨

〔特异性〕足少阳胆经、足太阳膀胱经交会穴。

（6）百会见图1-3-3，通天见图2-13-1，风池见图1-6-2，四神聪见图2-11-1，血海见图1-5-4。

【病例】王某，27岁，男。初诊：2006年8月11日。主诉：头枕部及头顶部痛8个月余，加重1周。

病人8个月前去某滑雪场滑雪时自觉周身发热，而将滑雪帽摘下，约3分钟后感觉寒冷复又

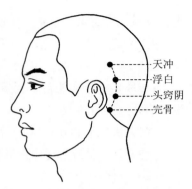

图2-16-3　头窍阴

戴上。傍晚，即感到枕部偏右侧跳痛，并放射到右顶部，用手按压后未见缓解，疼痛持续约1小时后逐渐加重，洗桑拿浴熏蒸后缓解。数日后晨起时疼痛又发作，在当地医院诊断为"偏头痛"，接受养血清脑颗粒、复方羊角颗粒治疗，未见好转。第二天病人到某大学附属医院疼痛科接受神经阻滞术治疗，疼痛消失。后每当感受风寒或被阴雨外袭或劳累饮酒后即诱发头痛。此次因1周前钓鱼之时被暴雨淋浇而复发，自觉头痛，呈窜痛、涨痛、跳痛，经针灸、中药、封闭等方法治疗未见明显疗效。现病人情绪低落，夜寐不能，痛苦面容，一直用手按压右侧枕部，舌淡紫、有瘀斑，苔薄白，脉弦涩，血压为120/80mmHg。脑电图未见异常，颅脑CT平扫未见异常，双侧罗索利莫征阳性，肱二头肌、肱三头肌腱反射对称存在，巴宾斯基征阴性，FPS为8分。

〔诊治经过〕西医诊断：枕神经痛。中医诊断：头痛（太阳、厥阴头痛）。主症：右头枕部及头顶部跳痛、涨痛、窜痛。次症：雨后发生头痛，舌淡紫、有瘀斑，苔薄白，脉弦涩。兼症：头痛用手按压后未缓解，情绪低落，夜寐不能。证型：寒湿客络，气滞血瘀。治则：祛寒除湿，行气活血。处方：主穴，百会、昆仑、太冲；配穴，强间、后顶、玉枕、承光、通天。刺灸法：百会、强间、后顶、玉枕、承光、通天各穴针刺后加用雀啄灸1分钟，以局部穴位微红发热为度。每穴每次留针40分钟，每15分钟行强刺激手法1次。行手法刺激后病人自觉疼痛减轻，FPS为5分。40分钟后出针，病人疼痛明显减轻，FPS为3分。

二诊：2006年8月12日。病人来诊室告知，昨夜虽有疼痛，但不影响睡眠。今晨起稍有恶心，纳食不香。在上述处方基础上加足三里（平补平泻）。针刺治疗后疼痛完全消失，FPS为0分。

回访：3个月后，复见该病人，询问其病情，病人告知头痛至今未发作。

〔诊治思路分析〕百会、强间、后顶属于督脉。百会居于头顶，手、足三阳

天冲
浮白
头窍阴
完骨

经及五脏六腑的气血皆上会于此，针刺用补法并施灸，可补益气血、温通阳气；强间、后顶位于枕部，浅层布有枕大神经分支，取其近治作用，用泻法针刺并施灸，既可温通气血、祛风散寒，又可除湿，达到"通则不痛"的目的。《素问·刺论》云："邪客于足太阳之络，令人头项肩痛。"玉枕、通天、承光属足太阳膀胱经。玉枕位于枕部，是膀胱经气血汇聚之处，浅层布有枕大神经；通天是足太阳膀胱经穴；承光位于头顶部，其下是额神经外侧支和枕大神经会合支。用泻法针刺以上三个穴位，可以起到运行局部气血、除湿止痛的作用。昆仑是足太阳膀胱经的经穴，是膀胱经气血逐渐盛大之处，又是马丹阳天星十二穴之一，与玉枕、通天、承光三穴相应，脉气相通，针刺用泻法解表除湿，使经络通则不痛。太冲是足厥阴肝经经脉气血所注之输穴，又是肝经原穴，可行气化瘀止痛。

二诊时病人头痛减轻，但恶心，纳食不香，为胃失和降，加足三里。该穴是足阳明胃经的合穴、胃的下合穴，"合治内腑"，平补平泻法针刺该穴可疏通经络，疏调胃腑气机。诸穴合用，疼痛消失。

17. 低颅压性头痛

低颅压性头痛是脑脊液压力降低导致的头痛，多为体位性。正常人水平侧卧位时脑脊液压力为 0.78~1.76kPa（80~180mmH$_2$O），当脑脊液量减少，压力降低（＜70mmH$_2$O），脑组织移位下沉刺激颅内痛敏结构，使脑膜、血管、脑神经受到牵张，导致病人直立后 15 分钟内出现头痛或头痛明显加剧，卧位后头痛缓解或消失，即为低颅压性头痛。

低颅压性头痛相当于中医内伤头痛虚证，属于全头痛范畴。《灵枢·海论》说："脑为髓之海。"五脏六腑之精华均上注于头，手足三阳经也上会于头。若劳欲伤肾致肾精亏虚，不能上充脑髓，或年老气血衰败，久病不愈，或产后、失血之后，营血亏损，气血不能上营于脑使髓海空虚皆能引起内伤头痛。

【中医辨证要点、治则与处方】

（1）气血两虚。头痛而晕，痛势绵绵，动则加剧，平卧休息减轻，面色少华，心悸失眠；舌质淡，苔薄白，脉细或弱；神疲乏力，遇劳加重，口淡乏味。治则：补气养血，疏通经络。处方：主穴，气海、血海、百会、风池、内庭、阴郄；配穴，足三里、三阴交、脾俞、膈俞。

（2）肾精亏虚。头痛且空，动则尤甚，眩晕耳鸣，腰膝酸软；舌红，少苔，脉细；遗精，带下，五心烦热。治则：补肾填精，通经止痛。处方：主穴，肾俞、太溪、水泉；配穴，百会、风池、足三里、悬钟、行间。

（3）髓海空虚。头隐痛，思则加重；舌红，脉弱数或双尺弱；焦虑不安，抑郁，恐惧，呕吐。治则：补髓填精，荣脑止痛。处方：主穴，百会、绝骨；配穴，足临泣、昆仑、足三里、三阴交、间使。

【主穴定位】

（1）悬钟（绝骨）。

［标准定位］在小腿外侧，当外踝尖上 3 寸，腓骨前缘。见图 2-17-1。

［刺灸法］直刺 0.5~0.8 寸。

［特异性］髓会。

（2）气海见图 1-6-6，血海见图 1-5-4，百会见图 1-3-3，风池见图 1-6-2，内庭见图 1-1-1，阴郄见图 1-3-1，肾俞见图 1-3-6，太溪见图 1-4-6，水泉见图 2-11-2。

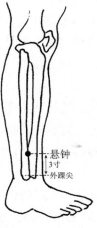

图 2-17-1　悬钟

【病例】严某，27 岁，女，农民。初诊：2004 年 4 月 23 日。主诉：发作性头痛半月余，近 4 天加重。

病人 2 周前自觉感冒后发热（38.5℃）恶寒，鼻塞流清涕，咳嗽，颈项头疼，自行服用阿莫西林、维 C 银翘片等药后，发热、恶寒诸症消失，而前额、头顶及颞部跳痛加重，项部僵硬，活动后加重，某医院怀疑为脑炎，为求进一步确诊，给予腰穿，腰穿时病人颅内压正常，腰穿后自觉全头痛，站起后头痛有时剧烈，难以忍受，并呕吐出胃内容物，每次发作 20 分钟左右，有时隐痛、窜痛，伴头晕、焦虑不安，给予支持疗法治疗，即生理盐水、葡萄糖注射液并口服止痛药（药名不详），3 天未缓解，遂来我院进一步治疗，病人现心理负担较大，怀疑自己得了脑肿瘤，恐惧，焦虑，抑郁，但自带颅脑 CT 片显示未见异常。病人头痛发作时哭泣喊叫，躁扰不宁，脑神经未见异常，脑膜刺激征阴性，肌力 5 级，双膝腱反射活跃，巴宾斯基征阴性。舌红，苔黄厚，脉弦数、双尺弱，发作时 FPS 为 8 分。

［诊治经过］西医诊断：低颅压性头痛。中医诊断：头痛（少阳、太阳、阳明、厥阴）。主症：全头痛。次症：舌红，苔黄厚，脉弦数、双尺弱。兼症：焦虑不安，抑郁，恐惧，呕吐，头隐痛、窜痛。证型：髓海空虚，火热上攻。治则：补益髓海，泻火止痛。处方：主穴，百会；配穴，行间、足临泣、内庭、昆仑、间使、阴郄、三阴交。刺灸法：加强扬刺百会穴，即针刺百会、四神聪后，在四神聪之间取四点，针尖方向朝百会穴，每隔 10 分钟行平补平泻法 1 次，每穴 15 秒左右；阴郄、三阴交采用迎随补泻的补法，行间、足临泣、内庭、昆仑、间使采用迎随补泻的泻法，每隔 15 分钟行针 1 次，得气为度，每穴留针 45 分钟，共

行针2次。

二诊：2004年4月24日。病人主诉，昨日上午针刺后疼痛未见缓解，但午后坐起及站立时头由剧痛改为涨痛，无呕吐，躺卧后5分钟左右缓解，FPS为4分，头MRI检查正常。现病人焦虑、抑郁、恐惧等症状减轻，表情自如，情绪较为乐观，继续上方治疗。

三诊：2004年4月25日。病人告知昨夜未头痛，但晨起久坐超过2小时，自觉头晕、头隐痛，无恶心、呕吐，FPS为2分，情绪转佳，心烦抑郁等症状消失，舌微红，苔薄黄，脉略数。选主穴百会、四神聪，配穴同前，刺法同前。

四诊：2004年4月26日。诸症消失，FPS为0分，舌脉同三诊。耳压：肾、交感、命门、肝、头，嘱其每次每穴按压30次，早晚各按压1次，3天后自己取下王不留行籽。

[诊治思路分析] 百会又称"三阳五会"，属于督脉，居于头顶，内应于脑。《会元针灸学》："百会者，五脏六腑奇经三阳，百脉之所会。"即手足三阳经及脏腑的气血皆会于此，加强扬刺百会，可补充脏腑气血、调节阴阳，从而使髓海充盈。行间属足厥阴肝经荥（火）穴，足临泣为足少阳胆经输（木）穴、八脉交会穴，通于带脉，二穴相配互为表里，疏肝清热，行气解郁。内庭是足阳明胃经荥（水）穴，隋·杨上善："胃流津液渗入骨空，变而为髓，头中最多，故为海也。"针刺该穴可助脾胃运化水谷精微以上充脑髓。昆仑是足太阳膀胱经的经（火）穴，为足太阳膀胱经气血逐渐盛大之处，主治头痛、目眩、项强、滞产、腰背痛、坐骨神经痛、踝关节疾患等。间使是手厥阴心包经的经穴，阴郄是手少阴心经郄穴，二穴相配宁心安神、清心除烦。三阴交，是足太阴脾经、足少阴肾经、足厥阴肝经交会之处，可以调节足三阴经的气血运行，具有健脾益气、滋补肝肾、泻火除烦的作用。

二诊时病人主症无明显改善，但兼症减轻，故继续按原方治疗。

三诊时病人头痛时间及程度均有所缓解，火热上攻所致症状消失，但次症仍提示有热象，可将主穴刺激强度减小：改为针刺百会、四神聪，配穴不变。

四诊时诸症消失，但舌脉仍同三诊，故应继续滋补肝肾巩固治疗，取按耳穴：肾、交感、命门、肝、头。

18. 脑外伤后综合征

脑外伤后综合征又称脑震荡后综合征、脑损伤后神经症，指病人在发生脑损伤后一直主诉头痛、头晕、疲乏、失眠、神经紧张、记忆力减退、注意力不集中等。头痛为主要症状，多由软组织损伤、脑水肿、颅内出血、血肿、感染等引起，或由受伤局部头皮组织损伤或瘢痕刺激颅内外痛觉敏感结构引起，常伴局部皮肤痛觉过敏。如果外伤累及颈交感神经链，导致交感神经失去抑制也可导致头痛；或外伤后因颈肌持续收缩而引起头痛。

外伤后头痛的初期多实，病久则虚实夹杂居多。外伤头颅，内损脑髓，瘀阻脑络，不通则痛，病证属实；久则留瘀不去，新血不生，血虚络阻，则为虚实夹杂。气血两虚则髓海空虚而痛；脑为髓之海，脑伤则髓海不足，以致肾经亏虚，不荣而痛；瘀滞化火，肝阴暗耗，导致肝阳上亢而头痛。

【中医辨证要点、治则与处方】

（1）瘀血阻络。头痛经久不愈，痛处固定不移，痛如锥刺，或有头部外伤史；舌紫暗，或有瘀点、瘀斑，苔薄白，脉细或细涩。治则：化瘀通络。处方：主穴，大陵、血海；配穴，阿是穴、头维、太阳。

（2）痰浊上蒙。头痛昏蒙；舌苔白腻，脉滑或弦滑；胸脘满闷，纳呆呕恶。治则：健脾祛痰，化浊止痛。处方：主穴，足三里、丰隆、阴陵泉；配穴，百会、风池。

（3）肝阳上扰。头昏涨痛，两侧为重，心烦易怒，口苦面红；舌红，苔黄，脉弦数；夜寐不宁，或兼胁痛。治则：平肝潜阳。处方：主穴，太冲、囟会；配穴，行间、足临泣、外关。

（4）肾精不足。头痛且空，眩晕耳鸣，腰膝酸软；舌红，少苔，脉细；滑精带下，阳痿，早泄。治则：补肾填精，通络止痛。处方：主穴，太溪、水泉、肾俞、悬钟；配穴，百会、风池、足三里、阴谷。

（5）气血两虚。头痛而晕，心悸失眠，面色少华，神疲乏力，遇劳加重；舌质淡，苔薄白，脉细或弱。治则：益气养血，和络止痛。处方：主穴，百会、四神聪、气海；配穴，脾俞、肝俞、足三里、关元、膈俞。

【主穴定位】

（1）囟会。

［标准定位］在头部，当前发际正中直上2寸（百会前3寸）。见图2-18-1。

［刺灸法］平刺0.3~0.5寸，小儿禁刺。

（2）大陵见图1-4-5，血海见图1-5-4，足三里见图1-1-3，丰隆见图1-1-5，阴陵泉见图1-4-4，太冲见图1-2-6，太溪见图1-4-6，水泉见图2-11-2，肾俞见图1-3-7，悬钟见图2-17-1，

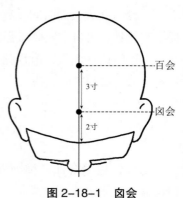

图2-18-1 囟会

百会见图 1-3-3，四神聪见图 2-11-1，气海见图 1-6-6。

【病例】佐某，37 岁，男，建筑工人。初诊：2005 年 11 月 5 日。主诉：头部间断性刺痛 3 年。

病人在 3 年前夏天于建筑工地施工时，被坠下木头砸伤头顶部，当时意识不清，被立即送往某医院急救，检查发现右顶部头皮外伤性血肿，意识清楚，但不能回忆刚发生的事情，头痛，表情焦虑不安，颅脑 CT 平扫未见异常，当时恶心，呕吐胃内容物，小便失禁，给予头部清创外伤缝合，以"脑外伤"留院治疗。出院后病人经常头部涨痛、窜痛，每逢阴雨天或冬季巅顶部伤口周围刺痛加重，给予局部红外线等热刺激后疼痛缓解，每遇疼痛加重时心烦焦虑、坐立不安，平素情绪低落，心情悲观，不善于沟通，但恐惧自身头痛，虽逢夏日仍头戴单帽，胸闷气短，善太息，夜寐多梦，有时因头痛而惊醒，平素只有经常服用咖啡因、麦角胺等镇痛药，才能维持正常生活。病人形体适中，步态正常，表情焦虑，言语短促，声音响亮，头顶外伤处留有瘢痕，脱发，血压正常，脑电图正常，颅脑 MRI 平扫未见异常，脑神经正常，病理反射未引出。舌淡紫，苔薄黄，脉弦涩，FPS 为 4 分。

[诊治经过]西医诊断：脑外伤后综合征。中医诊断：头痛。主症：头部间断性刺痛，固定不移。次症：心烦，胸闷气短，善太息，舌淡紫，苔薄黄，脉弦涩。兼症：夜寐多梦，恐惧，抑郁，头痛遇风寒雨湿加重，头部涨痛、窜痛。证型：瘀血阻络，气郁化热。治则：活血通络，清热行气。处方：主穴，头部扬刺阿是穴，神庭透百会；配穴，内关、大陵、行间、血海。刺灸法如下。扬刺阿是穴即在头部最痛点刺一针，然后在周围刺四针，针尖朝向第一针强刺激；神庭透百会即从神庭向百会方向刺入。每穴加灸 1~2 分钟。内关、大陵、行间、血海采用迎随补泻手法的泻法，每隔 15 分钟提插捻转 1 次，留针 45 分钟。

二诊：2005 年 11 月 7 日。病人主诉疼痛未见减轻，仍胸闷气短、心烦不寐等，诊其舌脉同前。加神门、间使用强刺激手法使针感达到肘部，留针 15 分钟后行针时，病人自觉心胸豁然开朗、郁闷之气消失。

三诊：2005 年 11 月 9 日。病人主诉昨日入睡难减轻，仍多梦且梦境清晰，心态较前平和，能主动与人交流，头刺痛未发生，但玩电脑游戏时间过长时目涩痛痒，滴珍珠明目滴眼液缓解，舌淡紫，脉缓略涩。上述处方基础上加阳白刺之，FPS 为 2 分。

四诊：2005 年 11 月 11 日。病人昨日头部淋雨后未见刺痛发生，心情非常愉快。胸闷气短、善太息、焦虑不安等症状消失。舌淡紫，脉缓。继续上方治疗。

五诊：2005 年 11 月 12 日。FPS 为 0 分，目干涩痛痒消失，睡眠良好，遇风寒疼痛未见复发，帽已摘除数日，病症已消失。嘱其调畅情志，忌烟，限酒；建议其正常工作。

[**诊治思路分析**]《备急千金要方》："言人有病痛，即令捏其上，若里当其处，不问孔穴，即得便成痛处，即云阿是，灸刺皆验，故曰阿是穴也。"取头痛局部阿是穴扬刺，以活血通络、散瘀止痛。百会属督脉，居头顶，经络气血上行聚会该处，其穴性属阳，又于阳中寓阴，故能通达阴阳脉络，调节阴阳平衡，主治昏厥、休克、头痛、眩晕、癫痫、神志病、脱肛。督脉的神庭，是督脉、足太阳膀胱经、足阳明胃经交会穴。神庭透百会可以安神醒脑，加灸可以扶正止痛。内关、大陵属手厥阴心包经，内关是本经络穴，也是八脉交会穴之一，通于阴维脉，大陵是手厥阴心包经的输穴和原穴。心包与心本同一体，其气相通，心主血脉、主神明，心不受邪，由心包代心受邪而为病，取心包经内关配大陵针刺用泻法，以行气解郁、清心除烦、宁心安神。行间为肝经荥（火）穴，足厥阴肝经通于巅顶，故用泻法针刺该穴可行气泻火解郁、止头痛。血海属足太阴脾经，有治疗血分病的作用，《针灸甲乙经》："若血闭不通，逆气胀，血海主之。"针刺该穴可活血通络、散瘀止痛。

二诊时病人症状无改善，加刺心包经间使、心经原穴神门，给予强刺激，加强行气解郁功效而使心胸郁闷消失。

三诊时病人抑郁症状有所缓解，头痛未再出现，但目涩痛痒，肝开窍于目，火热之邪灼伤肝阴则出现目涩痒痛，胆经与肝经相表里，胆经阳白为足少阳胆经、阳维脉之交会穴，可清头明目、祛风泻热。

四诊时病人头痛、抑郁症状均消失，瘀血阻络及气郁好转，故继续用前方巩固治疗。

五诊时诸症消失而痊愈。

19. 虚劳头痛

虚劳头痛是多种原因导致髓海空虚、脑失所养而引起的头痛，临床表现为头涨痛、隐痛、昏蒙，并伴有乏力、耳鸣、失眠等症状。《黄帝内经》记载"脑为髓之海""头者精明之府"。五脏精华之血、六腑清阳之气均上注于头。《灵枢·海论》云："脑为髓之海，髓有余轻劲有力，自遏其度，髓海不足，则脑转耳鸣，胫酸眩冒，目无所见。"若先天禀赋不足，或情志不遂，或劳欲伤肾，阴精耗损，或年老气血衰败，或久病不愈，产后、失血之后，营血亏损，气血不能上营于脑，髓海不充，则出现头痛。

虚劳性头痛属于西医的紧张性头痛或神经性头痛、血管性头痛，多由忧郁或焦虑使头、面、颈、肩部肌肉持续痉挛和（或）颅外血管收缩缺血所致，是慢性头痛中最常见的一种。

【中医辨证要点、治则与处方】

（1）气血两虚。头隐痛，昏晕，遇劳加重，面白无华；舌质淡，苔薄白，脉细或弱；情绪低落，失眠，神疲乏力。治则：益气补血，濡养清空。处方：主穴，百会、囟会；配穴，关元、气海、足三里、灵道。

（2）髓海空虚。头痛且空，眩晕，耳鸣，腰膝酸软；舌红，少苔，脉细；神疲乏力，滑精，带下清稀。治则：补肾填精，益髓止痛。处方：主穴，百会、悬钟、肾俞；配穴，太溪、照海、三阴交、足三里。

（3）肝阳上亢。头涨痛，巅顶为重，口苦面赤；舌红，苔黄，脉弦数；心烦易怒，失眠多梦，眩晕耳鸣，胁痛。治则：滋补肝阴，潜阳止痛。处方：主穴，太冲、百会、悬颅、风池；配穴，行间、足临泣、太溪。

【主穴定位】

（1）悬颅。

［标准定位］在头部鬓发上，当头维与曲鬓弧形连线的中点处。见图2-19-1。

［刺灸法］平刺0.5~0.8寸。

（2）百会见图1-3-3，囟会见图2-18-1，悬钟见图2-17-1，肾俞见图1-3-7，太冲见图1-2-6，风池见图1-6-2。

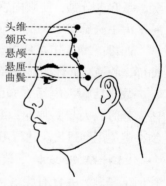

图2-19-1　悬颅

【病例】张某，41岁，男，经理。初诊：2008年2月21日。主诉：间断性头抽搐痛7年。

病人7年前因工作紧张，数日彻夜不眠，出现头痛等症，虽经中西医各方治疗，仍未痊愈，每遇情绪紧张、用脑过度、睡眠不佳而诱发。病人平素入睡困难，卧床后1~2小时入睡，伴多梦，梦境多与公司和发生的业务有关，睡眠浅，稍有声响即能惊醒，醒后再入睡非常困难，晨起后疲倦，经常腹泻，每日3~5次，常有心慌心悸。此次头痛加重1周，也是因为工作过劳，彻夜难眠2天而诱发，加重2天。病人自行服用天麻素片、龙胆泻肝丸未见缓解，反而腹泻加重，每日十余次。形体瘦弱，面白无华，表情忧郁，头痛部位以颞顶枕部为主，呈拘急跳痛抽搐状，FPS为4分，舌淡红，苔薄白，脉缓弱。

［诊治经过］西医诊断：虚劳性头痛。中医诊断：头痛。主症：间断性头抽搐跳痛。次症：泄泻，心慌心悸，不寐，舌淡红，苔薄白，脉缓弱。兼症：面白

无华，表情忧郁，乏力。证型：心脾两虚，清空失养。治则：补益心脾，濡养清空。处方：主穴，百会丁字补法；配穴，足三里、三阴交、灵道、昆仑。刺灸法：百会用丁字补法，即针尖顺督脉循行方向向前神聪刺入，然后针刺前顶、囟会、上星、神庭、左右神聪（即百会左右旁开1寸），向前刺入，平刺深度为1寸左右；足三里、三阴交、灵道、昆仑，皆用迎随补泻的补法，每隔15分钟行提插捻转轻刺激手法1次。并嘱口服参苓白术散，每次1袋，每日3次。

二诊：2008年2月22日。病人腹泻减轻，精神状态稍好转，头痛同前，舌脉同前，FPS为4分，时有畏寒腹痛，足三里、三阴交加灸，每穴3分钟，以局部皮肤微红为度。

三诊：2008年2月25日。病人主诉二诊治疗后头痛明显减轻，腹泻消失，倦怠乏力缓解，畏寒腹痛消失，故两日未来治疗。昨晚因喝冷藏啤酒后腹痛、腹泻又发作，伴有畏寒肢冷，舌淡红，苔白微厚，脉濡。处方：主穴，天枢、关元；配穴，足三里、上巨虚、百会。百会针刺时针尖朝向前顶，用补法。腹部腧穴加灸，每穴5分钟，使腹内感觉到温热感为度。每穴留针30分钟，每15分钟行平补平泻手法捻转1次。

四诊：2008年2月26日。病人晨起大便成形，腹泻消失，头痛FPS为0分，抑郁、心慌、心悸明显减轻，仍畏寒肢冷，加灸涌泉5分钟。

数日后病人电话告知因工作需要不能来诊，但上述症状已无，询问调整方法。处方：人参归脾丸，每次1丸，每日3次，口服，共服2周。平素忌生冷食物，避免用脑过度。建议习练太极拳、易筋经等功法。

[诊治思路分析]该病人7年前因工作紧张开始出现失眠、头痛，虽经治疗但未痊愈，并伴有腹泻、心悸等心脾两虚症状，近1周上述症状加重，自服药物后病情无缓解，遂来我院治疗。辨证为心脾两虚，清空失养。此型多因长期思虑过度或情志不遂，肝木乘脾，生化乏源，心脉失养，心脾两虚，气血鼓动无力，不能上荣脑髓经络而致。《灵枢·经脉》述督脉络脉病"实则脊强，虚则头痛"，百会属于督脉，五脏六腑气血均会于此，配合督脉前顶、囟会、上星、神庭及左右神聪作为主穴顺经而刺，可以补充周身气血、疏通经络，气血充则髓海充。脾胃相表里，配穴取足阳明胃经合穴、胃之下合穴足三里，施以补法，调理脾胃、补中益气，治疗腹泻。三阴交为足三阴经相交会之处，具有健脾利湿功效，治疗腹泻。灵道为手少阴心经经穴，可以宁心安神，治疗心慌心悸、失眠多梦。《灵枢·经脉》载足太阳膀胱经"起于目内眦，上额，交巅""其直者，从巅入络脑"，针刺昆仑可以治疗头痛。该病人经常腹泻，每日3~5次，甚则10次，为脾虚失运、清浊不分所致。《景岳全书·泄泻》："凡泄泻之病，多由水谷不分，

故以利水为上策。"故用参苓白术散健脾益气，化湿止泻。

　　二诊时病人腹泻减轻，精神状态好转，仍头痛，时有畏寒，腹痛，故灸足三里、三阴交，生发脾胃阳气，温中止痛。

　　三诊时病人头痛减轻，腹泻本已消失，但因饮食生冷复发，且伴畏寒肢冷，结合舌脉辨证为寒湿内盛、脾失健运。足阳明胃经天枢是大肠腑之募穴，《针灸甲乙经》云："冬月重感于寒则泄，当脐而痛，胃肠间游气切痛，食不化，不嗜食，身肿，侠脐集，天枢主之。"任脉关元是小肠腑之募穴、任脉与足三阴经相交会之处。以上两穴位于腹部，取为主穴针刺加灸，温中散寒化湿，固肠止泻。配穴取胃之下合穴足三里、大肠之下合穴上巨虚，与主穴相配治疗腹泻。百会穴补一身之阳气，升阳举陷。

　　四诊病人大便成形，腹泻消失，心悸减轻，说明心脾两虚症状明显缓解，髓海得以气血充盈，故头痛消失，但仍畏寒肢冷，《百症赋》曰："厥寒、厥热涌泉清。"加灸涌泉以补肾阳，治疗畏寒肢冷。

　　数日后诸症消失，给予人参归脾丸益气补血、健脾养心，服用2周巩固治疗。

20. 颈源性头痛

　　颈源性头痛是多由颈椎或颈部软组织的器质性或功能性病损所导致，临床以头痛为主症的慢性、单侧头部的疼痛综合征，疼痛性质多为牵涉痛。临床特征：疼痛首发于颈部，随之扩至同侧的额、颞及眶部；多为单侧头痛；呈间歇性发作，劳累加重，后期可持续发作；多为钝痛或涨痛，每因颈部活动、不良姿势和按压所支配区域而诱发；颈部僵硬，活动受限，可伴有同侧肩及上肢痛；有时出现恶心、呕吐、视物模糊、畏光、流泪、眩晕等。

【中医辨证要点、治则与处方】

　　（1）肾虚头痛。枕项痛且酸楚，腰痛酸软；舌红，少苔，脉细或弱；神疲乏力，遗精带下，每兼眩晕，耳鸣少寐。治则：补肾填精，益髓止痛。处方：主穴，百会、肾俞、太溪、玉枕；配穴，足三里、复溜、悬钟、阿是穴。

　　（2）血虚头痛。枕项或头顶痛而晕，面色㿠白；舌淡，苔白，脉细涩；心悸不宁，神疲乏力。治则：补血益髓，荣络止痛。处方：主穴，百会、血海、脾俞；配穴，心俞、足三里、阳陵泉、肩中俞。

　　（3）痰浊头痛。枕项部、头顶、额痛且昏蒙；苔白腻，脉滑或弦滑；胸脘满闷，呕恶痰涎。治则：化痰通络，开窍止痛。处方：主穴，百会、太阳、丰隆；配穴，头维、阴陵泉、三阴交。

（4）瘀血头痛。枕项部痛，痛处固定不移；舌质淡紫，苔薄白，脉细或细涩；或有头部外伤史。治则：活血化瘀，通窍止痛。处方：主穴，百会、血海、阿是穴、大椎；配穴，合谷、三阴交、中渚、阴郄。

【主穴定位】

百会见图 1-3-3，肾俞见图 1-3-7，太溪见图 1-4-6，玉枕见图 2-16-1，脾俞见图 1-2-10，太阳见图 2-10-1，丰隆见图 1-1-5，大椎见图 1-2-1。

【病例】 张某，女，51岁，退休。初诊：2009年1月10日。主诉：左枕项部间断性疼痛2年，加重3天。

病人2年前曾因一过性椎基底动脉供血不足而眩晕跌倒，自觉颈部扭伤，治疗后仍存有左枕项部酸楚涨痛，有时窜到巅顶部，在某医院诊为神经性头痛，服用镇痛药如洛索洛芬钠片（乐松）、保泰松、复方羊角颗粒，症状时轻时重，头痛多与劳累、紧张、失眠、长期坐位等有关。病人3天前因睡枕过高、睡姿不正确，晨起后，枕项部肌肉僵硬，左枕项部疼痛，按揉后稍缓解。某按摩诊所诊为颈椎病，给予按摩治疗，疼痛未消失。病人既往有高血压病史1年，现服降压药，每日1次，测血压为138/90mmHg。病人告知疼痛呈钝痛，红外线频谱理疗仪照射后可缓解，热辐射治疗后减轻，但室外活动时遇寒加重，偶有恶心呕吐感。臂丛牵拉试验阴性，压颈提示第四至六颈椎椎旁（左侧）压痛阳性，枕项部皮肤温度无改变，颈椎 MRI 检查第四至六颈椎椎间盘轻度突出，第二至三颈椎椎体骨质退行性改变，VAS 为5~6分。病人形体微胖，舌淡紫，苔薄白，脉弦涩。

［诊治经过］ 西医诊断：颈源性头痛。中医诊断：头痛（太阳）。主症：左枕项部痛。次症：喜暖恶寒，得温痛减，遇寒加重，舌淡紫，苔薄白，脉弦涩。证型：寒客经筋，瘀血阻络。治则：温经散寒，活血通络。处方：主穴，风池、玉枕、阿是穴、反阿是穴；配穴，后溪、阳池、肩中俞、大椎。刺灸法：项部阿是穴及反阿是穴直刺得气后行提插捻转中等刺激手法；玉枕透风池，风池向鼻尖方向刺入，避免针刺过深；大椎及肩中俞向项部斜刺时，针感达到项枕部；后溪、阳池逆经刺入。得气后每穴皆留针30分钟，每15分钟行针1次。枕项部使用周林频谱治疗仪照射20分钟，每天1次。治疗后疼痛明显减轻，VAS 为2~3分。

二诊：2009年1月12日。病人昨日复感风寒，左枕项部疼痛较重，VAS 为4分，流清涕，恶寒，头痛，舌淡紫，苔薄白，脉浮紧。上方加迎香、合谷，行针、留针同前。嘱其回家后，将生姜50克切丝、葱白3段，水煮煎开300ml左右，热服，以周身微汗出为度。

三诊: 2009 年 1 月 15 日。病人告知回家后，即用葱白、生姜煎汁服后微汗出，前头痛、项枕疼痛诸症消失，近日为巩固疗效而求诊治。VAS 为 0 分，舌淡紫，苔薄白，脉缓。为防止外感诱发颈源性头痛，给予针刺合谷、曲池、百会，百会行平补平泻手法，留针 30 分钟。嘱其每日将双手摩擦热后自我按压摩擦迎香、合谷，每穴 1~3 分钟，并用手心按摩百会穴 1~3 分钟，坚持 4 周，平素注意颈部旋转等锻炼。

[**诊治思路分析**] 风池可通脑络、行七窍之气血，为治头痛之要穴；玉枕可祛风止痛；阿是穴、反阿是穴可活血祛瘀止痛；后溪疏通督脉，安神止痛；阳池生发阳气；肩中俞、大椎属局部取穴，活血通经止痛。故本方共奏温经散寒、活血通络之功。治疗后疼痛即明显减轻。

二诊因复感风寒，故加迎香、合谷，以疏风散寒，驱邪外出。

三诊治疗分析。此法为自我保健方法，可巩固治疗。且按摩百会能增强元气，预防疾病的发生。十总穴歌云："曲池与合谷，头面病可彻。"故加合谷、曲池以防风寒外袭。

三、颈肩部疼痛

21. 落枕

　　落枕是以颈部疼痛，颈项僵硬、转侧不便为主要表现的颈部软组织急性扭伤或炎症。落枕的发病经过是入睡前无任何症状，晨起后感到项背部酸楚疼痛，颈部活动受限，头向患侧倾斜，项背牵拉痛，甚则向同侧肩部和上臂放射。颈项部肌肉紧张，胸锁乳突肌或斜方肌痉挛，可触及条索状肌束，有明显压痛，压痛点常分布在肩中俞、秉风、肩井及肩胛内上缘。颈椎 X 线片及 CT 检查一般无特殊发现，或仅有生理曲度改变。该病与睡枕及睡眠姿势关系密切。

　　落枕属于中医学"失枕""失颈"范畴，中医学认为本病多由睡眠时头颈姿势不当，枕头软硬不当或高低不平，引起颈部气血不和，筋脉挛急而致病；也可由颈部扭伤或风寒侵袭项背，局部经气不调而致。

　　【中医辨证要点、治则与处方】

　　（1）风寒侵络。颈项强痛，活动受限，遇风寒加重；舌淡，苔薄白，脉浮紧；或伴恶寒发热，头痛，身体重着。治则：祛风散寒，疏经止痛。处方：主穴，风池、落枕、肩井；配穴，合谷、后溪。

　　（2）气血瘀滞。颈项刺痛，活动受限；舌质紫暗或有瘀斑，脉弦涩；颈部或有扭伤，痛如锥刺，疼痛拒按。治则：疏通经络，调和气血。处方：主穴，阿是穴、合谷；配穴，落枕、后溪、完骨。

　　（3）肝肾亏虚。颈部疼痛反复发作，颈肌麻木不仁，伴眼睛干涩；舌淡，苔白，脉细或尺弱；腰膝酸软乏力，耳鸣耳聋，五心烦热。治则：补益肝肾，疏经止痛。处方：主穴，肝俞、肾俞、落枕；配穴，合谷、后溪。

　　【主穴定位】

　　（1）落枕。

　　［标准定位］伏掌，在手背侧，当第二、三掌骨之间，掌指关节后约 0.5 寸。见图 3-21-1。

　　［刺灸法］直刺 0.5~0.8 寸。

　　（2）肩井。

　　［标准定位］在肩上，前直乳中，当大椎与肩峰端连线的中点上。见图 3-21-2。

［刺灸法］直刺 0.3~0.5 寸，切忌深刺、捣刺。孕妇禁针。

［特异性］手少阳三焦经、足少阳胆经、阳维脉交会穴。

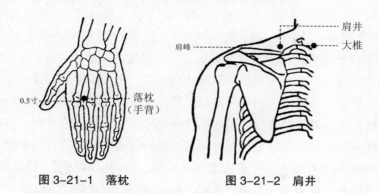

图 3-21-1　落枕　　　　　　　　　图 3-21-2　肩井

（3）风池见图 1-6-2，合谷见图 1-2-2，肝俞见图 1-3-6，肾俞见图 1-3-7。

【病例】王某，男，25 岁，工人。初诊：2005 年 3 月 1 日。主诉：左颈部僵硬疼痛 6 小时。

病人昨日饮酒后醉卧，今晨起即感觉左颈项部疼痛难忍，活动受限，今日速来我处诊治。病人言平素睡眠时枕头过高，昨日因室内很热而微开窗，醉卧中自觉寒风外袭，现不能自由旋转颈部，向左后观望时，需整个身体向后转动。病人现头歪向患侧，颈部活动受限，左颈项部肌肉痉挛，可触及条索状硬结，左斜方肌及大小菱形肌广泛压痛。FPS 为 4 分，心烦，舌淡紫，苔薄白，脉弦涩。颈椎 CT 平扫显示正常。

［诊治经过］西医诊断：落枕。中医诊断：失颈。主症：左颈部僵硬疼痛，活动受限。次症：心烦，遇风寒而诱发，舌淡紫，苔薄白，脉弦涩。证型：寒客筋肉，气滞血瘀。治则：行气活血，祛寒止痛。处方：主穴，落枕（左）；配穴，完骨、天鼎、肩井、肩外俞、肩内俞、肩髃、肩髎、巨骨、天宗、曲垣（皆取患侧）。刺灸法如下。落枕穴直刺，得气后行提插捻转强刺激手法，使针感过肘关节后，嘱病人旋颈，幅度越大越好。该病人在针刺 30 分钟左右时，旋颈时自觉颈部关节有响声，疼痛随之明显减轻，FPS 为 2 分，局部肌肉僵硬感缓解，头可左侧轻度旋转。进一步针刺上述配穴，以斜刺、平刺、透刺为主，如完骨透天鼎，肩井透肩外俞，肩外俞透肩内俞，天宗透曲垣，肩髃透巨骨，肩髎透肩髃，得气后留针 30 分钟，每 15 分钟行针 1 次，以局部得气为度。每穴加以雀啄灸，以皮肤发红为度。

二诊：2005 年 3 月 4 日。疼痛基本消失，FPS 为 0~2 分。针刺落枕穴时嘱病人无须旋颈，肩项部针法同初诊。治疗后病人疼痛消失。嘱其睡眠时使用市售有活血化瘀功效的药枕，平素注意旋颈及头颈项部的前屈和后伸等锻炼，避免酗酒，躲避风寒。

[诊治思路分析] 病人平素枕头过高，昨日又饮酒后醉卧，汗出当风，寒风外袭颈部而致"落枕"。风寒之邪阻滞颈部筋脉，导致气血瘀滞，出现颈部僵硬疼痛，活动不利；舌淡紫，苔薄白，脉弦涩，皆为感受风寒之邪致经脉阻塞之象。

落枕属经外奇穴，位于手背，第二、三掌骨之间，掌指关节后 0.5 寸，是治疗落枕的经验效穴，有活血通络、解痉止痛作用；再配以患侧完骨、肩井、肩外俞、肩髃、肩髎、天宗等三阳经穴及局部取穴，以振奋阳气、祛风散寒止痛、活血化瘀。落枕穴直刺，得气后行提插捻转强刺激手法，使针感过肘关节后，嘱病人旋颈，体现了针穴与患处之气相互通应，起到疏通经络、平衡阴阳的作用；旋颈时自觉颈部关节有响声，疼痛随之明显减轻，说明经脉已通、筋肉瘀滞已除。完骨、肩井属足少阳胆经，天鼎、肩髃、巨骨属手阳明大肠经，肩髎属手少阳三焦经，肩外俞、天宗、曲垣属手太阳小肠经，肩内俞属经外奇穴。完骨透天鼎，肩井透肩外俞，肩外俞透肩内俞，天宗透曲垣，肩髃透巨骨，体现了阳经之间的相互沟通。每穴加以雀啄灸，使正气得复，经气得通，痛止病除。

二诊，治疗大体同初诊，待病人疼痛消失后，嘱用药枕增强活血化瘀功效。

治疗落枕，应依据颈椎 CT 或其他影像学检查首先排除颈椎病及寰枢椎半脱位，明确诊断后施以治疗。

22. 颈椎病

颈椎病，是一种以颈椎退行性病理改变为基础的疾患。西医学认为本病是一种由颈椎长期劳损、骨质增生，或椎间盘脱出、韧带增厚，致使颈椎脊髓、神经根或椎动脉受压，导致一系列功能障碍的临床综合征。症状表现为头、颈、肩、手臂酸痛，颈项僵硬，活动受限，常于晨起、劳累、姿势不正及寒冷刺激后突然加剧。体征可见颈椎生理曲度改变或有侧弯畸形，颈椎两侧有压痛，或者摸到条索状、砂粒状的硬结。加压头顶做纵轴压迫试验可使症状加重，臂丛牵拉试验可使酸痛或痛麻加剧。颈椎 X 线、CT 和 MRI 检查可见椎体前后缘唇样骨质增生；或颈椎侧弯或生理曲度减小或消失；或颈椎钩椎关节增生、椎间孔狭小、椎节不稳、颈椎间盘突出等。

中医学认为本病多由颈部感受风寒，气血闭阻引起；或劳作过度、外伤，损及筋脉，气滞血瘀引起；或年老肝血亏虚、肾精不足，筋骨失养引起。以上皆可使颈部经络气血不利，不通则痛。

【中医辨证要点、治则与处方】

（1）风寒湿侵袭。颈项强痛，伴颈肩麻木，颈活动不利；舌质淡，苔薄白，脉浮紧；或伴恶寒无汗，头痛喜温。治则：祛风散寒，除湿止痛。处方：主穴，阿是穴、风池；配穴，外关、阴陵泉、颈夹脊、天柱、曲池、外关。

（2）气滞血瘀。头、颈、肩、背、手麻痛，如针刺刀割，痛有定处，夜间痛甚；舌质暗紫，或有瘀斑，脉细涩；或手部大小鱼际肌肉萎缩；或皮肤干燥，心烦胸闷，面色无华。治则：行气活血，通经止痛。处方：主穴，阿是穴、天柱、外关；配穴，膈俞、血海。

（3）肝肾不足。颈项强痛，掣引肢臂，麻木痛著；舌质暗红，少苔，脉沉细；或因活动而加重，伴腰膝酸软无力，头晕目眩倦怠。治则：补益肝肾，通络止痛。处方：主穴，天柱、昆仑；配穴，太溪、肝俞、气海。

【主穴定位】

（1）天柱。

［标准定位］在项部，大筋（斜方肌）外缘之后发际凹陷中，约当后发际正中直上 0.5 寸，旁开 1.3 寸。见图 3-22-1。

［刺灸法］直刺或斜刺 0.5~0.8 寸，不可向内上方深刺。

（2）外关。

［标准定位］在前臂背侧，当阳池与肘尖的连线上，腕背横纹上 2 寸，尺骨与桡骨之间。见图 3-22-2。

［刺灸法］直刺 0.5~1 寸。

［特异性］手少阳三焦经络穴，八脉交会穴之一，通阳维脉。

（3）昆仑。

［标准定位］在足部外踝后方，当外踝尖与跟腱之间凹陷处。见图 3-22-3。

［刺灸法］直刺 0.5~0.8 寸，孕妇不宜刺。

［特异性］足太阳膀胱经经穴。

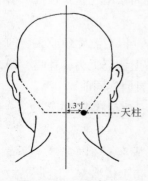

图 3-22-1　天柱

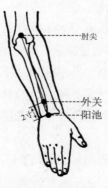

图 3-22-2　外关

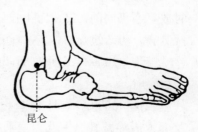

图 3-22-3　昆仑

（4）风池见图 1-6-2。

【病例】张某，男，43 岁，警察。初诊：2009 年 6 月 7 日。主诉：右颈项、右肩臂放射痛 2 周，加重 1 天。

病人长期从事计算机工作，使颈项部肌肉长期处于高度紧张状态，2 周前因夜半上网感受风寒，而咳嗽、头痛、流清涕、颈项痛，服用维 C 银翘片后，咳嗽、流清涕诸症消失，但右项肩部酸楚痛，颈部后伸、右旋、右侧屈时呈电击样疼痛，向右侧肩、上臂外侧，前臂前区，拇指、示指侧放射，自觉右上肢酸软无力，平素经常头晕耳鸣、不寐、腰痛、尿频，在当地医院牵引按摩后稍有好转。但一天前，病人开车时因紧急刹车而使疼痛加重。臂丛神经牵拉试验阳性，颈椎间孔挤压试验阳性，颈部活动受限，肌肉触之僵硬，肩胛骨内上部压痛阳性，第五、六颈椎横突间前侧有放射性压痛。右手拇指、示指感觉减退。FPS 为 4 分。X 线检查显示颈椎正侧位、斜位可见椎体增生，钩椎关节增生，椎间隙变窄，颈椎生理曲度减小，轻度滑脱，项韧带钙化，椎间孔变小。CT 可见颈椎间盘变性，颈椎增生，神经根被压。舌淡紫，苔薄白，脉缓涩尺弱。

[诊治经过] 西医诊断：颈椎病（神经根型）。中医诊断：痹证。主症：右颈项、右肩臂疼痛。次症：耳鸣，腰痛，尿频，舌淡紫，苔薄白，脉缓涩尺弱。兼症：右上肢酸软无力，头晕，不寐。证型：肾气不足，风寒客络。治则：补肾益气，祛风散寒。处方：主穴，阿是穴、命门、太溪；配穴，肩外俞透肩井、肩井透巨骨、肩髃透臂臑、肩髎透臑会、曲池、手三里、阳溪、合谷、三间。刺灸法如下。阿是穴（右侧第五、六颈椎横突旁压痛点处）直刺 2 针，深度以得气为度，并在第五、六颈椎棘突下及左侧第五、六颈椎横突旁分别针刺 2 针，共 6 针，以酸麻胀痛为度，得气后留针。配穴从肩项部依次向手部针刺，使针感达到拇指、示指间，留针 45 分钟，每 15 分钟行提插捻转中等刺激手法 1 次。45 分钟后病人告知，颈项部僵硬感明显减轻，但疼痛同前。嘱其回家用气囊式颈椎牵引器，每天自行牵引 1~2 次，每次 20~30 分钟。

二诊：2009 年 6 月 9 日。疼痛明显减轻，FPS 为 2 分。但右侧旋颈或头后伸时放射痛仍同前，FPS 为 4 分。拇指、示指麻木减轻，右上臂仍无力，耳鸣、腰两侧痛。初诊处方加养老、耳门、听宫、听会，行针及留针时间同前。

三诊：2009 年 6 月 11 日。疼痛、酸楚麻木诸症减轻，放射痛，FPS 为 2 分。治法同前。

四诊：2009 年 6 月 13 日。腰痛减轻，耳鸣同前，入睡难，寐则多梦，疼痛及麻木诸症减轻，手臂无力消失，但右前臂外侧及拇指和示指痛觉、温觉仍减退。处方加百会、神庭，针尖顺经刺入，留针及行针方法同前。

五诊：2009 年 6 月 15 日。疼痛消失，FPS 为 0 分。仍不寐、耳鸣，腰痛消失，检查示臂丛神经牵拉试验阴性，颈椎间孔挤压试验阴性。舌脉同初诊。颈椎病已痊愈，着重治疗耳鸣、不寐。处方：主穴，百会、神庭、神门、四神聪；配穴，耳门、听宫、听会、翳风、率谷、完骨。得气后留针 45 分钟，每 15 分钟行针 1 次。2 周后症状消失。

[诊治思路分析] 病人平素经常头晕耳鸣、不寐、腰痛、尿频，可知病人肾虚，长期从事计算机工作而使颈椎过度劳累，又感受风寒，正气不足加之外部因素导致颈部气血阻滞，不通则痛，发为"颈痹"。

阿是穴疏通局部经气，使脉络通畅，通则不痛。命门属督脉要穴，可振奋肾阳及一身之阳气，使肾气得化、得固。太溪是足少阴肾经的原穴，施以补法可使肾水得充、肾阳得化、颈部筋脉得养。肩外俞透肩井、肩井透巨骨、肩髃透臂臑、肩髎透臑会等局部取穴，以疏通局部的经脉，活血化瘀；曲池、手三里、阳溪、合谷、三间等属远端取穴，以疏导阳明经气。诸穴共奏通经止痛之功。颈椎疼痛消失之后又随症加减治疗失眠、耳鸣、腰痛等，终获痊愈。

对于颈椎病，应首先排除脊柱结核和脊髓的肿瘤，明确诊断后施以治疗。其治疗要点：根据不同的临床类型、病期长短、病情轻重、病人健康状况及病人对治疗效果的反应等进行全面的分析，及时调整治疗方案。

23. 头颈夹肌肌炎

头颈夹肌肌炎多见于颈肌（胸锁乳突肌、斜方肌等）劳损性变及颈或肌肉筋膜的炎症等疾病所引起的颈项强痛和活动障碍且连及枕部的疼痛。触诊项部有结节硬物感，按压该处疼痛明显减轻。颈椎 X 线片及 CT 检查一般无特殊发现，或仅有生理曲度改变。

中医学认为本病属"痹证""颈痹"范畴，多是长期的伏案工作及睡眠姿势不正确引起颈部及枕部气血不和、筋脉挛急而致。

【中医辨证要点、治则与处方】

（1）风寒侵络。枕项部强痛，活动受限，遇风寒加重；舌淡，苔薄白，脉浮紧；或伴恶寒发热、头痛，身体重着。治则：祛风散寒，疏经止痛。处方：主穴，风池、项针丛刺；配穴，合谷、大椎、列缺。

（2）气血瘀滞。枕项部刺痛，活动受限；舌质紫暗或有瘀斑，脉弦涩；枕项部或有外伤，痛如锥刺，疼痛拒按。治则：疏通经络，调和气血。处方：主穴，项针丛刺、合谷；配穴，中渚、曲池。

（3）肝肾亏虚。枕项部疼痛反复发作，枕部、颈肌麻木不仁；舌淡，苔白，脉细或弱；伴眼睛干涩，腰膝酸软乏力，耳鸣耳聋，五心烦热。治则：补益肝肾，疏经止痛。处方：主穴，肝俞、肾俞、项针丛刺；配穴，合谷、中渚。

（4）气虚血瘀。枕项部疼痛；舌淡红、有瘀点，脉缓涩；病人平素倦怠乏力，动则尤甚，自汗出，按压该处疼痛明显减轻。治则：补气活血，濡养肌肉。处方：主穴，项针丛刺；配穴，曲池、中渚、外关。

【主穴定位】

风池见图1-6-2，肝俞见图1-3-6，肾俞见图1-3-7。

【病例】王某，女，33岁，IT行业工作人员。初诊：2007年4月3日。主诉：间断性枕项背部疼痛16个月，加重1天。

病人长期从事计算机设计工作，每日需在计算机前工作7小时左右，2年前感觉间断性头昏沉，两目干涩，项部酸楚，活动及按摩项部后消失。16个月前该病人因工作需要使用计算机15个小时左右，第2天感觉到枕部、项部、双肩酸楚疼痛，到当地按摩诊所经理疗后疼痛缓解，以后每因长期坐位姿势或计算机前工作时间久，就感到项部、枕部、双肩疼痛，有时乳突部亦痛，来诊前一天因睡眠时枕头较硬、过高而诱发。病人平素倦怠乏力，动则尤甚，自汗出。医生用手按压该病人颈后部，嘱其头部后伸，病人枕项部疼痛加重，第五、六、七颈椎处有结节硬物感，按压该处疼痛明显减轻，舌淡红、有瘀点，脉缓涩。

[诊治经过] 西医诊断：头颈夹肌肌炎。中医诊断：枕项肩痛。主症：间断性枕项背部疼痛。次症：乳突部亦痛。兼症：平素倦怠乏力，动则尤甚，自汗出。证型：气虚血瘀，筋肉失养。治则：补气活血，濡养肌肉。处方：主穴，项针丛刺；配穴，肩井、曲池、外关、脑户。刺灸法：项针丛刺即第五、六颈椎棘突下各刺1针，深度0.5~1寸，左右旁开1寸处各刺2针，深度0.5~1寸，行平补平泻手法；肩井斜刺，脑户平刺，曲池、外关皆直刺，行中等刺激，以得气为度。留针40分钟，每20分钟行针1次，出针前行针1次，FPS为4分。嘱其去药店购买药枕。

二诊：2007年4月4日。病人告知疼痛未见改善，在上述处方基础上加中渚，艾灸肩井局部和项区1分钟，以皮肤发红为度。针刺40分钟出针后病人头后伸时疼痛明显减轻，FPS为2分。

三诊至五诊：2007年4月5日至7日。继续用上法治疗，FPS为0~2分。

六诊：2007年4月8日。病人主诉胸闷气短，自汗出稍减轻。处方项针加肩井、内关、阴郄、神门，用迎随补泻补法，每20分钟均行针捻转1次，留针40分钟后出针。

该法使用3天后FPS为0分，胸闷气短主症消失，2个月随访未见复发。

[诊治思路分析] 病人长期从事计算机设计工作，头颈部肌肉长期处于紧张疲劳状态，致使筋肉过劳；病人平素倦怠乏力，动则尤甚，自汗出，可见有表虚不固；2年前感觉间断性头昏沉，两目干涩，项部酸楚，考虑为表虚不固、汗出过多、伤津耗液、津不上承所致的头目与筋肉失养；16个月前因过度劳累，又出现枕项背部疼痛；以后每因长期坐位姿势或计算机前工作时间久而诱发，舌淡红、有瘀点，脉缓涩，此乃长期的劳损而致经脉受阻，血瘀不通；病人平素倦怠乏力，动则尤甚，自汗出，按压该处疼痛明显减轻，可见又兼气虚证候。本病病机属气虚血瘀，津不上承，筋肉失养。治以补气活血，濡养肌肉。项针丛刺为主，以疏通局部的筋脉气机，通络止痛；曲池穴为手阳明大肠经合穴，属土，可补土以生金，使脾肺之气得补；肩井为足少阳胆经穴，手少阳三焦经、足少阳胆经、阳维脉之交会穴；外关为手少阳三焦经的络穴，又与阳维脉相联络；脑户为督脉穴。项针丛刺即第五、六颈椎棘突各刺1针，皆为疏通局部气机，病人枕部、双肩疼痛，有时乳突部亦痛，故循经而取少阳经、督脉及阳明经的穴位。药枕可使药效直达病所，以辅助治疗。初诊未见明显好转。

二诊，中渚为手少阳三焦经的输穴，输穴主体重肢痛，远端取穴以疏通少阳经脉之气机。艾灸肩井补之以阳气，使正气得复，经脉自通。

三诊至五诊，继续用二诊方法治疗。

六诊，阴郄属手少阴心经之郄穴，神门属手少阴心经之原穴，二者皆有养阴安神之功；内关为手厥阴心包经之络穴，有宽胸理气之效，故刺之见效。

24. 颈部扭挫伤

颈部扭挫伤，以局部疼痛和功能障碍为主要临床表现，常因颈项部外伤史引起颈部一侧疼痛，头偏向患侧，有负重感，颈部活动受限。疼痛常在24~48小时后加剧，可向肩背部放射。严重者有神经根、脊髓受压症状。在痛处可摸到肌肉痉挛，甚至有局部轻度肿胀与压痛，颈部活动明显受限，注意有无手臂麻痛等神经根刺激症状。X线、CT和MRI检查显示，脊柱生理弧度可有改变，严重者可见椎体撕脱、骨折、脱位，棘突骨折等。

【中医辨证要点、治则与处方】

（1）气滞血瘀。颈后部刺痛，如针刺刀割，痛有定处；舌质暗紫或有瘀斑，脉沉涩；多有外伤史，疼痛拒按，颈部活动时加重。治则：舒筋活血，通络止痛。处方：主穴，风池、风门、肩井透肩中俞、曲垣透肩外俞（皆取患侧）；配穴，内关、阿是穴、后溪、合谷。

（2）肝肾不足，风寒外侵。损伤日久，颈后部酸胀不适，耳鸣，目涩，遇风寒后加重；舌质淡，苔薄白，脉细或缓；或颈后强痛麻木，有结节状或条索状物。治则：补益肝肾，祛风散寒，通络止痛。处方：主穴，百会、风池、天柱、肩井、阿是穴、后溪；配穴，太溪、肝俞、列缺及合谷。

【主穴定位】

（1）肩中俞。

［标准定位］在背部，当第七颈椎棘突下，旁开2寸。见图3-24-1。

［刺灸法］直刺或向外斜刺0.5~0.8寸。

（2）曲垣。

［标准定位］在肩胛部，冈上窝内侧端，当臑俞与第二胸椎棘突连线的中点处。见图3-24-2。

［刺灸法］直刺或外下方斜刺0.5~0.8寸。

（3）肩外俞。

［标准定位］在背部，当第一胸椎棘突下，旁开3寸。见图3-24-1。

［刺灸法］向外斜刺0.5~0.8寸。

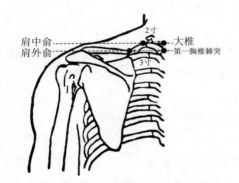

图3-24-1　肩中俞、肩外俞

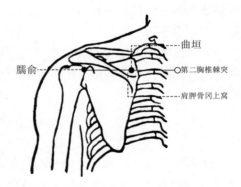

图3-24-2　曲垣

（4）后溪。

［标准定位］在手掌尺侧，微握拳，第五掌指关节后尺侧，横纹头赤白肉际。见图3-24-3。

［刺灸法］直刺0.5~0.8寸，或向合谷方向透刺。

［特异性］手太阳小肠经输穴，八脉交会穴，通督脉。

（5）风池见图1-6-2，风门见图1-2-1，肩井见图3-21-2，百会见图1-3-3，天柱见图3-22-1。

【病例】何某，男，23岁，学生。初诊：2006年7月

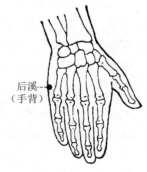

图3-24-3　后溪

6日。主诉：左项部及肩部疼痛5天，加重1天。

病人5天前在打篮球投篮时头部突然过度后仰，引起左颈项部剧烈疼痛，在医院摄颈椎CT未见颈椎骨折及项部韧带断裂。给予跌打损伤中药（药名不详）、布洛芬，每日3次、每次400mg，口服，并局部给予冰敷，疼痛部分减轻。现自己在家使用红外线频谱仪照射，疼痛有所缓解，但是昨日晨起后自觉疼痛加重。病人头偏向患侧，检查时颈部活动范围受限，项背肌、斜方肌肌腹可触及条索状硬结，肌肉明显痉挛，在肌腹和肌肉附着处有散在的压痛点，局部轻度肿胀，疼痛范围为左乳突、左项部、左肩，FPS为4分，舌淡紫，苔薄白，脉涩。

［诊治经过］西医诊断：颈部扭挫伤。中医诊断：肌痹。主症：左乳突、左项部、左肩弥漫性疼痛。次症：局部轻度肿胀，舌淡紫，苔薄白，脉涩。兼症：颈部活动范围受限，项背肌、斜方肌肌腹可触及条索状硬块。证型：气滞血瘀，筋肉挛急。治则：行气活血，解痉止痛。处方：主穴，风池、风门、肩井透肩中俞、曲垣透肩外俞（皆取左侧）；配穴，阳池、阳谷、丘墟、阳陵泉、飞扬（皆取左侧）。刺灸法：病人取坐位，风池、风门使用项针丛刺法，即首先刺入风池、风门，得气后，在风池、风门之间各等分取两穴，直刺；肩井透肩中俞、曲垣透肩外俞，平刺，得气后强刺激，以左侧肩部明显酸楚胀重为度；阳池、阳谷、丘墟、阳陵泉、飞扬逆经刺入，得气后行强刺激手法，留针30分钟，每15分钟行针1次。针刺出针后，病人疼痛明显减轻，FPS为2分。颈项部肌肉痉挛、僵硬缓解。针刺后病人取坐位，按摩。术者立于病人背后，使用点压、揉法、拿捏、一指禅等手法，起到进一步舒筋通络、化瘀止痛的作用。病人经上述治疗后，疼痛基本消失。嘱其回家后做颈部屈伸旋转动作，锻炼颈项部肌肉，并口服脊痛消，每次8粒，每日3次，巩固疗效。

［诊治思路分析］病人年轻，有头部突然过度后仰史，并引起左颈项部剧烈疼痛，可考虑为颈部受挫，经脉不利，气滞血瘀，不通则痛，发为本病。病人以左项部及肩部疼痛，左乳突、左项部、左肩弥漫性疼痛为主，主穴取左侧风池、风门、肩井透肩中俞、曲垣透肩外俞，以疏通局部气血经脉；配以左侧远端阳池、阳谷、丘墟、阳陵泉、飞扬等穴，并逆经刺入，以泻法循经疏通经气，起到行气活血、解痉止痛之功。针刺后按摩手法，起到进一步舒筋通络、化瘀止痛的作用。

25. 冈上肌痛

冈上肌痛又称冈上肌腱炎、肩扭伤，是指由于冈上肌过度劳累或者损伤而引起的疼痛。西医学认为本病多为外伤或劳损所致，主要表现为肩部疼痛，可以向颈部及上臂部放射，肩部活动时加重，特别是肩部外展 60°~120° 时疼痛明显。可见局部红肿，温度升高，肌肉痉挛，在肩峰下和肱骨大结节的冈上肌腱附着部可触及该肌腱增粗、变硬，病程长者，可见冈上肌、三角肌萎缩，肩关节运动严重受限。肩部 X 线、CT 或 MRI 检查多无异常改变，偶尔可显示冈上肌腱钙化或骨化。该病拖延的时间过长，会引起肩部肌肉萎缩。

冈上肌痛属中医学"伤筋""筋痹"等范畴，中医学认为肩部的急慢性损伤，致使肩部冈上肌腱周围的经脉气血、经络、经筋损伤，引起局部气滞血瘀，经络不通，不通则痛，故发为该病。又由于局部的急慢性损伤，久之则风、寒、湿乘虚入侵肩部，稍遇身体状况低下或劳累、睡眠不足等即发为该病。

【中医辨证要点、治则与处方】

（1）风寒湿侵袭。肩部外侧酸胀沉重疼痛，伴肩部活动受限；舌质淡，苔薄白，脉浮紧；或伴恶寒无汗，遇风寒加重。治则：祛寒除湿止痛，通经活络。处方：主穴，秉风透曲垣、曲垣透肩井、肩髎透臑会；配穴，中渚、阳池、支沟、天井、清冷渊。

（2）气滞血瘀。肩部麻痛，如针刺刀割，痛有定处，夜间痛甚；舌质暗紫或有瘀斑，脉细涩；疼痛拒按，活动时加重。治则：行气活血，通经止痛。处方：主穴，秉风透曲垣、曲垣透肩井；配穴，膈俞、血海、太冲。

（3）肝肾不足。肩部隐隐作痛，掣引肢臂，麻木痛著，反复迁延不愈；舌质暗，脉细；或因活动而加重，伴腰膝酸软无力，头晕目眩，倦怠。治则：补益肝肾，通经止痛。处方：主穴，秉风透曲垣、曲垣透肩井、太溪；配穴，肝俞、肾俞。

【主穴定位】

（1）秉风。

［标准定位］在肩胛部，冈上窝中央，天宗直上。见图 3-25-1。

［刺灸法］直刺 0.5~0.8 寸。

［特异性］手阳明大肠经、手太阳小肠经、手少阳三焦经与足少阳胆经交会穴。

（2）肩髎。

［标准定位］在肩部，肩髃后方，当臂外展时，于肩峰后下方呈现凹陷处。见图 3-25-2。

［刺灸法］直刺 0.8~1.2 寸。

（3）臑会。

［标准定位］在臂外侧，当肘尖与肩髎的连线上，肩髎下 3 寸，三角肌的后下缘。见图 3-25-2。

［刺灸法］直刺 0.8~1.2 寸。

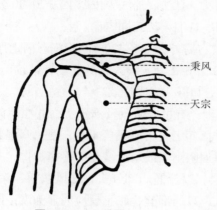

图 3-25-1　秉风

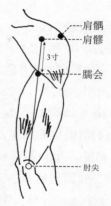

图 3-25-2　肩髎、臑会

（4）曲垣见图 3-24-2，肩井见图 3-21-2，太溪见图 1-4-6。

【病例】王某，男，53 岁，工程师。初诊：2007 年 12 月 8 日。主诉：右肩臂疼痛半年余。

病人半年前在某次游泳 2 小时后，自觉双肩酸楚无力，3 日后左肩症状消失，右肩出现酸楚胀痛，逐渐加重，上臂外展时活动受限，外敷复方南星止痛膏、麝香壮骨膏，内服跌打丸、大活络丹、虎力散等药，时有缓解，但每遇阴雨天或寒冷变化即疼痛加重，加重时曾接受按摩治疗，症状虽减轻，但未痊愈。此次疼痛加重为 2 天前滑雪之后，病人自我拔罐和经红外线频谱治疗仪照射后疼痛减轻，但遇寒冷后加重，故来我处诊治。病人形体强壮，情绪乐观，右臂被动外展 60°~120° 时，肩上部及肩外侧肌肉疼痛加重，当超过 120° 时，疼痛明显减轻，即疼痛弧征阳性，冈上肌肱骨大结节处及肩峰下压痛明显，FPS 为 4 分，舌淡紫，苔白微厚，脉弦涩。

［诊治经过］西医诊断：冈上肌腱炎。中医诊断：筋痹。主症：肩臂痛。次症：疼痛弧征阳性，喜暖恶寒，遇寒重，遇暖轻。证型：寒湿阻络，筋肉失养。治则：祛寒除湿，濡养筋肉。处方：主穴，秉风透曲垣、曲垣透肩井、肩髎透臑会（皆取患侧）；配穴，中渚、阳池、支沟、天井、清冷渊（皆取患侧）。刺灸法：肩部诸穴透刺得气后，留针 30 分钟，每隔 15 分钟行针 1 次，以局部酸楚胀重反应明显为度；手臂诸穴第一针从中渚刺入，针尖朝上，然后依次针刺阳池、支沟、天井、清冷渊，针尖朝上斜刺，使针感顺足少阳胆经达到肩部，即接针导气法，使肩臂部酸麻胀重得气感明显，留针 30 分钟，每 15 分钟行针 1 次。病人告知，当针刺到清冷渊时，肩部酸麻感明显，疼痛明显减轻。FPS 为 2 分。

二诊：2007 年 12 月 9 日。疼痛弧征仍然存在，FPS 为 2 分。舌脉同前。继续按初诊方法治疗。给予一指禅、𢵧法、揉法、摇法等按摩手法 20~30 分钟。

三诊、四诊：2007 年 12 月 10 日、11 日。治疗同二诊。

五诊：2007 年 12 月 12 日。病人右肩外展 60°~120° 时隐痛。冈上肌肱骨大结节处及肩峰下压痛明显减轻，FPS 为 0~2 分。病人舌脉同前，继续前法治疗，并嘱病人服用虎力散 1 袋，每日 3 次，口服，巩固疗效。

[诊治思路分析] 病人年龄较大，有过度劳累及涉水史，并在阴雨天或寒冷变化时右肩臂疼痛加重，反复发作。年老过劳则正气不足，遇风寒湿着，则经脉凝滞，气血不通，不通则痛，故每遇阴雨天或寒冷变化则疼痛加重。主穴取秉风透曲垣、曲垣透肩井、肩髎透臑会，以疏通局部气机、祛风散寒、除湿止痛。留针 30 分钟，每隔 15 分钟行针 1 次，以局部酸楚胀重反应明显为度，以增强疗效。配穴取中渚、阳池、支沟、天井、清冷渊，以循经取穴疏通经脉气机。手臂依次针刺中渚、阳池、支沟、天井、清冷渊，使针感顺足少阳胆经达到肩部，以直达病所。该法取效甚速，有气至速效之功。

二诊至四诊：给予一指禅、𢵧法、揉法、摇法等按摩手法 20~30 分钟，以起到舒筋通络、化瘀止痛的作用。

五诊：病人病情明显好转，嘱病人服用虎力散以巩固疗效。

治疗冈上肌痛，应针对不同病因给予不同的治法。风寒湿型，用毫针刺秉风穴以祛风散寒；气滞血瘀型可用三棱针在压痛点放血，菀陈除之，也可用梅花针叩刺肩背部压痛点，使局部皮肤潮红，叩后可拔火罐，以舒筋养血结合祛邪法，方用羚羊角散、天麻汤等。《素问·举痛论》有云："寒气客于脉外，则脉寒，脉寒则缩蜷，缩蜷则脉绌急，绌急则引小络，故卒然而痛，得炅则痛立止。"《灵枢·官能》云："针所不为，灸之所宜。"现代医学认为，灸的热效应可扩张血管，加速血流，使代谢旺盛，并使局部组织营养得以改善。

26. 肩关节周围炎

肩关节周围炎简称"肩周炎"，中医称之为"漏肩风""锁肩风""肩凝症"等，是以肩关节疼痛与功能障碍为主要症状的常见病，属于痹证的范畴，故又有"肩痹""肩胛周痹"等病名。西医诊断要点：多发生于 50 岁左右，女性略高于男性，体力劳动者多见，单侧多发，亦可两侧先后发病，气候变化或劳累后加重；初始时肩部呈阵发性疼痛，多数为慢性发作，疼痛逐渐加剧，或如刀割，且呈持续性，肩痛昼轻夜重，多数病人在肩关节周围可触到明显的压痛点；肩关节向各方向活动均受限，以外展、上举、内外旋更为明显；肩臂怕冷，患肩畏寒；常规 X 线片大多显示正常，后期部分病人可见骨质疏松，但无骨质破坏，可在肩峰下见到钙化阴影，实验室检查多正常，年龄较大或病程较长者 X 线片可见到肩部骨质疏松，或冈上肌腱、肩峰下滑囊钙化征。

　　本病的病因为外感风寒湿邪、气血不足及闪挫劳伤等。若年老体虚，肝肾精亏，气血不足则筋肉失养，日久则筋骨功能衰退，筋脉拘急失用。老年营卫气血虚弱，若复因久居湿地，夜寐露肩当风，风寒湿邪客于血脉、筋肉、关节，血行不畅而引起脉络拘急，关节凝滞而疼痛；寒湿之邪淫溢于筋肉则屈而不伸，痿而不用；若外伤筋骨或劳累过度，筋脉受损，瘀血内阻，脉络不通，不通则痛，日久筋脉失养，拘急不用。

【中医辨证要点、治则与处方】

　　（1）寒湿阻络。肩关节冷痛，活动受限，患处沉重，遇寒痛增，得温痛减；舌质淡红，苔薄白，脉沉紧。处方：主穴，肩髃、肩髎、肩贞；配穴，合谷、风池。

　　（2）血虚寒凝。肩关节酸楚冷痛，活动受限，得温痛减，遇寒加重；舌质淡，苔薄白，脉沉迟涩；头晕眼花，面色淡白。处方：主穴，肩髃、肩髎、肩贞；配穴，足三里、中渚、气海。

　　（3）瘀血阻络。肩关节刺痛固定，疼痛拒按，入夜尤甚，活动受限；舌质紫暗，苔薄白，脉涩。处方：主穴，肩髃、肩髎、肩贞；配穴，内关、后溪、膈俞。

【主穴定位】

（1）肩髃。

［标准定位］在肩部，三角肌上，臂外展，或向前平伸时，当肩峰前下方凹陷处。见图 3-26-1。

［刺灸法］直刺或向下斜刺 0.8~1.5 寸。

［特异性］手阳明大肠经、阳跷脉交会穴。

（2）肩贞。

［标准定位］在肩关节后下方，臂内收时，腋后纹头上 1 寸。见图 3-26-2。

［刺灸法］向外斜刺 1~1.5 寸，或向前腋缝方向透刺。

（3）肩髎见图 3-25-2。

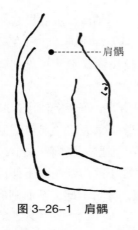

图 3-26-1　肩髃

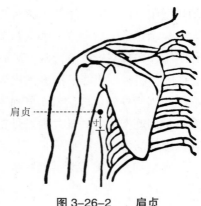

图 3-26-2　肩贞

【病例】木某，女，49 岁，公司职员。初诊：2008 年 6 月 3 日。主诉：左肩臂痛 1 周余。

病人 1 周前酒后醉卧空调屋内，晨起后，即觉左肩酸楚疼痛，未加注意，疼痛逐渐加重，肩关节活动范围受限，自行到洗浴中心进行桑拿浴、按摩，自觉症状稍缓解，当晚疼痛加重，夜不能寐，服镇痛药后入睡 2 小时，曾到当地医院经针灸理疗、穴位封闭等方法治疗，未见改善，于今日来我院求治。病人平素四肢不温，喜居暖处及晒日光浴，虽值夏季，仍穿长衫长裤，有时腹泻，甚至完谷不化。形体较瘦，面白无华，表情痛苦，FPS 为 4 分，左臂后伸、上举时范围受限，肩前上方及肱二头肌、三角肌酸楚痛明显。左锁骨肩峰端及肩前有压痛。舌淡红，苔薄白，脉弱而涩。肩关节 X 线检查显示正常。

［诊治经过］西医诊断：肩关节周围炎。中医诊断：肩凝症。主症：左肩臂痛，活动受限。次症：肩前上方酸楚痛明显，夜间自发痛，喜暖，畏寒肢冷，遇热减轻、遇寒加重，舌淡红，苔薄白，脉弱而涩。兼症：有时腹泻，不寐。证型：脾肾阳虚，风邪客络。治则：温补脾肾，祛风散寒。处方：主穴，三阴交、太溪、合谷、列缺（皆取患侧）；配穴，肩髃透臂臑、巨骨透阿是穴、肩井透巨骨（皆取患侧）。刺灸法：三阴交、太溪以迎随补泻法的补法顺经刺入，得气后行捻转补泻的弱刺激方法，每 15 分钟行针 1 次，留针 30 分钟；合谷、列缺，针尖向肩方向刺入，得气后快速捻转提插强刺激，使得气感达到肩肘部，然后嘱病人大范围地活动肩关节，如后伸、前举、外展、旋转、旋肩等动作 3~5 分钟，每隔 15 分钟再同前方法行针及活动 1 次，30 分钟后出针；肩髃透臂臑、巨骨透阿是穴、肩井透巨骨，得气后分别在相关穴位加以艾条雀啄灸，以局部皮肤发红为度，每隔 15 分钟行针 1 次，30 分钟后出针。

二诊：2008 年 6 月 4 日。左肩臂痛减轻，FPS 为 2~4 分。昨夜仍有夜间自发痛。舌脉同前。初诊处方加照海。

三诊：2008年6月5日。昨夜夜间阵发痛基本消失，睡眠转佳，畏寒肢冷，诸症缓解，FPS为2分。肩关节前举、后伸、外展范围基本正常。但左臂过度后伸时仍肩前痛。上方加用阿是穴深刺之，手法强刺激。

四诊：2008年6月7日。治疗同前。

五诊：2008年6月8日。疼痛消失，FPS为0分，无腹泻，睡眠转佳，畏寒消失。按初诊处方针灸一次巩固疗效。嘱其避风寒，调起居，勤锻炼。

[诊治思路分析] 该病人1周前因外感风寒之邪出现左肩臂疼痛，经治疗后未见好转，故来我院进一步治疗。该病人除左肩臂肩前上方疼痛外，平素四肢不温，畏寒肢冷，时有腹痛、腹泻等脾肾阳虚症状。《灵枢·经脉》记载手太阴肺经之脉"气盛有余，则肩背痛风，……气虚则肩背痛寒""大肠手阳明之脉……所生病者……肩前臑痛"；《灵枢·经筋》记载"手阳明之筋……其病……肩不举"。故取手太阴肺经之络穴列缺、手阳明大肠经之原穴合谷，达到疏风散寒、温经通络的目的；取足太阴脾经之三阴交，足少阴肾经之输穴、原穴太溪，以温补脾肾，散寒止痛。以上四穴为主穴，既可祛风散寒、通络止痛，又可温肾暖脾、助阳止泻。配穴取位于肩部的手阳明大肠经之臂臑、肩髃、巨骨，足少阳胆经之肩井，以舒经活血，通络止痛，进而治疗肩臂疼痛、活动受限的症状，加以艾条雀啄灸增强温经散寒止痛之功效。

二诊时病人肩臂仍有夜间自发痛，故取八脉交会穴中通于阴跷脉之照海穴以祛除肩臂疼痛。

三诊时病人症状明显好转，但左臂过度后伸时仍肩前痛，故加用阿是穴治疗所在部位局部的疼痛，以进一步增强疗效。

四诊时考虑三诊疗效较佳，故治疗同三诊。

五诊时病人疼痛消失，脾肾阳虚诸症已无，故按初诊处方续针一次巩固疗效。

四、四肢部疼痛

27. 桡管综合证

桡管综合征是指桡神经深支在桡管内被旋后肌浅层腱弓或桡侧腕短伸肌起始腱弓卡压所致的综合征。

西医诊断要点：常见于 40~60 岁手工劳动者的优势手；常于前臂近端伸肌群及肘外侧疼痛，有时可沿桡神经放射性疼痛；常有夜间痛甚至被痛醒；劳累、上肢活动后症状加重；有时于压痛处触及条索状痛性肿物；前臂旋转抵抗试验、抗伸中指试验阳性（前臂旋转抵抗试验：患肘伸直，令其前臂旋前及旋后，检查者分别施阻力对抗，若出现肘外侧疼痛为阳性。抗伸中指试验：肘、腕及指间关节伸直，令中指之掌指关节背伸，检查者施阻力对抗，若桡侧腕短伸肌内缘处诱发疼痛为阳性）。

【中医辨证要点、治则与处方】

（1）风邪客络。前臂近端及肘外侧肌肉疼痛，疼痛呈游走性，遇风加重；舌质淡，苔薄白或厚腻，脉浮缓或濡缓。治则：祛风通络，疏经止痛。处方：主穴，阳溪、曲池、肘尖；配穴，百会、会宗。

（2）寒客经脉。前臂近端及肘外侧冷痛，痛有定处，日轻夜重，遇寒痛重，得热则减；舌淡，苔白或白腻，脉弦紧。治则：温经散寒，疏经止痛。处方：主穴，合谷、曲池、肘尖、少海；配穴，外关、曲池、手三里。

（3）湿热瘀筋。前臂近端及肘外侧红肿热痛，有沉重感；舌质红，苔黄腻，脉濡数或滑数。治则：清热除湿，通络止痛。处方：主穴，阳溪、肘尖、手三里、养老；配穴，阳池、外劳宫、曲池、中泉。

（4）瘀血阻络。前臂近端及肘外侧刺痛，痛处不移，久痛不已，局部肿胀可有瘀斑或硬结；舌质紫暗或有瘀斑，舌苔薄白，脉沉弦涩。治则：活血化瘀，通络止痛。处方：主穴，曲池、下廉、阳溪；配穴，血海、肘尖、养老。

（5）筋脉失养。前臂及肘外侧疼痛日久不愈，神疲乏力，气短自汗，疼痛时轻时重，骨节酸痛，以屈伸时为甚；舌淡，苔薄，脉细。治则：补气活血，荣筋止痛。处方：主穴，尺泽、少海、曲池、肘尖；配穴，足三里、三阴交、三阳络。

【主穴定位】

（1）阳溪。

［标准定位］在腕背横纹桡侧，拇指向上翘起时，当拇长伸肌腱与拇短伸肌腱之间的凹陷中。见图4-27-1。

［刺灸法］直刺0.5~0.8寸。

［特异性］手阳明大肠经经穴。

（2）曲池。

［标准定位］在肘横纹外侧端，屈肘成直角，当尺泽与肱骨外上髁连线中点。见图4-27-2。

［刺灸法］直刺1~1.5寸。

［特异性］手阳明大肠经合穴。

（3）肘尖。

［标准定位］在肘后部，正坐屈肘约90°，当尺骨鹰嘴的尖端。见图4-27-3。

［刺灸法］灸。

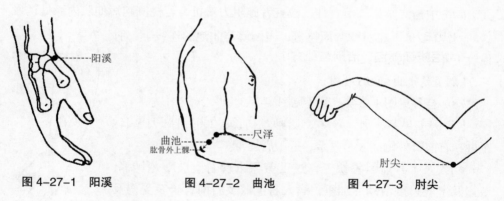

图4-27-1　阳溪　　　　图4-27-2　曲池　　　　图4-27-3　肘尖

（4）少海。

［标准定位］屈肘举臂，在肘横纹内侧端与肱骨内上髁连线的中点处。见图4-27-4。

［刺灸法］向桡侧直刺0.5~1寸。

［特异性］手少阴心经合穴。

（5）手三里。

［标准定位］在前臂背面桡侧，当阳溪与曲池的连线上，肘横纹下2寸。见图4-27-5。

［刺灸法］直刺0.8~1.2寸。

（6）养老。

[标准定位] 在前臂背面尺侧，当尺骨小头近端桡侧凹陷中。见图4-27-6。

[刺灸法] 以掌心向胸姿势，直刺0.5~0.8寸。

[特异性] 手太阳小肠经郄穴。

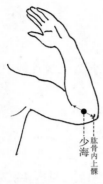

图4-27-4 少海

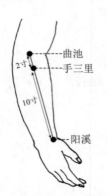

图4-27-5 手三里

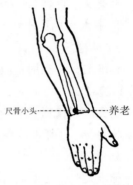

图4-27-6 养老

（7）下廉。

[标准定位] 在前臂背面桡侧，当阳溪与曲池的连线上，肘横纹下4寸。见图4-27-7。

[刺灸法] 直刺0.5~1寸。

（8）合谷见图1-2-2，尺泽见图1-2-3。

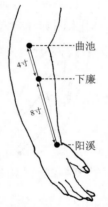

图4-27-7 下廉

【病例】吴某，男，49岁，厨师。初诊：2009年1月9日。主诉：右前臂外侧痛8个月余，近1周加重。

病人8个月前因餐饮工作过度劳累出现右上肢酸楚钝痛，劳累及上肢过度活动后加重，病人右上肢及右前臂未有受伤及挫伤史，局部曾外敷南星止痛膏、麝香虎骨膏治疗，虽疼痛减轻，但因胶布过敏而停止治疗，服虎力散、小活络丹等药，有时见效。此次发病，因7天前准备宴席劳累，突然出现右前臂近端及肘外侧钝痛，并向右手远端外侧放射，夜间经常被痛醒。右手握力稍减弱，桡骨下端外侧压痛明显，肘外侧肱骨外上髁也有压痛，前臂旋转抵抗试验阳性，抗伸中指试验阳性，FPS为4分；舌淡红，苔薄白，脉缓涩。

[诊治经过] 西医诊断：桡管综合征。中医诊断：痹证。主症：右前臂外侧痛。次症：夜间痛，舌淡红，苔薄白，脉缓涩。兼症：右手握力减弱。证型：气虚血瘀，肌肉失养。治则：补气活血，濡养肌肉。处方：主穴，手三里、曲池、尺泽（皆取患侧）；配穴，阳溪、偏历、支沟、合谷、肘尖（皆取患侧）。刺灸法：

上述诸穴皆用迎随补泻的泻法并加灸，每穴各灸 1 分钟，以皮肤发红为度，共留针 30 分钟，15 分钟行针 1 次。

二诊：2009 年 1 月 10 日。右前臂痛减轻，FPS 为 2 分，但夜间仍痛醒，加外劳宫、百会（针尖朝后神聪刺入），留针时间和行针方法同前。

三诊、四诊：2009 年 1 月 11 日、12 日。治法同前。

五诊：2009 年 1 月 13 日。病人告知近两日夜间自发痛消失，白天过劳有酸楚痛感，FPS 为 2 分，前臂旋转抵抗试验弱阳性，抗伸中指试验弱阳性，上述方法不变，继续治疗。

六诊至十诊：2009 年 1 月 14 日至 18 日。症状逐渐好转，治法同前。

十一诊：2009 年 1 月 19 日。经 10 天治疗后右前臂外侧痛、夜间自发痛完全消失，FPS 为 0 分，嘱其适当减少右手活动，避免因过度劳累而复发。

[诊治思路分析] 病人长期过度活动右上肢，导致过劳伤筋，出现酸楚钝痛，劳累及上肢过度活动后加重。手三里、曲池、尺泽为局部取穴。手三里功善舒经活络，长于治疗经络病；曲池为手阳明大肠经合穴，性善游走通导，走而不守，长于宣气行血、搜风逐邪、通络利节，为调和气血、舒筋利节之要穴；尺泽为手太阴肺经合穴，与曲池、手三里配伍，可以舒筋活络、宣通气血。阳溪、偏历、合谷为手阳明大肠经的穴位，有疏通经络止痛之功。肘尖为经外奇穴，支沟为手少阳三焦经的穴位，因位于局部，具有调节气机、活血止痛之效。

二诊时右前臂痛减轻，但夜间仍痛醒，加外劳宫、百会逆经刺入，加强活血止痛之功。

三诊至五诊时疼痛减轻，治法同前。

六诊至十诊时考虑症状逐渐好转，治法同前。

十一诊时疼痛完全消失，嘱其不要过度劳动，劳则伤筋。

28. 腕管综合证

腕管综合征又称为正中神经挤压征、腕管狭窄性腱鞘炎等，是由腕管狭窄压迫正中神经产生的一系列临床表现。西医诊断要点：疼痛、麻木和桡侧 3 个半指掌侧感觉异常，也可在环指、小指或腕管近端出现；常有夜间痛及反复屈伸腕关节后症状加重；病人常以腕痛、指无力、捏握物品障碍及物品不自主从手中掉下为主诉；指压试验阳性，即在正中神经腕部卡压点用指压迫，可出现局部及正中神经支配区的疼痛；屈腕试验即 Phalen 征阳性，屈肘，前臂上举，腕完全屈曲约 1 分钟，若正中神经支配区出现麻木感及刺痛即为阳性，因正中神经被压于腕横韧带近侧缘上。

【中医辨证要点、治则与处方】

（1）风邪扰筋。腕部及手掌桡侧关节肌肉疼痛，疼痛呈游走性；舌质淡，苔薄白或厚腻，脉浮缓。治则：祛风活络，舒筋止痛。处方：主穴，合谷、劳宫、大陵、内关；配穴，列缺、鱼际。

（2）寒客经脉。腕部及手掌桡侧肌肉关节冷痛，痛有定处，疼痛日轻夜重，遇寒痛重，得热则减；舌淡，苔白或白腻，脉弦紧或弦缓。治则：温经散寒，通络止痛。处方：主穴，合谷、大陵、三间；配穴，足三里、内关。

（3）湿热瘀筋。腕部及手掌桡侧肌肉关节红肿热痛，有沉重感。主症：烦闷不安，小便赤黄；舌质红，苔黄腻，脉濡数或滑数；关节屈伸不利。治则：清利湿热，活血舒筋。处方：主穴，合谷、大陵、外劳宫、内关；配穴，少商、二间、三阴交。

（4）血瘀阻络。腕部及手掌桡侧刺痛，痛处不移，久痛不已，或痛处拒按，局部肿胀可有瘀斑或硬结；舌质紫暗或有瘀斑，舌苔薄白或薄黄，脉沉弦或细涩。治则：活血化瘀，通络止痛。处方：主穴，合谷透劳宫、大陵透劳宫；配穴，孔最、鱼际、中泉。

【主穴定位】

（1）三间。

［标准定位］微握拳，在示指本节（第二掌指关节处）后桡侧凹陷处。见图4-28-1。

［刺灸法］直刺0.5~0.8寸。

［特异性］手阳明大肠经输穴。

（2）外劳宫。

［标准定位］在手背，当第二、三掌骨之间偏于第三掌骨，掌指关节后约0.5寸处。见图4-28-2。

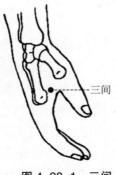

图4-28-1　三间

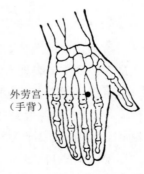

图4-28-2　外劳宫

［取法］劳宫对应的手背位置。

［刺灸法］直刺 0.5 寸。

（3）合谷见图 1-2-2，劳宫见图 1-4-2，大陵见图 1-4-5，内关见图 1-5-1。

【病例】张某，女，27 岁，公司职员。初诊：2007 年 3 月 17 日。主诉：右手拇指、示指、中指麻木刺痛 2 个月余，近 2 天加重。

病人 2 个月前玩网络游戏，每天上网 14 小时左右，连续 5 天后，自觉右手拇指、示指、中指麻木刺痛，手腕伸直并活动后疼痛麻木消失，自己未加重视，以后经常沉迷于网络游戏或上网聊天，间断性右手拇指、示指、中指疼痛加重，并有腕关节疼痛，曾在某医院诊断为腕关节炎，接受穴位封闭、虎力散等药物治疗，未见好转，现自觉右手拇指、示指、中指感觉迟钝，晨起时右手肿胀，2 天前因右手持物时过度屈腕导致右手大鱼际肌肉疼痛并向右肘部放射，夜间疼痛更明显，彻夜难眠，服解热镇痛药及咖啡因镇痛药物，可缓解疼痛 2~3 小时，溲赤便秘。病人痛苦面容、焦虑不安，FPS 为 6 分，右手拇指、示指、中指痛温觉减退，环指、小指感觉正常，指压试验阳性，屈腕试验阳性，右腕伸直后疼痛减轻，舌淡紫，苔黄燥，脉涩。神经电生理检查显示神经传导时间近侧腕横纹至拇对掌肌传导时间 20 毫秒（正常时间少于 5 毫秒），X 线检查腕骨未见骨折及骨质增生、畸形等影像改变。

［诊治经过］西医诊断：腕管综合征。中医诊断：热痹。主症：右手拇指、示指、中指麻木刺痛。次症：舌淡紫，苔黄燥，脉涩。兼症：烦躁，不寐，溲赤便秘。证型：瘀血阻络，热邪内扰。治则：化瘀通络，清热止痛。处方：主穴，大陵、鱼际、合谷、外劳宫（皆取右侧）；配穴，手三里（右）、曲池（右）、肩髃（右）、中泉。刺灸法：上述诸穴除中泉外皆依据迎随补泻手法之泻法刺入，留针 45 分钟，每 15 分钟行针 1 次，用提插捻转强刺激手法，使针感沿经脉上下循行。

二诊：2007 年 3 月 18 日。病人告知右肘肩痛明显减轻，但拇指、示指、中指痛仍同前，舌脉同前。在上方基础上加少商、商阳毫针点刺放血 2~3 滴，刺血后病人立即告知灼痛减轻，FPS 为 2 分。

三诊：2007 年 3 月 19 日。昨日夜寐较佳，可入睡 5 小时左右，心烦减轻，仍便秘溲赤，舌脉同前。加上巨虚、合谷（左）行提插捻转强刺激泻法。

四诊、五诊：2007 年 3 月 20、21 日。治法同前，但未实行少商、商阳毫针点刺放血。

六诊：2007 年 3 月 22 日。病人大便已通，小便色淡，间断性右手拇指、示指、中指痛，FPS 为 0~2 分，指压试验、屈腕试验弱阳性，右鱼际肌及拇指、示指、中指痛温觉基本恢复。选穴内关（右）、大陵（右）、阳溪（右）、外劳宫（右）、三间（右）行平补平泻手法，留针45分钟，每15分钟行针1次。

七诊到十五诊：2007年3月23日至31日。病人症状逐渐好转，故守六诊针灸处方继续治疗。

十六诊：2007年4月1日。该病人经上述治疗后，FPS为0分。指压试验、屈腕试验阴性，已痊愈。嘱其不要过度使用鼠标及敲打键盘，多做伸腕动作，避免复发。

[诊治思路分析] 病人因过度玩网络游戏，伤及手阳明大肠经筋和手太阴肺经筋，故局部取穴大陵、鱼际、合谷、外劳宫。大陵为手厥阴心包经元气所过而留止之原穴，又为心包经脉气所注之输（土）穴，可清心经实热；鱼际为手太阴肺经荥（火）穴，能清热；合谷为手阳明大肠经的原穴；外劳宫位于手背侧，当第二、三掌骨之间，掌指关节后约0.5寸处。四穴相配既可活血祛瘀、疏通经络，又可清热除烦。因病人舌淡紫，苔黄燥，脉涩，且烦躁、不寐、溲赤便秘，故手三里、曲池、肩髃、中泉以及主穴都用泻法以加强化瘀通络、清热止痛之功。

二诊时病人疼痛整体有所减轻，但舌脉同前，故加点刺少商与商阳，以清热止痛。

三诊时病人便秘溲赤，舌脉同前，故加上巨虚、合谷（左）行提插捻转强刺激泻法。上巨虚为大肠之下合穴。二穴合用泻之能理肠胃清湿热、通腹化滞。

四诊、五诊时病人诸症减轻，去少商、商阳毫针点刺放血，因为放血过多易耗伤精血。

六诊时病人诸症减轻，故选穴内关（右）、大陵（右）、阳溪（右）、外劳宫（右）、三间（右）行平补平泻手法，巩固治疗。七诊到十五诊守此法治疗。

十六诊时病人痊愈，嘱其不要过度劳累，劳则伤筋。

29. 腕尺管综合征

腕尺管综合征又称盖恩综合征、腕部尺神经卡压综合征等，是尺神经在通过腕部狭窄的纤维性管道时受压引起的临床症状。本病好发于40~70岁的中老年人。约30%的腕部尺神经卡压由结节压迫引起，压迫神经的部位多位于三角骨与钩骨的关节处。该病常见于职业性慢性损伤，如持铲掘土、剪切钢丝、起重司机持握操纵杆等。约14%的腕尺侧骨折病人可出现尺神经卡压。重复性创伤所致腕尺管综合征约占总发病人数的6%。

【中医辨证要点、治则与处方】

（1）风邪伤筋。手掌及腕关节尺侧肌肉游走性疼痛；舌质淡，苔薄白或厚腻，脉浮缓或濡缓。治则：祛风通络，疏经止痛。处方：主穴，阳谷、液门；配穴，阴陵泉、前谷、后溪。

（2）寒客经脉。手掌及腕关节尺侧冷痛，痛有定处，疼痛日轻夜重，遇寒痛重，得热则减；舌淡，苔白或白腻，脉弦紧或弦缓。治则：温经散寒，疏经止痛。处方：主穴，阳谷、液门；配穴，阴陵泉（加灸）、支沟。

（3）湿热瘀筋。手掌及腕关节尺侧肌肤关节红肿热痛，有沉重感。主症：烦闷不安，小便赤黄；舌质红，苔黄腻，脉濡数或滑数；关节屈伸不利。治则：清热除湿，活血通络。处方：主穴，阳谷、液门、中渚；配穴，阴陵泉、合谷。

（4）瘀血阻络。手掌及腕关节尺侧肌肉、关节刺痛，痛处不移，久痛不已，或痛处拒按；局部肿胀可有瘀斑或硬结；舌质紫暗或有瘀斑，舌苔薄白或薄黄，脉沉弦涩。治则：活血通络，疏经止痛。处方：主穴，阳谷、液门、关冲（点刺放血）；配穴，血海、腕骨。

【主穴定位】

（1）阳谷。

［标准定位］在腕背横纹尺侧端，当尺骨茎突与三角骨之间的凹陷处。见图 4-29-1。

［刺灸法］直刺 0.3~0.5 寸。

［特异性］手太阳小肠经经穴。

（2）液门。

［标准定位］在手背部，当第四、五指间，指蹼缘后方赤白肉际处。见图 4-29-1。

［刺灸法］直刺 0.3~0.5 寸。

［特异性］手少阳三焦经荥穴。

（3）关冲。

［标准定位］第四指尺侧指甲根角旁约 0.1 寸。见图 4-29-1。

［刺灸法］浅刺 0.1 寸，或点刺出血。

［特异性］手少阳三焦经井穴。

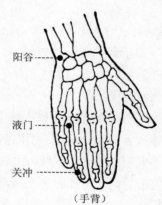

图 4-29-1 阳谷、液门、关冲

（4）中渚见图 1-8-3。

【病例】王某，女，58 岁。初诊：2003 年 4 月 3 日。主诉：左手外侧疼痛 40 余天。

病人 40 余天前雪后外出不慎跌倒，左手手掌外侧触地而使掌侧损伤，出现腱鞘囊肿，在当地医院将腱鞘囊肿液吸出，并用外部压迫等方法治疗，囊肿虽消失，但自觉左手腕部和左手小指、环指小鱼际肌胀痛、刺痛，并向左前臂尺侧放射，夜间有时烧灼痛，甚至夜寐不能，晨起后疼痛加重，活动手腕后疼痛可稍减轻，在当地医院给予利多卡因、泼尼松（强的松龙）封闭注射，每周 1 次，共注射 3 周未见好转。病人长期体弱，倦怠乏力，纳呆，畏寒，形体较瘦呈无力形，面白无华，FPS 为 6 分，拇指、示指捏夹纸试验（Froment 征）阳性，小鱼际肌及左尺侧小指、环指痛温触觉减退，豌豆骨桡侧缘压痛阳性，神经干叩击试验阳性，舌淡红，苔薄白，脉缓涩。

[诊治经过] 西医诊断：腕尺管综合征。中医诊断：痹证。主症：左手外侧疼痛，有时烧灼痛。次症：舌淡红，苔薄白，脉缓涩。兼症：体弱，倦怠乏力，纳呆，畏寒。证型：脾胃两虚，筋肉瘀阻。治则：温补脾胃，荣筋通络。处方：主穴，阳谷（左）、液门（左）；配穴，内关（右）、太溪、足三里。刺灸法：阳谷、液门通以电针，疏密波，刺激强度以病人耐受为度，留针 15 分钟；内关、足三里、太溪针刺后加灸（雀啄灸），每穴 2 分钟，以局部皮肤发红为度，留针 30 分钟出针。

二诊：2003 年 4 月 5 日。病人疼痛明显减轻，且昨日因家事繁忙，故未来针灸。FPS 为 2 分。上述治疗方法不变，隔日一次治疗。

三诊、四诊：2003 年 4 月 7 日、9 日。病人疼痛减轻，FPS 为 0~2 分。同初诊针灸治疗。

五诊：2003 年 4 月 11 日。病人自觉疼痛间断性发作，可以忍受，夜间无痛醒，FPS 为 0~2 分，倦怠乏力、纳呆诸症消失。嘱其再治疗一次后用频谱治疗仪每日巩固治疗即可。

[诊治思路分析] 病人 40 余天前雪后外出不慎跌倒，用左手手掌掌侧着地，导致手少阳三焦经、手阳明大肠经经筋的损伤，所以取穴用阳谷、液门。阳谷为手太阳小肠经经气所行之经（火）穴，能清热泻火，通经行气，疏经通络；液门为手少阳三焦经脉之气所溜之荥（水）穴，性善清实热，刺之能清热泻火，消肿止痛。二穴为局部取穴，通以电针，加强疏通经络止痛的作用。脾胃虚弱，不能运化水谷精微，故体弱，倦怠乏力，纳呆；阳虚不能温养周身，病人自觉畏寒。内关为手厥阴心包经的经别络于手少阳三焦经之络穴，通阴维脉而主一身之阴络，内关五脏，联络涉及范围甚广，上可宽胸理气、宁心安神，中可和胃降逆，下可理气活血，外可疏通经络，用内关既可疏通局部气血，又可和胃理气；太溪为足少阴胆经之原穴，元气所过之处，为肾脉之根，故取本穴，能补益肾气；足三里为足阳明胃经之合穴，补之则能壮元阳益脾胃，补脏腑之虚损，升阳举陷，

泻之则能升清阳降浊气。三个穴均加艾灸，温中散寒。

二诊时病人疼痛明显减轻，效不更方，隔日一次治疗。

三诊、四诊，治同初诊。

五诊时病人自觉疼痛间断性发作，可以忍受，夜间无痛醒，倦怠乏力、纳呆诸症消失，嘱其继续温热治疗。

30. 肘管综合征

肘管综合征是因各种原因导致肘部尺神经受压而出现的尺神经支配区感觉异常。西医诊断要点为：有引起肘部尺神经受压之原因；起病缓慢，环指、小指感觉迟钝、刺痛，手及前臂尺侧疼痛，向远近侧放射，握物无力；肘下 3cm 处 Tinel 征阳性；环指、小指指腹感觉异常，尺神经支配肌肉肌力减弱及肌萎缩，可有爪形手畸形；尺神经传导速度减慢。本病男性多于女性，多与肘部慢性反复劳损及软组织退行性改变有关。

【中医辨证要点、治则与处方】

（1）风邪扰筋。手及前臂尺侧关节肌肉疼痛、酸楚，疼痛呈游走性；小指和环指屈伸无力；舌质淡，苔薄白或厚腻，脉浮缓或濡缓。治则：祛风通络，疏经止痛。处方：主穴，少海、阳谷、后溪、中渚；配穴，风池、太冲。

（2）寒客经络。手及前臂尺侧关节肌肉冷痛麻木，痛有定处，遇寒痛重，得热则减；环指、小指屈指不能；舌淡，苔白或白腻，脉弦紧或弦缓。治则：温经散寒，通经止痛。处方：主穴，小海、养老、前谷、少府；配穴，足三里、百会。

（3）湿热阻络。手及前臂尺侧关节肌肉红肿热痛，麻木沉重感；烦闷不安；小指、环指屈伸困难；舌质红，苔黄腻，脉濡数或滑数。治则：清热利湿，通经止痛。处方：主穴，小海、腕骨、中渚、后溪、少府；配穴，上巨虚、下巨虚。

（4）血瘀经筋。手及前臂尺侧关节肌肉麻木刺痛，痛处不移，久痛不已；局部肿胀可有瘀斑或硬结，夜间加重；舌质紫暗或有瘀斑，舌苔薄白或薄黄，脉沉弦涩。治则：活血化瘀，通络止痛。处方：主穴，支正、养老、中渚、后溪、前谷；配穴，血海、三阴交。

【主穴定位】

（1）小海。

［标准定位］微屈肘。在肘内侧，当尺骨鹰嘴与肱骨内上髁之间凹陷处。见图 4-30-1。

［刺灸法］直刺 0.5~0.8 寸。

［特异性］手太阳小肠经合穴。

（2）前谷。

［标准定位］在手尺侧，微握拳，当小指本节（第五掌指关节）前的掌指横纹头赤白肉际。见图4-30-2。

［刺灸法］直刺0.2~0.3寸。

［特异性］手太阳小肠经荥穴。

（3）少府。

［标准定位］在手掌面，第四、五掌骨之间，握拳时，当小指尖处。见图4-30-3。

［刺灸法］直刺0.3~0.5寸。

［特异性］手少阴心经荥穴。

（4）腕骨。

［标准定位］在手掌尺侧，当第五掌骨基底与钩骨之间的凹陷处，赤白肉际。见图4-30-2。

［刺灸法］直刺0.3~0.5寸。

［特异性］手太阳小肠经原穴。

（5）支正。

［标准定位］阳谷与小海连线上，阳谷上5寸。见图4-30-1。

［刺灸法］直刺或斜刺0.5~0.8寸。

［特异性］手太阳小肠经络穴。

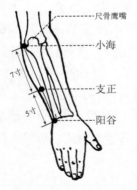

图4-30-1 小海、支正

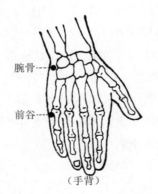

（手背）

图4-30-2 前谷、腕骨

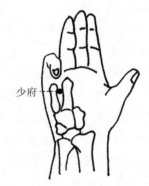

图4-30-3 少府

（6）少海见图4-27-4，阳谷见图4-29-1，后溪见图3-24-3，中渚见图1-8-3，养老见图4-27-6。

【病例】林某，女，48岁，钢琴师。初诊：2009年6月7日。主诉：左手小指及环指麻木疼痛半月余。

病人平日钢琴教学较忙，近日又因举办钢琴活动后出现左手小指及环指麻木刺痛蚁走感，在当地医院诊断为颈椎病－颈神经根型，经牵引治疗，服甲钴胺片、天麻素片、复方丹参片治疗未见好转。昨日因弹练钢琴过久，左手臂内侧疼痛剧烈，并沿肘及前臂尺侧放射到小指及环指，不能演奏乐器，而来我院求诊。左手尺侧痛温觉减退，小鱼际尺侧感觉障碍，左手拇指、小指指环指力及环指指环试验明显减弱，左手小指、环指夹纸试验阳性，尺神经激发试验阳性，屈指试验阳性，尺神经传导速度减慢，低于正常值的 35%（正常值为 47.5~64.5m/s），FPS 为 4 分，舌淡紫，苔薄白，脉弦涩。

[诊治经过] 西医诊断：肘管综合征。中医诊断：痹证。主症：左手臂内侧痛，沿小指及环指放射性麻木疼痛。次症：舌淡紫，苔薄白，脉弦涩。兼症：左小指、环指无力。证型：经络瘀阻，肌肉失养。治则：疏通经络，濡养肌肉。处方：主穴，后溪、少府、阳谷、少海（皆取左侧）；配穴，阴陵泉、阳陵泉。刺灸法：手臂主穴后溪、少府、阳谷、少海直刺行捻转提插强刺激手法，每 15 分钟行针 1 次，每穴行针 10~20 秒，以得气感明显为度；阴陵泉、阳陵泉以迎随补泻补法进针，每 15 分钟捻转提插行针 1 次。留针 45 分钟，手臂诸穴每穴艾条灸 10 分钟左右。

二诊、三诊：2009 年 6 月 8 日、9 日。病人主诉疼痛未见改善，FPS 为 4 分，舌脉同前，加左侧前谷、小骨空，行平补平泻手法，留针时间同前。

四诊：2009 年 6 月 10 日。病人疼痛明显减轻，FPS 为 2 分，小指及环指麻木蚁走感减轻，指环指力有所恢复，继用上述方法治疗。

五诊：2009 年 6 月 11 日。主诉疼痛麻木仍同四诊，但昨日偶感风寒，咳嗽，咽痛，流涕，舌淡红，苔薄黄，脉浮数。上述处方加合谷、尺泽，行迎随补泻泻法。

六诊：2009 年 6 月 12 日。治法同前。

七诊：2009 年 6 月 13 日。咳嗽诸症消失，左手小指与环指痛、麻木及左尺侧放射痛减轻，FPS 为 2 分，针灸减去合谷、尺泽，继续巩固治疗。

八诊：2009 年 6 月 14 日。病人疼痛消失，FPS 为 0 分，左手小指及环指麻木消失，指间指力基本恢复，左手拇指、示指、环指、小指的指力与对侧相比稍弱，病人基本痊愈。继续针 1 次，嘱其服用甲钴胺片，每次 0.5mg，每日 1 次。

病人手静养 2 周后逐渐恢复工作。

[诊治思路分析] 本病病人因高强度的弹钢琴工作，造成肘部及腕部尺侧的损伤，手腕部尺侧经筋受损，经气运行不畅，不通则痛，遂左手内侧疼痛剧烈，并沿肘及前臂尺侧手太阳小肠经和手少阳三焦经放射。主穴取患侧后溪、少府、

阳谷、少海等，其中后溪为手太阳小肠经之输（木）穴，"荥输治外经"，功善宣通手太阳小肠经气，舒筋解痉，泻之治疗手腕尺侧筋脉拘急；少府为手少阴心经之荥（火）穴，位于手掌第四、五掌骨之间，能行气活血，配后溪治疗气血不畅所致之小指拘急疼痛；阳谷为手太阳小肠经之经（火）穴，刺之能通行经气，疏经通络，为治疗小肠经筋脉不利诸证之要穴；少海为手少阴心经之合（水）穴，位于肘横纹内侧端，功善活血通络，治疗上肢气血不畅、经脉瘀滞所致之痹证。四穴合用，共解手太阳小肠经及手少阳三焦经之疼痛。阴陵泉为足太阴脾经合穴，气血俱旺，统治脾胃，功善健脾固本，益气养血，濡养肌肉。阳陵泉位于膝中，为筋气汇聚之筋会，为经筋病之主穴，功善疏筋利节。两穴一阴一阳，一主脾主肉，一主肝胆主筋，两穴用补法共助四主穴促进经筋损伤的恢复。

二诊、三诊时病人疼痛未见改善，遂加手太阳小肠经之前谷（左），及经外奇穴小骨空（左），加强局部刺激，通行经络。

四诊时病人疼痛明显减轻，故不改方。

五诊时病人因感风寒而出现咳嗽、咽痛、流涕，舌淡红，苔薄黄，脉浮数，上述处方加合谷、尺泽，用泻法。尺泽为手太阴肺经经气所入之合（水）穴，故泻之可清热宣肺止咳。合谷为手阳明大肠经之原穴，清轻走表，功善疏风解表，清泻肺气。两穴合用，共治外感之咳嗽咽痛流涕。

六诊治法同前。

七诊时病人咳嗽诸症消失，故去合谷、尺泽，继续巩固治疗。

八诊时病人疼痛消失并逐渐恢复工作，效果显著。

31. 肱骨内上髁炎

肱骨内上髁炎，又名肘内侧疼痛综合征，俗称高尔夫肘，是指手肘内侧的肌腱发炎疼痛，以肘关节内侧疼痛，用力握拳及前臂做旋前伸肘动作（如绞毛巾、扫地等）时可加重，局部多处压痛，而外观无异常为主要表现的疾病。疼痛是由负责手腕及手指背向伸展的肌肉重复用力而引起的。

肱骨内上髁炎，中医称为"肘劳"，属"痹证"范畴。病因主要为外感寒湿之邪和慢性劳损。前臂在反复地做拧、拉、旋转等动作时，可使肘部的筋脉慢性损伤，迁延日久，或寒湿之邪痹阻于肘内部，气血阻滞，脉络不通，不通则痛。肘内部主要归手三阴经所主，故手三阴经筋受损是本病的主要病机。

【中医辨证要点、治则与处方】

（1）肝肾不足。肘内侧痛，起病较缓，多有长期劳损史，筋骨痿软，周身关节肌肉酸楚，遇劳加重；舌质淡，苔薄，脉沉细。治则：补益肝肾，濡养经筋。处方：主穴，阿是穴、曲泽、少海；配穴，血海、太溪。

（2）风寒湿阻。肘臂内侧疼痛，起病较急，疼痛剧烈，遇冷加重，得热痛缓；舌质淡，苔白滑，脉沉紧。治则：祛风散寒，温通止痛。处方：主穴，阿是穴；配穴，灵道、少海、列缺、曲池。

（3）气滞血瘀。肘内侧疼痛缠绵，位置固定，呈刺痛。此类病人多有外伤史，表现为多次复发。舌质瘀紫，苔薄，脉弦紧。治则：行气活血，祛瘀止痛。处方：主穴，阿是穴；配穴，少海、阳谷、支正。

【主穴定位】

（1）曲泽。

［标准定位］在肘横纹中，当肱二头肌腱的尺侧缘。见图4-31-1。

［刺灸法］直刺1~1.5寸，或用三棱针点刺出血。

［特异性］手厥阴心包经合穴。

（2）少海见图4-27-4。

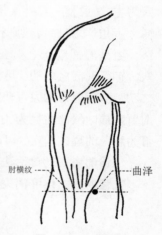

肘横纹 —— 曲泽

图4-31-1　曲泽

【病例】 赵某，女，23岁，大学生。初诊：2006年2月5日。主诉：左肘及前臂内侧痛，间断性3个月余，近两日加重。

病人3个月前因劳累而趴桌上入睡，醒后自觉左上臂、前臂酸楚麻木，自我按揉5分钟左右症状消失，数日起床后，左前臂内侧近肘处隐痛，伴前臂无力，未加注意，症状逐渐加重。后在某中医诊所诊断为痹证，接受针灸、按摩、红外线频谱照射等治疗，症状明显减轻，但每遇劳累，自觉疼痛加重，局部外敷膏药（药名不详），症状未见缓解。某日，病人趴桌睡觉，醒后肘臂内侧痛较首次发生时的症状明显加重，故来我处求治。形体适中，FPS为4分，肱骨内上髁处压痛明显，抗阻力屈腕试验阳性（患侧肘关节屈曲，检查者牵拉患臂时，病人用力抵抗，肘关节内侧和肱骨内上髁处疼痛加重），舌淡红，苔薄白，脉弦涩。

［诊治经过］西医诊断：肱骨内上髁炎。中医诊断：肘劳。主症：肘臂内侧痛。次症：屈臂痛，舌淡红，苔薄白，脉弦涩。证型：气滞血瘀，筋肉失养。治则：行气活血，濡养筋肉。处方：主穴，阿是穴；配穴，少海（左）、阳谷（左）、支正（左）、反阿是穴。刺灸法：扬刺阿是穴，即在肱骨内上髁痛点处直刺0.3寸左右，在四周各0.5寸左右处向中间刺入4针，得气后，行雀啄灸15分钟，以皮肤发红为度；少海、阳谷、支正按迎随补泻的泻法刺入；在对侧肱骨内上髁

周围寻找痛点，按压该处后，病人自觉患侧肘臂痛减轻，以该点为穴（即反阿是穴）刺入。共留针 30 分钟，每 15 分钟行针 1 次，采用中等刺激手法。

二诊：2006 年 2 月 6 日。疼痛减轻，FPS 为 2 分。舌脉同前，继续上法治疗。

三诊：2006 年 2 月 7 日。疼痛消失，病人电话咨询是否再需针刺，告之可不用针刺治疗，但要避免压迫肘内侧。嘱口服七厘散，每次 1 袋，每日 2 次，共 3 天，以巩固疗效。

[**诊治思路分析**] 气滞血瘀，则经脉痹阻不通，筋肉失养而痛。给予行气活血、濡养筋肉的治疗原则。因该病人有明显的压痛点，所以选穴上以扬刺阿是穴为主。《灵枢·官针》篇曰："扬刺者，正内一，旁内四，而浮之，以治寒气之博大者也。"瘀血得热则行，得寒则凝，扬刺可助疏通寒气，行化瘀血，加以灸法，更是温通助行之义。配以患侧之少海、阳谷、支正。少海为手少阴心经合穴，有行气活血之功，可治疗肘臂挛痛；阳谷为手太阳小肠经经穴，有通经活络之功，治疗前臂无力等兼症；支正为手太阳小肠经络穴，有舒筋活血之功，治疗肘臂酸痛。气滞血瘀为实证的表现，故各穴均泻法刺入。反阿是穴即是根据"以舒为腧"的理论选穴，可疏通气血。

二诊时考虑初诊治法有效，治疗同前。

三诊时病人疼痛消失，嘱继服七厘散，以活血化瘀，消肿止痛，巩固疗效。

32. 肱骨外上髁炎

肱骨外上髁炎，又名肘外侧疼痛综合征，俗称"网球肘"，以肘关节外侧疼痛，用力握拳及前臂做旋前伸肘动作（如绞毛巾、扫地等）时可加重，局部有压痛，外观无异常为表现。疼痛的产生与负责手腕及手指背向伸展的肌肉重复用力有关。

肱骨外上髁炎在中医学属于"伤筋""痹证"范畴，称为"肘劳"，祖国医学认为系由肘部外伤或劳损或外感风寒湿邪致使局部气血凝滞，络脉瘀阻不通，不通则痛所致。因肘外部为手三阳经经脉循行之处，所以本病的主要病机是手三阳经筋受损。

【**中医辨证要点、治则与处方**】

（1）肝肾不足。起病较缓，肘臂外侧疼痛多有长期劳损史，遇劳加重；舌红，少苔，脉沉数尺弱；周身关节肌肉酸楚，五心烦热。治则：补益肝肾，濡养筋肉。处方：主穴，阿是穴、曲池；配穴，太溪、阳谷、合谷、阴谷、阳池。

（2）风寒湿阻。起病较急，肘臂外侧疼痛剧烈，遇冷加重，得热痛缓；舌质淡，苔白滑，脉沉紧。治则：祛风散寒，除湿止痛。处方：主穴，阿是穴、手三里；配穴，合谷、曲池、阳溪。

（3）气虚血瘀。肘臂外侧疼痛缠绵，位置固定，呈刺痛，多有外伤史；舌质瘀紫，苔薄，脉弦涩。治则：补气活血，化瘀止痛。选穴：主穴，阿是穴、肘髎；配穴，血海、足三里、三阴交。

【主穴定位】

（1）肘髎。

［标准定位］在臂外侧，屈肘，曲池外上方 1 寸，当肱骨边缘处。见图 4-32-1。

［刺灸法］直刺 0.5~1 寸。

（2）曲池见图 4-27-2，手三里见图 4-27-5。

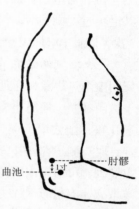

图 4-32-1　肘髎

【病例】何某，女，47 岁，经理。初诊：2009 年 5 月 13 日。主诉：右肘及前臂外侧痛 3 个月余，近半月加重。

3 个月前，病人为了参加业余羽毛球比赛，每天练习 2 小时以上，逐渐感觉到右前臂外侧及肘关节处酸楚胀痛，休息后减轻或消失，运动后或拧毛巾时疼痛复发。后当地医院给予按摩、经皮电刺激疗法等治疗，疼痛基本消失。2 周前，病人参加羽毛球比赛后，疼痛复发，虽又经上述方法治疗 1 周左右，未见好转，自服沈阳红药、三七胶囊，局部外贴奇正膏，疼痛减轻，但昨日做饭时又因手臂劳累而疼痛加重，故今日来诊。病人平素夜寐不佳，入睡难，脱发，时有耳鸣，手足心热，心烦，便秘。FPS 为 4 分。腕伸肌腱牵拉试验（Mills 征）阳性，即将患侧肘伸直、腕部屈曲、做前臂旋前时，外上髁处出现疼痛。肘关节 X 线检查显示正常。舌红，少苔，脉沉数尺弱。

［诊治经过］西医诊断：肱骨外上髁炎。中医诊断：肘劳。主症：肘臂外侧痛。次症：耳鸣，五心烦热，舌红，少苔，脉沉数尺弱。兼症：入睡难，不寐，多梦，便秘。证型：阴虚髓亏，瘀血阻络。治则：滋阴补髓，通络止痛。处方：主穴，阿是穴；配穴，太溪、阴谷、阳池（右）、中泉（右）、合谷。刺灸法：扬刺阿是穴，即在肱骨外上髁最痛点处直刺 1 针，得气后，在其四周各 0.5 寸斜向第 1 针分别刺入 4 针，使酸麻胀重针感达到肘及前臂，然后加雀啄灸 10 分钟，以局部皮肤发红为度；太溪、阴谷、合谷、中泉、阳池按迎随补泻的补法刺入。留针 30 分钟，每 15 分钟行针 1 次。嘱其避免右臂、腕的剧烈活动。

二诊：2009 年 5 月 14 日。初诊治疗后疼痛明显减轻，今日查 FPS 为 2 分。仍便秘，五心烦热。舌脉同前。初诊处方加天枢、气海、百会、神庭，留针 30

分钟，行针方法同前。该病人在针刺中酣然入睡。故留针 1 小时。

三诊：2009 年 5 月 15 日。病人告知疼痛消失，FPS 为 0 分。昨夜入睡较快，虽有多梦，但梦境不清晰。晨起心情舒畅，仍有耳鸣，五心烦热，脉象同前。嘱其服用知柏地黄丸，每次 2 丸，每日 3 次。

10 日后电话咨询，五心烦热及耳鸣诸症消失，右臂无疼痛，但有时乏力。嘱其避免过度剧烈活动，如拧毛巾、打网球等。嘱服人参归脾丸，每次 2 丸，每日 3 次，口服 10 日，以巩固疗效。

[诊治思路分析] 该病人诊断为肘劳（肝肾不足，阴虚精亏型）。平素之症属阴虚内热之象，迁延日久，肾精亏乏，无力濡养筋脉，瘀血痹阻于经脉。遂给予滋阴补髓、通络止痛的治则。选穴以局部阿是穴为主，扬刺，以疏通经络，温通化瘀；配穴取太溪、阴谷、阳池、中泉、合谷等。太溪、阴谷均属足少阴肾经，取双侧意在调补肾气，滋阴清热；合谷为手阳明大肠经腧穴，经脉循行至外上髁处，可清泻阳明，疏风镇痛；阳池为手少阳三焦经腧穴，循行至病所，属远端取穴，有舒筋利节之功，治疗肘腕痛；中泉为经外奇穴，对治疗前臂痛疗效确切。

二诊加天枢、气海，意在畅通胸腹上下之气机，使阴阳顺接；加百会、神庭可镇静安神，达到改善睡眠的目的。

三诊嘱服知柏地黄丸，为进一步治疗阴虚内热，巩固疗效。后嘱服人参归脾丸，是因疾病迁延日久，正气虚耗，当扶正培元，如此病可痊愈。

33. 肩胛上神经卡压综合征

肩胛上神经在肩胛切迹部的卡压称为肩胛上神经卡压综合征。它是肩部疼痛的主要原因之一，占所有肩痛的 1%~2%。主要为肩周围区的弥漫性钝痛，多出现于肩关节后外侧部，但放射痛常位于上臂后侧，伴有肩外展、外旋无力。通常有损伤或劳损史。长时间可出现进行性冈上肌萎缩。可有抬臂困难或患侧手不能达到对侧肩部。肩胛上切迹部压痛最常见，也有肩锁关节压痛。

【中医辨证要点、治则与处方】

（1）血瘀经脉。肩部肌肉、关节刺痛不已，痛处不移、拒按，局部肿胀可有瘀斑或硬结；舌质紫或有瘀斑，舌苔薄白或薄黄，脉弦涩。治则：活血化瘀，通经止痛。处方：主穴，阿是穴、曲池、血海、曲垣；配穴，养老、肩贞、合谷。

（2）寒客经筋。肩部肌肉关节冷痛重着，痛有定处，日轻夜重，遇寒痛重，得热则减；舌淡，苔白或白腻，脉弦紧。治则：温经散寒，疏经止痛。处方：主穴，阿是穴、大椎、肩井、天宗、秉风；配穴，百会、后溪。

【主穴定位】

（1）天宗。

［标准定位］在肩胛部，当冈下窝中央凹陷处，与第四胸椎相平。见图4-33-1。

［刺灸法］直刺或向四周斜刺0.5~1寸。

（2）曲池见图4-27-2，血海见图1-5-4，曲垣见图3-24-2，大椎见图1-2-1，肩井见图3-21-2，秉风见图3-25-1。

【病例】李某，女，39岁，职员。初诊：2007年9月1日。主诉：左肩关节周围痛10天。

病人10天前因路面结冰，行走时不慎滑倒，左手触地，而导致左手、左肩部疼痛，到当地医院因肩腕臂挫伤进行CT检查，除手腕部软组织损伤外，肩关节及腕部骨质未见异常，对症治疗后手肿消失，但向肩部右后外侧放射痛，活动肩关节时疼痛加重。肩外展及外旋时肌力4级，无冈上肌及冈下肌

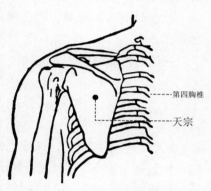

图4-33-1　天宗

（第四胸椎、天宗）

萎缩，肩胛上切迹压痛（压痛区多位于锁骨与肩胛冈之间的三角区），FPS为4分，左肩胛骨牵拉试验阳性。病人形体肥胖，倦怠乏力，胸闷气短，动则气喘，舌淡红、有瘀点，苔薄白，脉涩。

［诊治经过］西医诊断：肩胛上神经卡压综合征。中医诊断：痹证。主症：左肩关节周围痛。次症：舌淡红、有瘀点，苔薄白，脉涩，肩外旋外展无力，肩胛上方压痛。兼症：倦怠乏力，胸闷气短，动则气喘。证型：气虚血瘀，筋肉失养。治则：益气活血，荣养肌肉。处方：主穴，阿是穴；配穴，天宗、曲垣、肩贞、臑俞、肩井、阳陵泉（左）、足三里（左）。刺法：扬刺阿是穴，即阿是穴直刺或斜刺之后，以阿是穴前后左右各1寸的四点为穴位，针尖分别朝向第1针方向斜刺，以得气为度；足三里、阳陵泉行徐疾补泻的补法，其余穴位行常规刺法。留针30分钟，每15分钟行针1次，行提插捻转中等刺激。针灸治疗后病人自觉肩痛明显减轻，FPS为2分。

二诊：2007年9月4日。疼痛虽减轻但上臂外旋力量较弱，舌脉同前。初诊处方加曲池，使用电针正负极分别连在曲池与肩井上，疏密波刺激15分钟，其余同前。

三诊：2007 年 9 月 7 日。病人疼痛减轻，FPS 为 1 分，上臂活动自如，肩胛上切迹压痛消失，自觉身体有力，神清气爽。依上法治疗，但不用电针而痊愈，嘱其回家后避免左肩关节过劳。

[诊治思路分析] 扬刺阿是穴可疏通经络、活血祛瘀。天宗、曲垣、肩贞、臑俞、肩井为局部取穴，可加强行气活血、舒筋止痛之效。阳陵泉为筋会，是治疗筋病之要穴，有疏筋强筋之力。脾虚下陷，升举无力，则倦怠乏力，胸闷气短，动则气喘。足阳明胃经为多气多血之经，足三里为本经之合穴，补之则能壮元阳，益脾胃，补脏腑之虚损，升阳举陷。

二诊时取穴加曲池，因曲池能调和气血，疏筋利节，故连电针以加强止痛之效。

三诊时疼痛减轻，去电针，以防过度伤正。

34. 跗管综合证

跗管综合征病机为，跗部急性损伤或慢性劳损使跗管内肌腱发生无菌性炎症、肿胀变性，最终导致跗管内压力增加，胫后神经受压迫缺血。其主要表现为足底跗侧麻木、疼痛，压迫跗管时症状加重。

【中医辨证要点、治则与处方】

（1）风邪扰筋。踝关节内侧及足底、足趾关节肌肉疼痛、酸楚，疼痛呈游走性，畏风；舌质淡，苔薄白或厚腻，脉浮缓或濡缓。治则：祛风除湿，舒筋活络。处方：主穴，太白、照海、公孙、昆仑；配穴，合谷、曲池。

（2）湿热瘀经。踝关节内侧及足底、足趾关节肌肉热痛，患处肌肤红肿；舌质红，苔黄腻，脉濡数或滑数。治则：清利湿热，化瘀通络。处方：主穴，太白、公孙、商丘、太溪、照海、昆仑；配穴，阴陵泉、下巨虚。

（3）血瘀经筋。踝关节内侧及足底关节肌肉刺痛，痛处不移，或痛处拒按，局部肿胀，有瘀斑或硬结；舌质紫或有瘀斑，脉涩。治则：活血化瘀，通络止痛。处方：主穴，太白、公孙、商丘、照海、水泉；配穴，三阴交、血海。

（4）寒客筋脉。踝关节内侧及足底、足趾麻木，肌肉冷痛、重着，遇寒痛重，得热则减；舌淡，苔白，脉弦紧。治则：温经散寒，舒筋通络。处方：主穴，太白、公孙、商丘、照海、昆仑；配穴，足三里、冲阳。

【主穴定位】

（1）太白。

[标准定位] 在足内侧缘，当足大趾本节（第一跗趾关节）后下方赤白肉际

凹陷处。见图 4-34-1。

　　[刺灸法] 直刺 0.5~1 寸。

　　[特异性] 足太阴脾经输穴、原穴。

　　（2）公孙。

　　[标准定位] 在足内侧缘，当第一跖骨基底的前下方。见图 4-34-1。

　　[刺灸法] 直刺 0.5~1 寸。

　　[特异性] 足太阴脾经络穴，八脉交会穴，通冲脉。

　　（3）商丘。

　　[标准定位] 在足内踝前下方凹陷处，当舟骨结节与内踝尖连线的中点处。见图 4-34-1。

　　[刺灸法] 直刺 0.3~0.5 寸。

　　[特异性] 足太阴脾经经穴。

　　（4）照海见图 1-7-2，昆仑见图 3-22-3，太溪见图 1-4-6，水泉见图 2-11-2。

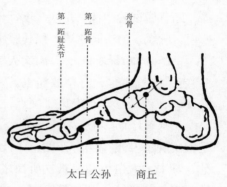

图 4-34-1　太白、公孙、商丘

　　【病例】战某，女，53 岁，经理。初诊：2009 年 7 月 3 日。主诉：左内踝及足底、足趾麻木刺痛 3 个月余，近一周加重。

　　3 个月前，病人所在公司组织出去旅游，登山后数日，病人即感觉双下肢疼痛酸楚无力，自认为运动过度，未加重视。经温泉、蒸汽浴、按摩双下肢后诸症明显减轻，但是站立过久或步行超过 20 分钟时左踝关节内侧即麻木、酸胀刺痛，有时足跟内侧疼痛，休息后或脱掉鞋则上述症状减轻，自行服用 B 族维生素、非甾体抗炎药未见缓解，疼痛时发时止，逐渐感觉足趾无力。一周前在健身房蹬自行车锻炼 30 分钟后，疼痛复发，医院给予跗管内封闭治疗，疼痛明显减轻，但 5 天后疼痛仍同前。近日来我院求诊，病人告知患足遇冷加重，遇热缓解。FPS 为 4 分，跖背屈试验阳性，内侧足底痛温觉减退，足内缘压痛明显，左足汗出增多，足背皮肤发青，触觉减退，舌淡红，有瘀斑、瘀点，苔薄白，脉缓涩尺弱。

　　[诊治经过] 西医诊断：跗管综合征。中医诊断：寒痹（痛痹）。主症：左内踝及足底、足趾麻木刺痛。次症：患足遇冷加重，遇热缓解，舌淡红，有瘀斑、瘀点，苔薄白，脉缓涩尺弱。兼症：足汗出，足背发青，冷感。证型：气虚血瘀，寒客经筋。治则：益气活血，温通经筋。处方：主穴，太白、照海、公孙、昆仑；配穴，三阴交、复溜、悬钟、阴陵泉、阳陵泉。刺灸法：主穴皆直刺，深度 0.3~0.7 寸，得气后行中等强度提插捻转刺激；阳陵泉、阴陵泉、复溜、悬钟、

三阴交以迎随补泻的补法刺入，得气后留针，每10分钟行针1次，行捻转补泻轻刺激。共留针30分钟，在针刺中患足给予红外线频谱照射治疗。

二诊：2009年7月4日。疼痛减轻，FPS为2分。刺灸治疗同初诊，并嘱病人每晚睡觉前用红外线频谱照射治疗15分钟。

三诊：2009年7月5日。足部汗出明显减轻，足趾肌力由4级弱恢复到5级，足背皮肤发青症状减轻，仍喜暖，但恶寒、麻木减轻，刺痛消失，仍胀痛，午后为重，FPS为2分，加百会顺督脉方向刺入。

四诊：2009年7月6日。病人主诉昨日针刺后左足及足趾酸胀消失，但隐痛，跖背屈试验阴性，足底轻度汗出，足背皮肤温度正常，舌淡红，有瘀点，苔薄白，脉缓。治法同三诊，嘱其服用小活络丹，每次1丸，每日3次，共服1周。

[**诊治思路分析**] 本病病人患足遇冷加重，遇热缓解，是为寒痹，经云："痛者，寒气多也，有寒故痛也。"病乃寒邪客络所致。左足汗出增多，足背皮肤发青，舌淡红，有瘀斑、瘀点，脉缓涩尺弱，为气虚血瘀之象，故病属气虚血瘀、寒客经筋。治当益气活血，温通经筋。病痛部位在左内踝及足底、足趾，足太阴脾经及足少阴肾经循行于此，故主穴取此部两经腧穴如太白、照海、公孙。其中，太白为脾经真气所在之原穴，可健脾益气补气之不足；公孙亦为脾经之穴，位于第一跖骨基底前下方；照海属局部取穴，可舒筋壮筋，治疗足踝病，照海又为肾经穴位，可补肾益精，养血止痛；昆仑位于足踝部，为足太阳膀胱经之经穴，功善通经止痛，配合照海，补肾通经，化瘀补血止痛，治疗足跟部疼痛。又配以三阴交、复溜、悬钟、阴陵泉、阳陵泉等穴。三阴交健脾益气，养血活血；复溜行气化水，通调水道，止足部汗出。筋会阳陵，髓会绝骨（悬钟），阳陵泉和悬钟合用壮骨生髓温经，舒筋活络，又配以阴陵泉健脾固本，益气养血荣肌。三穴分别补筋、补骨、补肉，配合主穴，共奏益气活血、温通经筋之效。针刺过程中外加红外线频谱照射治疗，温经散寒，加强疗效。

二诊时病人诸症好转，继续治疗。

三诊时病人诸症减轻，仍喜暖，恶寒麻木减轻，刺痛消失，但仍胀痛，午后为重，乃因午后阳气由盛转微，寒邪内扰之故，加百会顺督脉方向刺入，补一身之阳以制寒邪。

四诊时病人基本恢复，遂嘱其口服小活络丹巩固治疗即可。

35.股神经卡压综合证

股神经卡压综合征是由于股神经途经的鞘管发生狭窄，压迫股神经而引起的疼痛。

中医多认为股神经卡压综合征属于"肌痹"范畴，是由于跌、仆、闪、扭转造成筋伤，致气血凝滞，经脉不通，骨节不利，久而生结，而使腹股沟部疼痛、硬结和活动受限。

【中医辨证要点、治则与处方】

（1）湿热瘀筋。下肢内侧肌肉红肿热痛，身热不扬，烦躁；舌质红，苔黄腻，脉滑数。治则：清热利湿，舒筋止痛。处方：主穴，内庭、足三里、阴陵泉、箕门；配穴，漏谷、内关、神门。

（2）风邪扰经。下肢内侧肌肉疼痛，疼痛呈游走性；舌质淡，苔薄白或厚腻，脉浮缓。治则：祛风通络，疏经止痛。处方：主穴，曲池、风市、箕门；配穴，足三里、阴陵泉、昆仑。

（3）寒客经脉。下肢内侧肌肉关节冷痛，痛有定处，日轻夜重，遇寒痛重，得热则减；舌淡，苔白或白腻，脉弦紧。治则：温经散寒，通经止痛。处方：主穴，箕门、血海、足五里、阿是穴；配穴，腰阳关、太冲、伏兔。

（4）血瘀经筋。下肢内侧肌肉关节刺痛，痛处不移，久痛不已；痛处拒按，局部肿胀；舌质紫或有瘀斑，舌苔薄白，脉沉弦涩。治则：活血化瘀，通经止痛。处方：主穴，三阴交、血海、阿是穴；配穴，解溪、丘墟、悬钟。

（5）筋脉失养。下肢内侧肌肉关节疼痛，甚则僵硬畸形萎缩，肌肤甲错，面色少华；舌质红或淡，苔薄或少津，脉细。治则：补气活血，濡养筋脉。处方：主穴，血海、足三里、三阴交；配穴，阿是穴、太溪、交信。

【主穴定位】

（1）箕门。

［标准定位］在大腿内侧，当血海与冲门连线上，血海上6寸。见图4-35-1。

［刺灸法］避开动脉，直刺0.5~1寸。

（2）风市。

［标准定位］在大腿外侧部的中线上，当腘横纹上7寸。或直立垂手时，中指尖处。见图4-35-2。

［刺灸法］直刺1~2寸。

（3）足五里。

［标准定位］在大腿内侧，当气冲直下3寸，大腿根部，耻骨结节的下方，长收肌的外缘。见图4-35-3。

［刺灸法］直刺1~1.5寸。

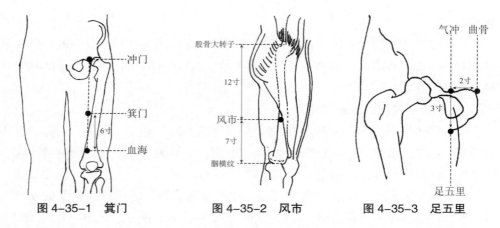

图 4-35-1　箕门　　　　　图 4-35-2　风市　　　　　图 4-35-3　足五里

（4）内庭见图 1-1-1，足三里见图 1-1-3，阴陵泉见图 1-4-4，曲池见图 4-27-2，血海见图 1-5-4，三阴交见图 1-1-4。

【病例】何某，男，45 岁，农民。初诊：2008 年 7 月 4 日。主诉：左下肢内侧痛一年余。

病人一年前在农业劳动中不慎将左髋关节拉伤而出现左髋关节活动不利，髂窝疼痛，经某医院检查诊为急性髋关节炎、髂腰肌急性拉伤，而入院治疗。治疗方法：理疗、局部封闭、服用镇痛药等，病痛减轻后出院，但不能参加重体力劳动。病人主诉大腿前内侧到小腿前内侧麻木，自觉肌肉轻度萎缩，髂窝部及大腿内侧疼痛。左髂窝部可触摸到肌紧张导致的包块，压痛阳性，左髋关节外展外旋位，膝腱反射减弱，伸膝肌力 4 级，舌淡紫，苔薄白，脉沉涩，FPS 为 2~4 分。

［诊治经过］西医诊断：股神经卡压综合征。中医诊断：肌痹。主症：左下肢内侧痛。次症：大腿前内侧麻木，小腿前内侧麻木，髂窝及大腿内侧痛，舌淡紫，苔薄白，脉沉涩。兼症：肌无力伴有轻度萎缩。证型：经络瘀滞，筋肉失养。治则：通络止痛，濡养经筋。处方：主穴，阿是穴、箕门、血海；配穴，犊鼻透内膝眼、鹤顶透梁丘、三阴交、阴陵泉。刺灸法：血海顺经刺入 1 寸，箕门逆经而行刺，二穴分别以 45° 角刺入，左右两手各持针柄快速提插捻转，使针感在两穴之间感觉明显后，箕门针尖改向上 45°，快速提插捻转使针感传到髂窝部，每隔 15 分钟用相同手法刺激 1 次，留针 45 分钟；其余穴位行平补平泻手法，留针 45 分钟。初诊治疗后病人左髋关节即可伸直，但留有隐痛。

二诊：2008 年 7 月 5 日。继续使用初诊治法，治疗后 FPS 为 0 分。膝腱反射仍减弱，肌力 4 级加强。右髋关节正常体位，因病人急于回家，给予耳压治疗：下肢、腿、膝、股、交感、肾、肝，每天按压 3 次，每穴 30 次，4 天后自行撤掉。

1个月后病人电话告知未复发。

[诊治思路分析]病人一年前曾有左髋关节拉伤史而出现左髋关节活动不利，髂窝疼痛，后留有髂窝部、大腿前内侧到小腿前内侧麻木。足太阴脾经循行于大腿前内侧和小腿内侧，其经筋病"足大指支，内踝痛，转筋痛，膝内辅骨痛，阴股引髀而痛，……脊内痛"。故取箕门、血海，血海顺经刺入1寸，箕门逆经而行刺，分别以45°角刺入，左右两手各持针柄快速提插捻转，使针感在两穴之间感觉明显后，箕门针尖改向上45°，快速提插捻转使针感传到髂窝部，以通经活络，行气导滞。阿是穴则是局部取穴，活血通络，以痛止痛。针刺犊鼻透内膝眼、鹤顶透梁丘、三阴交、阴陵泉，则是循经传导，引气下行。诸穴调配，疼痛减轻。

二诊时继续初诊治疗后疼痛消失。因病人有事，改为耳压，根据生物全息理论选下肢、腿、膝、股、交感、肾、肝，继续巩固治疗。

36. 梨状肌综合征

梨状肌综合征又称坐骨神经卡压综合征，是干性坐骨神经痛的主要病因，其受累部位在椎间孔以外，以盆腔出口最多见，患此病者常感患肢沿坐骨神经的某一段呈放射性疼痛，压痛点多在臀部以下沿坐骨神经走行方向上，棘突旁无明显压痛，进行咳嗽、打喷嚏等增加腹压的动作时疼痛不明显。

【中医辨证要点、治则与处方】

（1）风邪扰络。臀部及大腿后部关节肌肉疼痛呈游走性，屈伸不利，初起多有恶风发热等表证；舌质淡，苔薄白，脉浮缓。治则：祛风通络，舒筋止痛。处方：主穴，大肠俞、风市、委中、环跳；配穴，承筋、承山、大椎。

（2）寒客经筋。臀部及大腿后部关节肌肉冷痛，痛有定处，日轻夜重，遇寒痛重，得热则减；舌淡，苔白，脉弦紧。治则：温经散寒，通经止痛。处方：主穴，腰阳关（温针灸）、环跳、秩边、委中；配穴，足三里、阳陵泉、鹤顶。

（3）湿热瘀筋。臀部及大腿后部关节肌肉红肿热重痛，烦闷不安，关节屈伸不利；舌质红，苔黄腻，脉滑数。治则：清热利湿，舒筋止痛。处方：主穴，丰隆、大肠俞、环跳、阴陵泉；配穴，足三里、风市、昆仑。

（4）血瘀经脉。臀部及大腿后部关节肌肉刺痛，痛处不移；舌质紫或有瘀斑，舌苔薄白，脉弦涩。治则：活血化瘀，通经止痛。处方：主穴，大肠俞、血海、三阴交、委中；配穴，风市、髀关、秩边、委阳。

【主穴定位】

（1）大肠俞。

［标准定位］在腰部，当第四腰椎棘突下，旁开1.5寸。见图4-36-1。

［刺灸法］直刺0.5~1.2寸。

（2）委中。

［标准定位］在腘横纹中点，当股二头肌腱与半腱肌腱的中间。见图4-36-2。

［刺灸法］直刺1~1.5寸，或用三棱针点刺腘静脉出血。

［特异性］足太阳膀胱经合穴，膀胱下合穴。

（3）环跳。

［标准定位］在股外侧部，侧卧屈股，当股骨大转子最凸点与骶管裂孔连线的外1/3与内2/3交点处。见图4-36-3。

［刺灸法］直刺2~3寸。

［特异性］足少阳胆经、足太阳膀胱经交会穴。

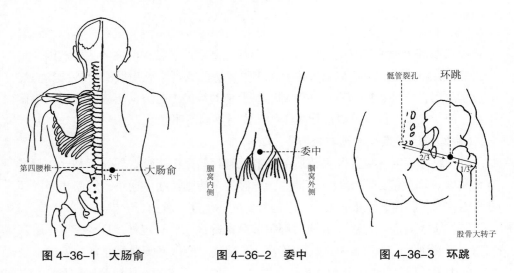

图4-36-1　大肠俞　　　　图4-36-2　委中　　　　图4-36-3　环跳

（4）腰阳关。

［标准定位］在背部，第四腰椎棘突下凹陷中，约与髂嵴相平。见图4-36-4。

［刺灸法］向上斜刺0.5~1寸。

（5）秩边。

［标准定位］在臀部，平第四骶后孔，骶正中嵴旁开3寸。见图4-36-5。

［刺灸法］直刺1~3寸。

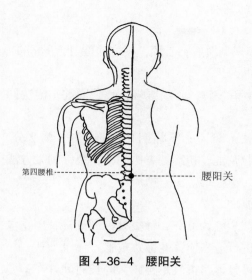

图 4-36-4　腰阳关

第四腰椎　　　　　腰阳关

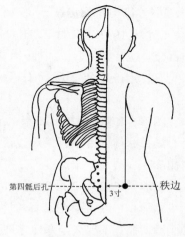

图 4-36-5　秩边

第四骶后孔　　　　秩边
3寸

（6）风市见图 4-35-2，丰隆见图 1-1-5，阴陵泉见图 1-4-4，血海见图 1-5-4，三阴交见图 1-1-4。

【病例】俄罗斯人，女，38 岁，教师。初诊：1992 年 2 月 20 日。主诉：右下肢及右臀部放射痛 1 个月余。

病人 1 个月前因家务劳动时间过长感觉疲劳，又因工作需要开车 5 小时左右，之后感觉右臀部酸楚胀痛，下车活动后疼痛稍缓解，但右大腿后侧麻木疼痛，休息两天后未见缓解，故到当地医院疼痛科接受理疗、服解热镇痛药、局部封闭（激素类药物）治疗，疼痛缓解。1 周后疼痛复发，复入医院接受封闭治疗，疼痛又缓解。10 天后因开空调睡觉，晨起后右臀部疼痛剧烈，沿大腿外侧放射到腘窝，行走困难，被救护车送到医院住院治疗，住院期间接受镇痛、激素、脱水、维生素类药物治疗，未见好转，现特来我处求治。病人告知疼痛虽呈刀割样且沿大腿后侧到腘窝，小腿后侧放射到足踇趾，但咳嗽或打喷嚏时无放射痛，并有小腿外侧麻木。病人形体肥胖，体重约 100kg，表情焦虑，被抬入诊室，臀中部梨状肌压痛阳性，直腿抬高试验阳性，内收髋试验阳性，梨状肌紧张试验阳性，舌红有瘀斑，苔黄，脉弦数，FPS 为 6 分。

[诊治经过] 西医诊断：梨状肌综合征。中医诊断：右下肢痛。主症：右下肢及右臀部放射痛至足。次症：舌红有瘀斑，苔黄，脉弦数。兼症：焦虑，心烦。证型：经络阻滞，瘀热伤筋。治则：化瘀止痛，清热荣筋。处方：主穴，大肠俞、环跳、委中、委阳、太冲（皆取患侧）；配穴，居髎、风市、承山、昆仑、悬钟、间使（皆取患侧）。刺灸法：电针环跳与委中，委阳与太冲，阴极在下，阳极在上，疏密波刺激 20 分钟；其余诸穴直刺，每 20 分钟行提插捻转强刺激手

法，留针 40 分钟后出针。

二诊：1992 年 2 月 22 日。病人疼痛未见缓解，心烦，夜寐痛醒，舌脉同前。加百会，逆督脉刺入；加神门，刺法同前。

三诊：1992 年 2 月 24 日。病人疼痛稍缓解，心烦减轻，睡眠同前，治法同二诊。

四诊：1992 年 2 月 26 日。病人被扶入诊室，疼痛明显减轻，FPS 为 2 分，无心烦，寐佳，舌红有瘀斑，苔薄白，脉弦涩，初诊处方去间使，留针刺激方法同初诊。

五诊：1992 年 2 月 28 日。治法同前。

六诊：1992 年 3 月 2 日。疼痛消失。FPS 为 0 分，针灸处方同五诊，停止电针刺激，嘱其不要久坐寒冷之地，建议进行适当体育锻炼并减肥。

[诊治思路分析] 该病人因长时间劳累而正气不足，又因长时间开车，姿势固定，经脉受压而致经络痹阻不通，气血运行不畅，故致右臀部酸楚疼痛。后经治疗但仍反复发作，10 天后又开空调睡觉，复感寒邪，痹阻腰骶，郁久化热，流注足太阳膀胱经及足少阳胆经，是故腰腿部疼痛。舌红有瘀斑，苔黄，脉弦数，皆为瘀热内扰之象，治以化瘀止痛、清热荣筋之法。主穴取大肠俞、环跳、委中、委阳、太冲等。大肠俞属足太阳膀胱经，位居腰背部，为治疗腰腿痛之常用穴，经脉所过，主治所及，功善强健腰膝；环跳为足少阳胆经与足太阳膀胱经之交会穴，功善疏通二经之精气，有通经活络之功、止痛强筋之效，为治疗下肢痿痹不遂之要穴、主穴；委中、委阳隶属足太阳膀胱经，位于腘窝之中，功善舒筋利节，治疗下肢痹痛；太冲为足厥阴肝经之输穴、原穴，泻之则通经行瘀止痛，输穴所在，主治所及，治疗足踇趾疼痛。电针环跳与委中，委阳与太冲阴极在下，阳极在上，疏密波刺激，一正一负，一阴一阳，泄邪实以通经活络，化瘀止痛。配穴取居髎、风市、承山、昆仑、悬钟，配合主穴以活络通经止痛。间使为手厥阴心包经之经（金）穴，功善疏导厥阴经经气，与太冲相配可疏肝解郁除烦，宁心安神。

二诊时病人疼痛未见缓解，心烦，夜寐痛醒，加百会、神门。头乃诸阳之会，百会逆督脉刺入，潜阳镇静；同时加神门助间使安神定志。

三诊时病人疼痛稍缓解，心烦稍减轻，效则不改前方，遂治法同二诊。

四诊又较前显效，且无心烦，夜寐佳，故取初诊处方去间使。

五诊与四诊比较无明显改变，故治疗同四诊。

六诊时病人疼痛消失。嘱其不要久坐寒冷之地，以免寒邪伤正，引发疼痛。建议进行适当体育锻炼，强筋健骨。

37. 股外侧皮神经炎

股外侧皮神经炎又称感觉异常性股痛,是一种较常见的周围神经性疾病。临床表现为一侧或双侧大腿外侧皮肤有蚁走感、麻木或疼痛,站立或步行过久可加重;局部皮肤感觉减退或过敏,但无肌肉萎缩或运动障碍。该病发病过程缓慢,中年男性多见。

本病属中医学"皮痹"范畴,以局部麻木或疼痛为主要症状。素体气血亏损,腠理空虚,卫气不能外护,风、寒、湿三气乘虚侵入,壅阻人体经络,气血凝滞,遂发生痹证。皮痹就是以局部或全身皮肤进行性肿硬、萎缩、疼痛为主要表现,严重者累及脏腑的痹证。

【中医辨证要点、治则与处方】

(1)寒湿痹阻。大腿外侧皮肤紧张而冷痛;皮肤不温,肢冷恶寒,遇寒加重,遇热减轻,口淡不渴;舌淡,苔白,脉紧。治则:祛风散寒,通络止痛。处方:主穴,阿是穴、风市、伏兔;配穴,阳陵泉、丘墟、支沟。

(2)湿热痹阻。大腿外侧皮肤疼痛;肤色略红,触之而热,身热不渴,大便干,小便赤;舌红,苔黄厚腻,脉滑数。治则:清热除湿,通络止痛。处方:主穴,阿是穴、伏兔、阴市;配穴,合谷、委中、足三里。

(3)气血亏虚。大腿外侧皮肤疼痛;肌肤麻木不仁,周身乏力,头晕目眩,声怯气短,面色不华,爪甲不荣;唇舌色淡,舌有齿痕,苔薄白,脉细。治则:补益气血,濡养筋皮。处方:主穴,阿是穴、中渎、伏兔;配穴,血海、气海、足三里。

(4)痰阻血瘀。大腿外侧皮肤疼痛;皮肤捏之不起,肤色暗滞,肌肉消瘦,屈伸不利;舌质暗,有瘀点,苔厚腻,脉涩。治则:祛湿化痰,活血通络。处方:主穴,阿是穴、风市、伏兔;配穴,中脘、血海、合谷。

【主穴定位】

(1)伏兔。

[标准定位] 在大腿前面,当髂前上棘与髌底外侧端的连线上,髌底上6寸。见图4-37-1。

[刺灸法] 直刺1~2寸。

(2)阴市。

[标准定位] 在大腿前面,当髂前上棘与髌底外侧端的连线上,髌底上3寸。见图4-37-1。

[刺灸法] 直刺1~1.5寸。

（3）中渎。

［标准定位］在大腿外侧，当风市下2寸，或腘横纹上5寸，股外侧肌与股二头肌之间。见图4-37-2。

［刺灸法］直刺1~2寸。

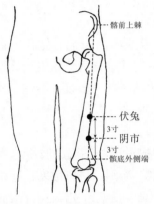

图4-37-1 伏兔、阴市

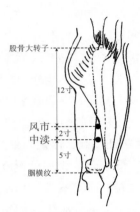

图4-37-2 中渎

（4）风市见图4-35-2。

【病例】和某，女，58岁，退休。初诊：2008年6月16日。主诉：右大腿外侧痛伴麻木半年余，加重10天。

病人1月中旬因陪客人去观赏冰灯，在室外停留时间过长，当时室外温度-28℃，第二天开始感觉右大腿外侧酸楚隐痛，一周后针刺样灼痛，行走时疼痛明显加重，休闲和睡眠后减轻，腰椎CT、髋关节CT未发现结核、肿瘤等病变，当地医院诊断为股外侧皮神经炎，在病人右髂前上棘内下方压痛点处注射镇痛类药物，具体药名不详，病人疼痛明显减轻，但每遇下肢活动时间过长，或游泳后该处疼痛即发作。此次疼痛发生于10天前参加老年快步行走比赛，又被雨淋之后，病人虽然接受同上治疗，但疼痛未见缓解，故来我处求治。病人告知右股前外侧至膝上10cm处有40cm×30cm大小的针刺样疼痛麻木区，触摸及与衣物摩擦时疼痛加重，遇风雨天症状加重，红外线频谱治疗仪照射后稍缓解，不喜在空调房间停留，喜欢日光照射患侧。FPS为6分，右髋关节后伸时疼痛加重，右髂前上棘内下方10cm处压痛明显，舌淡紫红，苔薄微黄，脉弦涩。

［诊治经过］西医诊断：股外侧皮神经炎。中医诊断：皮痹。主症：右股前外侧痛伴麻木。次症：遇寒加重，遇热减轻，脉弦涩，舌淡紫红，苔薄微黄。兼症：摩擦痛，压痛。证型：寒邪客络，筋皮失养。治则：祛寒除湿，通络止

痛。处方：主穴，阿是穴、风市、伏兔（皆取患侧）；配穴，阳陵泉、丘墟、支沟（皆取患侧）。刺灸法：阿是穴即右髂前上棘内下方 10cm 处压痛点，直刺 1 寸，在其周围各 1 寸处取四点平刺，针尖朝向第 1 针，刺入 1 寸左右，风市及伏兔刺法同阿是穴，并在三针处加以温针灸，约 20 分钟艾炷燃尽后出针；阳陵泉、丘墟、支沟行迎随补泻的泻法刺之，得气后行提插捻转的强刺激手法，留针 20 分钟后出针。留针 10 分钟时病人自觉疼痛明显减轻，FPS 为 2 分。

二诊：2008 年 6 月 17 日。治疗同前。

三诊：2008 年 6 月 18 日。右前外侧麻木和刺痛明显减轻，手指触摸及与衣物摩擦时疼痛现象消失，舌淡紫，苔薄白，脉弦涩，右髋关节后伸时疼痛减轻，但昨日偶感风邪，今日前额及颞部痛，咳嗽及流清涕。初诊处方基础上加合谷、曲池，直刺得气后留针，20 分钟出针。

四诊、五诊：2008 年 6 月 19 日、20 日。治疗方法同三诊。

六诊：2008 年 6 月 21 日。病人疼痛麻木消失，FPS 为 0 分，股前外侧皮肤痛温觉稍减退，感冒诸症消失。处方：梅花针叩刺，即手持梅花针沿股前外侧足阳明胃经和足少阳胆经上下叩打，以局部皮肤发红或渗出血丝为度，并嘱病人回家后用艾条灸伏兔、血海、风市、髀关等穴，每天 1 次，以所灸之处微红为度，共灸 5 天，以巩固疗效。

[诊治思路分析] 该病人感寒病史较清晰，每次发病皆因寒冷等环境改变。根据病人现有症状及查体，可诊断为皮痹（寒湿痹阻型）。寒湿客络，络脉不通，筋皮失荣，不通则感觉疼痛，不荣则感觉麻木。治疗需按祛寒除湿、通络止痛的原则。选穴上以阿是穴、风市、伏兔为主穴，配以阳陵泉、丘墟、支沟等穴位。阿是穴可疏通局部经络；风市为足少阳胆经的腧穴，是治风的要穴，有祛风利湿、舒筋活络之功，可治疗下肢痿痹麻木；伏兔为足阳明胃经腧穴，阳明经为多气多血之经，该穴更具有舒筋活络的作用，治疗下肢麻痹；阳陵泉为八会穴之筋会，可舒筋利节；丘墟为足少阳胆经原穴，可扶正祛邪，善治下肢痿痹；支沟为手少阳三焦经经穴，此为同名经取穴，该穴善于通经开窍，活络散瘀。温针灸是为了祛风散寒，病性为实，所以用泻法刺之。

二诊，同前治法。

三诊，病人感染风寒，表证较重，遂加合谷、曲池。此二穴功专疏风解表，调理气血。

四诊、五诊，同三诊治法。

六诊，病情大有好转，为求痊愈，用梅花针叩刺足阳明胃经和足少阳胆经。此二经循行于大腿之前侧和外侧，正是病位所在，叩刺可疏通气血。艾灸伏兔、血海、风市、髀关可温经散寒通络，巩固疗效。

38. 股骨头缺血性坏死

股骨头缺血性坏死为常见的骨关节病，主要症状是间断性疼痛逐渐发展到持续性疼痛，疼痛可继发肌肉痉挛和限制关节活动，甚至严重致残而跛行。临床与风湿病、血液病、潜水病、烧伤等疾患有关，一般最先破坏邻近关节面组织的血液供应，进一步造成股骨头缺血性坏死。激素类药物也是导致本病发生的原因之一。

中医学认为本病发生的主要原因是正气不足，肾精匮乏，骨髓失充，风寒湿邪外袭，瘀血不通，使人体阴阳失去平衡，古代称该病为"髀枢痹""骨痹""骨萎""骨蚀症"。

【中医辨证要点、治则与处方】

（1）骨伤郁结。外伤史，髋部疼痛，向膝部放射，或刺痛拒按，轻度跛行；舌紫暗或有瘀点，苔薄白，脉弦涩。治则：活血化瘀，荣骨止痛。处方：主穴，居髎、阿是穴；配穴，血海、悬钟。

（2）气滞血瘀。无外伤史，服用激素类或消炎镇痛类药物后发病，髋部刺痛，痛有定处；或窜痛时轻时重，夜间加重，跛行；舌质紫暗或有瘀斑，脉涩或沉弦。治则：行气活血，壮骨止痛。处方：主穴，居髎、阿是穴；配穴，血海、尺泽、筑宾。

（3）寒湿阻滞。髋部持续性重着疼痛，得热痛减，畏寒怕冷；舌淡红、胖大有齿痕，苔白腻，脉沉缓。治则：祛寒除湿，活血通络。处方：主穴，居髎、阿是穴；配穴，阴陵泉、阳陵泉、水泉、关元（灸）。

（4）髓虚失充。髋部胀痛，下肢乏力，腰膝酸软，头昏耳鸣，精神萎靡，关节屈伸不利；舌淡红，苔薄或少苔，脉沉尺弱。治则：滋补肝肾，充养骨髓。处方：主穴，居髎、阿是穴；配穴，肝俞、肾俞、太冲、太溪。

（5）气血不足。髋部疼痛，面色无华，倦怠乏力，气短懒言；舌淡白，苔薄，脉虚或细。治则：补益气血，荣骨止痛。处方：主穴，居髎、阿是穴；配穴，血海、足三里、三阴交。

【主穴定位】

居髎。

［标准定位］在髋部，当髂前上棘与股骨大转子最凸点连线的中点处。见图4-38-1。

［刺灸法］直刺1~1.5寸。可灸。

[特异性] 足少阳胆经、阳跷脉交会穴。

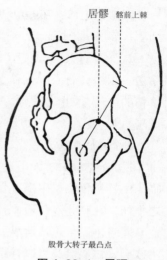

居髎　髂前上棘

股骨大转子最凸点

图 4-38-1　居髎

【病例】孟某，男，43 岁，干部。初诊：2009 年 9 月 10 日。主诉：双髋部疼痛半年余。

半年前，病人先后发生左右髋关节剧痛，曾在某医院诊断为股骨头无菌性坏死，接受髋关节注射药物和静脉滴注改善血液循环的药物（具体药物不详）治疗后剧痛消失，但双髋关节有隐痛、钝痛，以右腹股沟疼痛明显。病人久立及行走时疼痛加重。先后服用各种中药治疗，现拄双拐以辅助行走。为求进一步诊治，来我处。病人平素酗酒、抽烟，有时彻夜不眠，经常腰酸膝软，手足不温，夜寐有时盗汗，或耳鸣。患病后，曾有斑秃史。现五心烦热，口干咽燥，左耳蝉鸣。双髋关节 X 线检查显示左股骨头坏死 I 期，右股骨头呈 II 期改变。髋关节屈曲挛缩试验阳性。患髋 "4" 字试验阳性。VAS 为 4 分。舌淡红，苔薄白，脉沉数双尺弱。

[诊治经过] 西医诊断：股骨头缺血性坏死。中医诊断：骨蚀症。主症：双髋关节隐痛、钝痛。次症：久立及行走时疼痛加重，腰酸膝软，夜寐有时盗汗，五心烦热，口干咽燥，左耳蝉鸣，舌淡紫，苔薄白，脉沉数双尺弱。兼症：有时彻夜不眠，手足不温。证型：精亏血瘀，骨髓失充。治则：补精化瘀，生髓补骨。处方：主穴，居髎、阿是穴；配穴，悬钟、血海、冲门、筑宾、阴郄。刺灸法如下。病人分别取左侧或右侧卧位，然后针刺阿是穴（在髋关节附近处寻找）、居髎，刺入得气后，双手运针，行提插捻转强刺激，使髋关节周围得气感明显，双手行针 1~3 分钟，留针，每 10 分钟行针 1 次，行针 3 次后出针；换另一侧，用相同方法针刺。结束后病人取仰卧位，悬钟、血海、冲门、筑宾、阴郄皆顺经刺入，得气后行提插捻转弱刺激，留针，每隔 10 分钟行针 1 次，10 分钟后出针。每隔 2 日治疗 1 次。嘱其服用知柏地黄丸，每次 1 丸，每日 3 次；鹿茸 3 片，西洋参 15g，水煎开后代茶饮，每日 300~500ml。

二诊：2009 年 9 月 13 日。病人疼痛同前，但五心烦热明显减轻，腰膝酸软、左耳鸣未见改善，舌脉同前。加耳门（左）、听宫（左）、听会（左）、太溪，行针、留针同初诊。

三诊：2009 年 9 月 15 日。病人双髋关节及腹股沟痛减轻，VAS 为 1~2 分，耳鸣同前，腰膝酸软、五心烦热间断性存在，但盗汗明显。加复溜，顺经刺入，得气后留针。

四诊至七诊：2009 年 9 月 17 日至 23 日。皆按三诊方法加减治疗。嘱病人戒烟酒，节房事，慎起居，避风寒。

八诊：病人双髋关节及腹股沟痛基本消失，无五心烦热等症，舌淡紫，苔薄白，脉缓。病人因工作关系而不能坚持来针灸治疗，故选用益气壮骨、补髓填精的中药，如：补骨脂、杜仲、桑寄生、菟丝子、桑椹子、枸杞子等中药加减调制。

3 个月后，病人去拐，身体恢复健康，正常工作。

[诊治思路分析]通过该病人主诉可知，其素体精亏血瘀，骨髓失充，故临床用补精化瘀、生髓补骨法治疗。居髎穴为足少阳胆经之穴，为少阳气机升降之枢纽，针刺此穴气通血行，有通痹之效。在髋关节附近选取阿是穴，以疏经活血，通络止痛，尤其是双手行针强刺激以达到气至病所、补髓充骨之疗效。悬钟为八会穴之髓会，可以补精生髓。取足太阴脾经之血海、冲门益气活血。筑宾为阴维脉之郄穴，属足少阴肾经腧穴，可补肾助阳，填精益髓。阴郄为手少阴心经郄穴，可宁心安神，清心除烦，治疗五心烦热等。知柏地黄丸为六味地黄丸（熟地黄、山萸肉、山药、泽泻、牡丹皮、茯苓）加知母、黄柏而成，加强了滋肾阴、清相火的作用。该方主要治疗肝肾阴虚、虚火上炎证，症见头目昏眩，耳鸣耳聋，五心烦热，腰膝酸痛，遗精梦泄，骨蒸潮热，盗汗颧红，咽干口燥，舌质红，脉细数。用该方恰对其症。

二诊，耳鸣未见改善，故加耳门、听宫、听会宣通耳窍；加足少阴肾经原穴太溪以补肾聪耳，治疗其耳鸣症状。

三诊，因其盗汗明显故针刺复溜，因复溜为五输穴之经穴，五行属金，有补肾益阴、温阳利水、止汗的作用。

四诊至七诊，皆按三诊方法治疗，而获得较好疗效。后因个人原因病人未能接受针灸治疗，故服用中药以益气壮骨、补髓填精，终获全效。

39. 增生性膝关节炎

增生性膝关节炎是由年龄增长或其他原因导致的膝关节软骨非炎症性退行性病理改变。原发性增生性膝关节炎是由年老而骨质代谢异常所致；继发性增生性膝关节炎多因外伤、内分泌代谢性疾病所引起。本病起病缓慢，病程较长，随年龄增长而发病率逐渐上升。

本病属中医学"骨痹""痛痹"范畴，多因年老体衰而髓海不足、骨失所养或外伤损骨而致骨态变形所致。

【中医辨证要点、治则与处方】

（1）肾阳不足。膝关节疼痛，腰膝酸软，畏寒肢冷，小溲清长，劳累后加重；舌淡红，苔薄白，脉缓或尺弱；伴有头晕，耳鸣，眼花。治则：温肾壮阳，通络止痛。处方：主穴，犊鼻、鹤顶、足三里、内膝眼；配穴，阴谷、太溪、曲泉。

（2）瘀血阻滞。膝关节刺痛，痛处固定不移；唇舌紫暗，脉沉涩；伴关节畸形，活动受限，面色晦暗。治则：活血化瘀，荣骨止痛。处方：主穴，血海、梁丘、阿是穴；配穴，鹤顶、犊鼻、内膝眼、申脉、照海。

（3）寒湿凝滞。膝关节冷痛、重着、屈伸不利，遇寒加重，得热则舒；舌淡，苔薄白，脉沉迟或涩。治则：祛寒除湿，温经止痛。处方：主穴，阿是穴、曲泉、阳陵泉、阴陵泉；配穴，鹤顶、血海、内膝眼、三阴交。

【主穴定位】

（1）犊鼻。

［标准定位］屈膝，在膝部，髌骨下缘，髌骨与髌韧带外侧凹陷中。见图 4-39-1。

［刺灸法］屈膝90°，向后内斜刺 1~1.5 寸。

（2）鹤顶。

［标准定位］屈膝，在膝上部，髌底的中点上方凹陷处。见图 4-39-1。

［刺灸法］直刺 0.5~0.8 寸。

（3）内膝眼。

［标准定位］屈膝，在髌韧带内侧凹陷处。见图 4-39-1。

［刺灸法］从前内向后外斜刺 0.5~1 寸。

（4）梁丘。

［标准定位］屈膝，在大腿前面，当髂前上棘与髌底外侧端的连线上，髌底上 2 寸。见图 4-39-2。

［刺灸法］直刺 1~1.5 寸。

［特异性］足阳明胃经郄穴。

（5）曲泉。

［标准定位］在膝内侧，屈膝，当膝关节内侧面横纹内侧端，股骨内侧髁的后缘，半腱肌、半膜肌止端的前缘凹陷处。见图 4-39-3。

［刺灸法］直刺 0.8~1 寸。

［特异性］足厥阴肝经合穴。

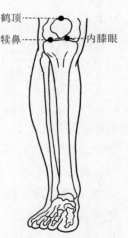

图 4-39-1　犊鼻、鹤顶、内膝眼

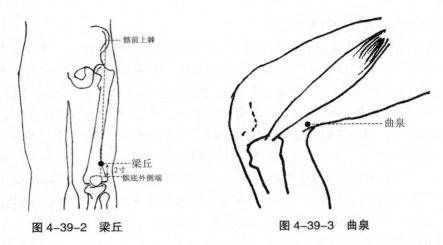

图 4-39-2　梁丘　　　　　　　　　图 4-39-3　曲泉

（6）足三里见图 1-1-3，血海见图 1-5-4，阳陵泉见图 1-8-5，阴陵泉见图 1-4-4。

【病例】杨某，女，57 岁，退休工人。初诊：2009 年 2 月 27 日。主诉：双膝关节痛 5 年余，近 1 周加重。

5 年前，病人间断性双膝关节疼痛，逐渐加重，虽经中医、西医等多方治疗，时好时坏，时轻时重，每遇阴雨天时疼痛加重。下蹲时，双膝关节内侧、外侧疼痛较剧烈，以右膝为重。病人平素畏寒肢冷，倦怠乏力，腰痛，多梦，小便清长，有时耳鸣、脑鸣，此次疼痛为长期蹲位擦洗地板所致。平素服用健步虎潜丸、壮腰健肾丸、金匮肾气丸等药，但疼痛未见缓解。双膝活动时有骨摩擦音，双膝下蹲试验阳性（单足提起，另一膝逐渐下蹲，该膝疼痛剧烈），右侧为重。X 线片检查示髌骨边缘、胫骨边缘及股骨边缘骨质增生，骨关节面粗糙不平，髌骨、股骨关节间隙变窄。膝关节静止时 FPS 为 2 分，行走时 FPS 为 4 分，下蹲时 FPS 为 6 分，舌淡紫，苔薄白，脉涩。

［诊治经过］西医诊断：增生性膝关节炎。中医诊断：骨痹。主症：双膝关节及周围痛。次症：耳鸣，畏寒肢冷，腰痛，遇寒加重，舌淡紫，苔薄白，脉涩。兼症：脑鸣，多梦，倦怠乏力，小便清长。证型：肾阳不足，筋骨失养。治则：温肾壮骨，化瘀止痛。处方：主穴，关元、阴谷；配穴，犊鼻透内膝眼、鹤顶、梁丘、血海。刺灸法：主穴、配穴针刺得气后均加以雀啄灸，以温热透到肌层、骨关节间隙内和局部皮肤发红为度；留针 30 分钟，每 10 分钟行针 1 次，行针手法为提插捻转中等刺激。嘱其避风寒，慎起居，避免膝关节过劳。

二诊：2009 年 2 月 28 日。病人自觉疼痛未见减轻，但畏寒肢冷、倦怠乏力减轻，腰痛、耳鸣、脑鸣、不寐同前。初诊处方加耳门、听宫、听会、百会、四神聪。留针 30 分钟，每 10 分钟行针 1 次。

三诊：2009 年 3 月 1 日。双膝关节痛减轻，静止时疼痛不明显，行走时 FPS 为 2 分，下蹲时 FPS 为 4 分，腰痛基本消失，小便正常，仍耳鸣、脑鸣，睡眠由每夜 3 小时左右延长至 5 小时左右，但多梦。针灸治疗同前。

四诊：2009 年 3 月 3 日。治疗同前。

五诊：2009 年 3 月 5 日。双膝痛明显减轻，行走时偶有隐痛，下蹲时 FPS 为 2 分，但仍耳鸣、脑鸣。加率谷、翳风。留针、行针同前。

该病人又经上法治疗 5 次后，行走时虽偶有隐痛，但双膝下蹲时 FPS 为 0~1 分，脑鸣、耳鸣较前轻度改善，余症消失。舌淡紫，苔薄白，脉沉缓，双尺弱。嘱其早饭前服用杞菊地黄丸 2 丸，中午服通塞脉片 4 片，晚饭后服金匮肾气丸 2 丸，以巩固疗效。共服 2 周。

[诊治思路分析] 关元是足太阴脾经、足少阴肾经、足厥阴肝经在任脉的交汇点，可治疗一切阳虚证、气虚证。阴谷属肾经合穴，五行属水，可益肾调经，理气止痛。两穴合用从整体上温肾助阳，改善其肾阳不足症状。配穴为膝关节局部腧穴。犊鼻属足阳明胃经穴位，出自《灵枢·本输》"刺犊鼻者，屈不能伸"。该穴具有通经活络、疏风散寒、理气消肿止痛的作用。以犊鼻透内膝眼共奏疏经止痛之效。鹤顶为经外奇穴，出自《针灸集成》；足阳明胃经郄穴梁丘可健脾益胃；足太阴脾经血海活血调血，通行气血。三穴合用可疏通局部经络，活血止痛。诸穴加以雀啄灸更能起到温阳壮肾、强筋益骨的作用。

二诊，该病人脑鸣、耳鸣症状同前，故加耳门、听宫、听会以聪耳窍；加百会、四神聪益脑荣窍，镇静安神，以治疗其不寐症状。

三诊、四诊，症状稍有改善，治疗同前。

五诊，双膝痛明显减轻，但仍有脑鸣、耳鸣，故加率谷、翳风益髓通窍止鸣。经以上治疗后病人症状明显改善，嘱其服用滋肾养肝之杞菊地黄丸、补肾助阳之金匮肾气丸、活血化瘀之通塞脉片以巩固治疗。

40. 膝关节内侧副韧带损伤

膝关节内侧副韧带损伤因外伤机制和外力大小不同，分为拉伤、部分断裂和完全断裂。

本病属中医学"筋痹"范畴，多因暴力袭筋、气血瘀阻、筋肉瘀滞而致。

【中医辨证要点、治则与处方】

（1）筋伤血瘀。有外伤史或过度活动史，膝部疼痛由轻而重，或呈刺痛，拒按，轻度跛行；舌紫暗或有瘀点，苔薄白，脉弦涩。治则：活血化瘀，舒筋止痛。处方：主穴，阴陵泉、阴谷、委阳、阿是穴；配穴，血海、阳陵泉、足三里。

（2）寒湿阻滞。膝部持续性重着疼痛，患处冷感，得热痛减，畏寒怕冷；舌淡胖大，苔白腻，脉沉缓或沉迟。治则：祛寒除湿，温经通络。处方：主穴，阴陵泉、三阴交、阿是穴；配穴，阳陵泉、鹤顶、曲泉、风市。

（3）气血瘀滞。膝部刺痛，痛有定处，时轻时重，夜间加重，跛行；舌质紫暗或有瘀斑，脉细涩或沉弦。治则：活血化瘀，理气止痛。处方：主穴，阴陵泉、申脉、照海、阿是穴；配穴，太溪、血海、昆仑、鹤顶。

【主穴定位】

（1）阴谷。

［标准定位］在腘窝内侧，屈膝时，当半腱肌腱与半膜肌腱之间。见图4-40-1。

［刺灸法］直刺1~1.5寸。

［特异性］足少阴肾经合穴。

（2）委阳。

［标准定位］在腘横纹外侧端，当股二头肌腱的内侧。见图4-40-1。

［刺灸法］直刺1~1.5寸。

［特异性］三焦下合穴。

（3）申脉。

［标准定位］在足外侧部，外踝直下方凹陷中。见图4-40-2。

［刺灸法］直刺0.3~0.5寸。

［特异性］八脉交会穴，通阳跷脉。

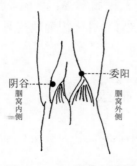

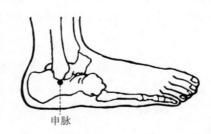

图4-40-1　阴谷、委阳　　　　图4-40-2　申脉

（4）阴陵泉见图1-4-4，三阴交见图1-1-4，照海见图1-7-2。

【病例】卢某，男，18岁，学生。初诊：2006年9月3日。主诉：右侧膝痛

3天。

病人3天前踢足球时不慎将膝关节损伤，导致右膝内侧疼痛，到医院行X线检查，未发现明显异常。右膝MRI提示右膝关节内侧副韧带损伤，但无韧带断裂。膝关节内未见出血。外侧副韧带正常。病人曾局部外敷治疗跌打损伤的膏药，局部疼痛有所减轻，但右膝关节活动时，疼痛加重。膝外展试验阴性，即在完全伸膝位和屈膝30°位时未发现膝关节松弛、疼痛，但内侧副韧带轻度压痛，以股骨内上髁处明显，膝关节肿胀不明显，但有皮下瘀斑。舌淡红，苔薄白，脉弦涩，VAS为2~4分。

[诊治经过] 西医诊断：膝关节内侧副韧带损伤。中医诊断：筋痹。主症：右膝内侧疼痛。次症：右膝关节活动时疼痛加重，舌淡红，苔薄白，脉弦涩。兼症：膝关节皮下瘀斑，轻度压痛。证型：瘀阻经筋。治则：活血化瘀，舒筋止痛。处方：主穴，阴陵泉（右）、阿是穴；配穴，血海、阳陵泉、反阿是穴（以舒为腧）。刺灸法：针刺得气后，通以电针，阴陵泉连正极，阿是穴连负极，疏密波，刺激强度以病人能够耐受为度，留针20分钟，出针后患处加灸10分钟；血海、阳陵泉逆经刺入，得气后，行强刺激；反阿是穴直刺得气后，行强刺激，每15分钟行针1次，留针30分钟后出针。

病人经上述治疗后，自觉疼痛明显减轻。先后治疗3次，疼痛消失。嘱病人仍注意休息，不要剧烈活动。2周后，病人正常学习，活动自如。

[诊治思路分析] 足太阴脾经合穴阴陵泉能健脾理气，益肾调经，通经活络。局部取阿是穴疏通经络，散除局部的气血壅滞，通则不痛。通以电针加强刺激，增强活血通络止痛之功。反阿是穴在疼痛位置的对侧，按压该穴时，原病灶疼痛立即消失或基本消失，即以舒为腧，可起到行气活血、通络止痛的作用。足太阴脾经血海活血调血，通行气血。《灵枢·邪气脏腑病形》篇载有"筋急，阳陵泉主之"。《马丹阳天星十二穴歌》："膝肿并麻木，冷痹及偏风，举足不能起，坐卧似衰翁，针入六分止，神功妙不同。"阳陵泉治疗足少阳胆经体表循行通路上的病变和筋病，逆经刺可消瘀活血。诸穴合用，3次获得显效。

41. 踝关节扭挫伤

踝关节扭挫伤多因在不平的路面行走、跑步、跳跃或下楼梯时，足突然向内或向外翻转导致的踝关节部肌腱、韧带等软组织扭挫伤。临床表现的特点是踝部肿胀、剧痛及伴有不同程度的功能障碍。

该病属中医学"伤筋""筋痹"范畴。筋痹语出《素问·痹论》，是因人体正虚，风寒湿热之邪客于筋脉，或外伤于筋，或痰湿流注筋脉，气血闭阻所致，临床表现为筋脉肿胀、疼痛，渐至肌肉、关节肿胀，皮色暗红，屈伸不利。

【中医辨证要点、治则与处方】

（1）气滞血瘀。损伤早期，踝关节局部肿胀，疼痛剧烈，压痛明显，动则尤甚，活动受限；舌淡红或有瘀点，苔薄白，脉弦涩。治则：行气活血，荣养筋肉。处方：主穴，反阿是穴、悬钟；配穴，解溪、申脉、照海。

（2）气虚寒凝。损伤后期，病程迁延或久治不愈，踝关节痛点固定，隐痛酸楚，关节屈伸不利，遇寒加重；舌有瘀斑，苔白腻，脉缓涩。治则：益气活血，祛寒通络。处方：主穴，反阿是穴、百会、冲阳；配穴，解溪、昆仑、丘墟，加灸。

【主穴定位】

（1）反阿是穴。

［标准定位］确定疼痛所属肌肉或疼痛部位（或邻近部位）所附着的主要肌肉，然后在此肌肉的起止点或肌腹的隆起最高处的对侧以指按压来寻找反阿是穴。反阿是穴本身有时有明显压痛（刺痛或酸胀）。按压该穴时，患侧局部疼痛、压痛，或关节活动痛立刻完全消失或基本消失。

［刺灸法］毫针针刺，根据体位决定深浅。

（2）悬钟见图 2-17-1，百会见图 1-3-3，冲阳见图 1-5-2。

【病例】郑某，女，58 岁，教师。初诊：1999 年 10 月 6 日。主诉：左踝关节外侧疼痛 2 周。

病人 2 周前下楼梯时，不慎失足踩空，左踝内翻而出现左踝关节外侧前下方肿胀、疼痛，初始不能走路，外敷消瘀膏后疼痛肿胀减轻，现需拄拐行走，自服跌打丸，每次 1 丸，每天 3 次，为求迅速治愈而来我处。病人形体肥胖，左外踝前下方明显肿胀，压痛阳性。足部做内翻动作时，外踝前下方剧痛，FPS 为 6 分。X 线检查未见韧带断裂和骨折。舌淡红，有齿痕、瘀斑，苔薄白。脉弦涩。

［诊治经过］西医诊断：踝关节扭挫伤。中医诊断：筋痹。主症：左足踝痛。次症：肿胀、压痛，舌淡红，有瘀斑、齿痕，苔薄白，脉弦涩。兼症：形体肥胖。证型：气滞血瘀，损伤筋肉。治则：行气活血，荣养筋肉。处方：主穴，反阿是穴；配穴，阳陵泉、悬钟、丘墟、冲阳、足临泣、申脉（均取患侧）。刺灸法如下。反阿是穴，即在患足对侧右外踝前下方寻找最痛点，加以针刺。该病人最痛点位于丘墟前 1 寸，申脉前 2 寸，在此两点处用毫针刺入，快速捻转提插强刺激，约 15 秒后病人疼痛明显减轻，FPS 为 2 分。丘墟、冲阳、足临泣、申脉

平刺，针尖朝向肿痛处。阳陵泉、悬钟以迎随补泻的补法刺入，留针 30 分钟，每 15 分钟行针 1 次。30 分钟后出针。隔日针灸 1 次。

二诊：1999 年 10 月 8 日。病人左踝关节肿胀疼痛较初诊明显减轻，FPS 为 2 分。继续同前治疗。同时用中药熏洗。处方：补骨脂、杜仲、桑寄生、赤芍、伸筋草、威灵仙各 20g，1 剂，装入布袋中，水煎后熏洗，每次 20 分钟。

三诊：1999 年 10 月 10 日。病人电话告知左踝关节疼痛基本消失，但有时酸楚隐痛、稍有肿胀，询问是否可以停止针灸。嘱其每日用中药熏洗 2~3 次，继续熏洗 5 天。

[诊治思路分析] 治疗扭伤以局部取穴为主，疏通经络，散除局部的气血壅滞，通则不痛。根据"菀陈者则除之""血实者则决之"的原则，治宜活血止痛，祛瘀消肿。反阿是穴是脏腑经络病变在体表的反映，具体位置是在疼痛位置的对侧，寻找时触摸该处，病人有疼痛明显减轻的表现，即以舒为腧，可直达病所，泻其邪气。阳陵泉为八会穴中的"筋会"，为治疗筋病之要穴。悬钟为足少阳胆经穴位，可泻胆火，清髓热，疏筋脉，平肝息风，疏肝益肾。丘墟为足少阳胆经原穴，申脉为八脉交会穴，通阳跷脉，取之可调阴阳，行气活血，疏筋活络。冲阳为足阳明胃经腧穴，可和胃化痰，通络宁神。足临泣为足少阳胆经输穴，通带脉，理气通络。诸穴合用，疏通气血，达到止痛消肿之功。

二诊，疼痛症状改善，除针刺外，增加中药熏洗。方中补骨脂补肾助阳；杜仲、桑寄生补肝肾，强筋骨；赤芍行瘀止痛，凉血消肿；伸筋草、威灵仙祛风散寒，除湿消肿，舒筋活络。

三诊，继续中药熏洗，诸药合用共奏行气活血、荣养筋肉之功，可获痊愈。

42. 跟腱炎

跟腱炎为在行走、跑跳等剧烈运动时跟腱及周围的腱膜劳损，引起纤维撕裂、充血、水肿、纤维变性、钙化的无菌性炎症性疾病，临床表现为局部疼痛，足跟不能着地，踝关节背伸疼痛加重等。

跟腱炎属中医"伤筋"范畴，《素问·五脏生成》曰："诸筋者，皆属于节。"筋有刚柔之分：刚者附于关节，能束骨；柔者互相联系，能滋润关节和稳定关节的屈伸活动。正常情况下诸筋各守其位，协调周身四肢百骸活动。气血充足则筋骨强壮，关节滑利。若人体正气不足，或跌仆闪挫、虚劳过度、风寒湿邪侵袭跟腱，则"骨正筋柔"的状态失衡而发生本病。

【中医辨证要点、治则与处方】

（1）寒客经脉。踝关节疼痛，畏寒肢冷，遇寒加重，得热痛减；舌淡，苔白，脉沉涩。治则：温经散寒，舒筋通络。处方：主穴，太溪、昆仑；配穴，阳溪、中泉。

（2）血瘀阻经。踝关节刺痛，痛有定处；舌暗红有瘀斑，脉缓涩。治则：活血化瘀，通络止痛。处方：主穴，阿是穴、血海；配穴，委中、曲泽、承山。

（3）血亏失养。踝关节隐痛，头晕眼花，心悸失眠；唇色淡白，舌淡，苔白，脉细。治则：补气养血，濡养经筋。处方：主穴，昆仑、仆参；配穴，足三里、气海、关元。

（4）肾精匮乏。踝关节疼痛，腰膝酸软，耳鸣、耳聋；舌淡红，脉缓涩尺弱。治则：补肾填精，通络荣筋。处方：主穴，太溪、大钟、水泉；配穴，三阴交、足三里、肾俞、命门。

【主穴定位】

（1）仆参。

［标准定位］在足外侧部，外踝后下方，昆仑穴直下，跟骨外侧，赤白肉际处。见图4-42-1。

［刺灸法］直刺0.3~0.5寸。

（2）大钟。

［标准定位］在足内侧，内踝后下方，太溪穴下0.5寸稍后，跟腱内缘。见图4-42-2。

［刺灸法］直刺0.3~0.5寸。

［特异性］足少阴肾经络穴。

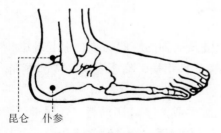

图4-42-1 仆参

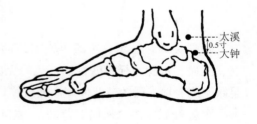

图4-42-2 大钟

（3）太溪见图1-4-6，昆仑见图3-22-3，血海见图1-5-4，水泉见图2-11-2。

【病例】李某，男，21岁，运动员。初诊：2003年10月23日。主诉：右足跟腱部疼痛5个月余。

病人5个月前踢足球时跌倒，导致右足跟腱部不完全性断裂，当时疼痛剧烈、肿胀，局部CT检查诊断为不完全撕裂伤，给予中医理筋手法治疗后，用石膏固定于跖屈位。4周后去除石膏，但局部仍肿痛，内服活血化瘀的中药，外用某医院的骨科熏洗药，右足跟腱部肿胀、皮下瘀斑消失，但间断性酸楚隐痛，步行超过30分钟或慢跑10分钟后右足跟腱部疼痛加重，右足跖屈无力，有时呈跛行，休息后消失。病人近2个月腰酸膝软，有时耳鸣，多梦，噩梦梦境清晰，咽干，有时夜尿频，右小腿酸楚疼痛，按摩后减轻。VAS为2~3分。舌淡红，散在瘀点，少苔，左尺弱，右脉缓涩。CT示跟腱关节撕裂伤。

[诊治经过] 西医诊断：跟腱损伤后遗症（跟腱炎）。中医诊断：筋痹。主症：右足跟腱部疼痛。次症：腰酸膝软，舌淡红，散在瘀点，少苔，左尺弱，右脉缓涩。兼症：耳鸣，多梦，咽干，有时夜尿频，右足跖屈无力，右小腿酸楚疼痛。证型：肾精亏乏，筋络阻滞。治则：补肾填精，通络荣筋。处方：主穴，太溪、昆仑、水泉、仆参；配穴，阳陵泉、承山、承筋、耳门、听宫、听会、筑宾。刺灸法如下。太溪透昆仑、水泉透仆参，得气后行提插捻转之补法；承山透承筋、阳陵泉、筑宾，针刺得气后行提插捻转的中度刺激手法。留针30分钟，每15分钟行1次。耳门、听宫、听会，毫针直刺，得气为度。嘱病人不要做足踝部剧烈运动，早晨服壮腰健肾丸2丸，中午服健步虎潜丸2丸，晚上服天王补心丹2丸，10天为1个疗程。艾灸关元穴10分钟，并嘱病人回家后自行艾灸关元穴1次。

二诊：2003年10月26日。病人右踝关节仍疼痛，VAS为2~3分，但夜尿由原来每夜5~6次减少到1~2次。小腿腓肠肌酸楚胀痛消失，仍耳鸣多梦。加刺百会、四神聪，百会针尖向前顶方向刺入，行针、留针同前，余同初诊。

三诊：2003年10月29日。右足踝疼痛消失，VAS为0分，咽干消失，无噩梦，虽做梦但梦境不清晰，仍耳鸣，舌脉同前。初诊处方去承山透承筋、阳陵泉，余同二诊治疗。

四诊：2003年10月30日。跟腱无力消失，可步行40分钟，慢跑20分钟以上，未见跟腱疼痛。耳鸣未消失，舌淡红，苔薄白，脉缓而涩。继续针灸治疗耳鸣诸症。主穴为率谷、天冲、浮白；配穴为阳池、足临泣、阴陵泉、三阴交、太溪。局部穴位用泻法，远端取穴用补法，留针30分钟，每15分钟行1次。停用壮腰健肾丸、健步虎潜丸、天王补心丹。给予耳聋耳鸣丸，每次2丸，每日3次，口服。

[诊治思路分析] 该病人5个月前曾有外伤史，经治疗后跟腱部仍留有疼痛，故来我院求进一步治疗。该病人除右足跟腱部疼痛外，近2个月出现腰膝酸

软、耳鸣等肾精不足症状。《针灸聚英·肘后歌》曰："打仆伤损破伤风，先于痛处下针攻。"扭伤多为关节伤筋，属经筋痛，在筋守筋，故治疗以扭伤局部取穴为主，疏通局部经络的气血壅滞，通则不痛。又《灵枢·经脉》篇描述肾经"起于小指之下，邪走足心，出于然谷之下，循内踝之后，别入跟中"。故我们治本病时，取肾经之原穴太溪、肾经之郄穴水泉，以达到补肾壮骨、活血壮筋的目的；又取足太阳膀胱经穴昆仑、仆参，以温经散寒，祛瘀消肿。以上四穴为主穴，既可以补充肾精之不足，又可以祛瘀通络止痛。配穴取八会穴之筋会阳陵泉与承山、承筋柔筋止痛，以治疗小腿酸楚疼痛；耳门、听宫、听会分别为三焦经、小肠经、胆经腧穴，治疗其耳鸣症状；筑宾属足少阴肾经腧穴，为阴维脉之郄穴，可补肾利水。健步虎潜丸主治四肢疼痛、筋骨痿软、腰酸腿痛、足膝无力、步履艰难、肾虚寒湿，既能补肝肾之虚，又能强腰膝之弱。该病人阴亏血少，心肾之阴不足，以致虚烦少寐，心悸神疲，天王补心丹可滋阴养血，补心安神，治疗其失眠多梦。灸关元以补中益气。

二诊，症状缓解但仍有耳鸣多梦，故选用百会、四神聪以醒脑安神。

三诊，因该病人足踝疼痛消失，故去承山透承筋、阳陵泉。

四诊，该病人跟腱无力消失，未见跟腱疼痛，故着重治疗其耳鸣症状。更换主穴、配穴。局部取足少阳胆经腧穴率谷、天冲、浮白疏导胆经经气，宣通耳窍。手少阳三焦经原穴阳池可以治疗五官科疾病，足少阳胆经输穴足临泣清肝胆火，足太阴脾经之阴陵泉可补益脾胃、濡养耳窍，足太阴脾经之三阴交濡养肝肾之阴，足少阴肾经原穴太溪补肾填精、上荣耳窍。

43. 跟痛症

跟痛症是以足跟部疼痛而命名的疾病，是指跟骨结节周围由慢性劳损所引起的以疼痛及行走困难为主的病症，常伴有跟骨结节部骨刺形成。

跟骨为足少阴肾经及足太阳膀胱经所经过，中医学认为，跟痛症属"痹证""肾痹"范畴，与肾虚、劳损及督脉失于温养相关。其病机为肝肾虚损，筋骨衰退。各种原因引起慢性劳损，风寒湿邪侵袭足部筋骨，使其失于濡养，气血痹阻即形成跟痛症。

【中医辨证要点、治则与处方】

（1）风寒湿侵袭。足跟僵硬疼痛；舌质淡，苔薄白，脉浮紧；或伴恶寒无汗，头痛喜温，遇阴雨天加重。治则：祛风散寒，除湿止痛。处方：主穴，昆仑、丘墟、申脉；配穴，天柱、养老、合谷。

（2）气滞血瘀。足跟痛如针刺，痛有定处，夜间痛甚，不敢着地；舌质暗紫，或有瘀斑，脉细涩；或有手部大小鱼际肌萎缩，或皮肤干燥，心烦胸闷，面色无华。治则：理气活血，疏经通络。处方：主穴，悬钟、阿是穴、血海；配穴，三阴交、足三里、合谷。

（3）肝肾不足。足跟疼痛，麻木痛著，反复发作，迁延不愈；舌质暗，脉沉细；或因活动而加重，伴腰膝酸软无力，头晕目眩倦怠。治则：补益肝肾，通经止痛。处方：主穴，太溪、照海、太冲、大钟；配穴，天柱、昆仑、水泉、申脉。

【主穴定位】

（1）丘墟。

［标准定位］在足外踝的前下方，当趾长伸肌腱的外侧凹陷处。见图4-43-1。

［刺灸法］直刺0.5~0.8寸。

［特异性］足少阳胆经原穴。

（2）昆仑见图3-22-3，申脉见图4-40-2，悬钟见图2-17-1，血海见图1-5-4，太溪见图1-4-6，照海见图1-7-2，太冲见图1-2-6，大钟见图4-42-2。

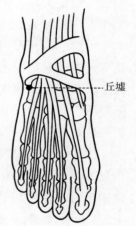

图4-43-1　丘墟

【病例】张某，男，58岁，工人。初诊：2006年夏季。主诉：右足跟疼痛16个月。

病人16个月前旅游中因长途行走4小时左右，感觉双腓肠肌酸楚，双足跟无力，休息后症状消失，但逐渐自觉右足跟及足心隐痛，热水浴足后症状消失，但站立超过20余分钟足跟痛复发作。该病人曾用活血化瘀中药每晚洗浴足部，但疼痛在久立、久行之后仍然发作。病人平素腰膝酸软，夜尿多，每夜可达5~8次，量少、色清。间断性耳鸣，目干而涩，口干心烦，有时胁痛，呃逆，有时手足心热，有时脊背痛。近半年右足痛逐渐加重，行走大约500米或站立约10分钟即出现右足疼痛剧烈，休息后减轻，有时晨起后站立突然足跟疼痛难忍，稍事行走，疼痛减轻，但行走时间过长时，疼痛又加重。曾服用健步虎潜丸、壮腰健肾丸等药物未见明显好转。跟骨跖面和侧面压痛明显，但局部未见红肿。X线检查未见右足跟骨骨质增生，左足轻度骨质增生。病人形体肥胖，FPS为4分。舌微红，少苔，脉沉弦，尺弱。

［诊治经过］西医诊断：跟骨痛。中医诊断：骨痹。主症：右足跟疼痛。次症：腰膝酸软，目干而涩，舌微红，少苔，脉沉弦，尺弱。兼症：夜尿多，间断性耳鸣，口干心烦，有时胁痛，呃逆，有时手足心热，有时脊背痛。证型：

肝肾阴虚，瘀血阻络。治则：滋补肝肾，活血通络。处方：主穴，太溪、大钟、照海、太冲；配穴，昆仑、丘墟、申脉、足临泣。刺灸法：太溪、大钟、照海、太冲刺入得气后，每穴行提插捻转的补法；昆仑、丘墟、申脉、足临泣针刺得气后，行提插捻转的泻法刺激。留针 30 分钟，每 10 分钟行针 1 次。

中药熏洗方：当归 20g，丹参 20g，赤芍 20g，黄芪 20g，生地黄 30g，杜仲 20g，补骨脂 20g，豨莶草 20g，桑枝 20g，木瓜 20g。将上药装入布袋中封口，水煎后放置 10 分钟左右，趁热熏蒸双足，水温稍凉后浸泡双足 15~20 分钟，每晚 1 次，每隔 3 天，换药 1 次。

二诊：次日。病人诉今晨起后未见足跟剧痛，但来医院途中疼痛因行走而发作，FPS 为 4 分。余症同前，治疗同前。

三诊：第五天。病人第三天、第四天因故未来针灸，但每日早晚两次熏洗足部，现晨起足跟痛症状消失，但昨日晚生气后胁痛、呃逆。FPS 为 2 分。舌微红，苔薄白，脉弦缓。初诊处方加支沟、内关，针刺得气后，行提插捻转的强刺激手法，留针 30 分钟后呃逆及胁痛消失，但仍手足心热，目干涩，嘱其服杞菊地黄丸，每次 2 丸，每日 3 次。

四诊：第六天。足跟痛基本消失，行走 30 分钟左右及站立 20 分钟左右时未见发生。FPS 为 0 分。治疗同初诊。巩固治疗 1 次。嘱继续熏洗足部 3 天，服用杞菊地黄丸 10 天以善后。

[**诊治思路分析**] 所谓久行伤筋，久立伤骨，肾主骨，肝主筋。病人平素腰膝酸软，夜尿多，量少、色清，耳鸣，目干、口干等，皆为肝肾阴不足之象。舌微红，少苔，脉沉弦，尺弱，亦为肝肾阴虚之象。

本病为肝肾阴虚，瘀血阻络，治以滋补肝肾，活血通络。太溪为足少阴肾经原穴，可滋肾水，养筋骨。大钟为足少阴肾经的络穴，可沟通足太阳膀胱经，以达到阴阳互补、滋而不燥之功。照海属足少阴肾经，通于阴跷脉。三穴共奏补肾通络之功。太冲为足厥阴肝经的原穴，可滋肝阴。昆仑、申脉两穴属足太阳膀胱经，与肾经互为表里。丘墟、足临泣属足少阳胆经，与肝经互为表里。针刺以上诸穴，体现了阴平阳秘、精神乃治的思想。中药熏洗方：生地黄 30g，杜仲 20g，补骨脂 20g，黄芪 20g，以补肝肾、强筋骨；当归 20g，丹参 20g，赤芍 20g，豨莶草 20g，桑枝 20g，木瓜 20g，以通经活络、活血止痛。

二诊，治同初诊。

三诊，针刺用泻法以行气止痛，疏肝解郁；服用杞菊地黄丸以补益肝肾之阴。

四诊，治同初诊，且服杞菊地黄丸善后。

44. 残肢痛

残肢痛是由于高位截肢或肩关节、髋关节、手指远端离断术后产生的断（残）肢疼痛。残肢痛的发生有下列因素：①皮肤病理性改变；②局部血液循环功能紊乱，造成缺血和缺氧；③皮肤、皮下组织或骨质感染症状；④局部骨刺的形成；⑤周围神经干在截肢后被切断而形成假性神经瘤。

【中医辨证要点、治则与处方】

（1）湿热瘀滞。患处红肿热痛，有沉重感；关节屈伸不利，烦闷不安，小便赤黄；舌质红，苔黄腻，脉濡数。治则：清热利湿，活血化瘀。处方：主穴，商阳、阴陵泉、少商、合谷、二间；配穴，阳溪、外劳宫、中泉、曲池、百会、神庭。

（2）热毒痹阻。患处赤肿焮热，疼痛剧烈，痛不可触；触之发热，得冷则舒，面赤咽痛，甚则神昏谵语；舌红或红绛，苔黄或黄腻，脉滑数或弦数。治则：清热解毒，活血化瘀。处方：主穴，商阳、少商、合谷、二间、三间；配穴，阳溪、外劳宫、中泉、曲池、曲泽、百会、神庭。

（3）瘀血痹阻。患处刺痛，痛处不移，久痛不已，或痛处拒按，局部肿胀可有瘀斑或硬结；舌质紫暗，舌苔薄白，脉细涩。治则：活血化瘀，通经止痛。处方：主穴，三阴交、合谷、二间、三间、曲池；配穴，血海、外劳宫、中泉、百会、膈俞。

【主穴定位】

（1）商阳。

［标准定位］在手示指末节桡侧，距指甲角 0.1 寸。见图 4-44-1。

［刺灸法］浅刺 0.1~0.2 寸，或点刺出血。

［特异性］手阳明大肠经井穴。

（2）阴陵泉见图 1-4-4，少商见图 1-1-2，合谷见图 1-2-2，二间见图 1-7-1，三间见图 4-28-1，三阴交见图 1-1-4，曲池见图 4-27-2。

【病例】刘某，男，31 岁，工人。初诊：2003 年 4 月 6 日。主诉：左手拇指、示指残端及掌、腕痛 1 个月余。

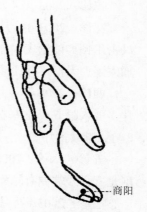

图 4-44-1 商阳

病人 2 个月前左手拇指、示指因外伤切除，局部伤口愈合良好，但 1 个月前出现断端疼痛，呈跳痛、刺痛，并向手腕处放射，每于夜晚睡眠时痛醒，局部疼痛敏感，手指触摸或手套摩擦均可使疼痛加重，在当地医院接受阿司匹林和消炎止痛等药物治疗，未见好转，接受利多卡因加地塞米松等药进行神经阻滞治疗，暂时缓解。病人情绪不稳定，焦虑心烦，抑郁近1周，因与他人发生口角，生气后情绪尤为激动，诱发残端灼痛，医生给予索米痛片、氟哌噻吨美利曲辛片（黛力新）等药物治疗，病人夜晚入睡前需服艾司唑仑片，并接受局部神经阻滞治疗，症状稍好转，现来我处治疗。左手拇指、示指自掌根处切除，留有缝合瘢痕，残端暗红，发绀，感觉发热，表情焦虑，坐卧不宁，心烦易怒，矢气臭，FPS为6分，汉密尔顿焦虑量表16分，汉密尔顿抑郁量表14分，舌红，苔黄燥，脉数。

[诊治经过] 西医诊断：残肢痛。中医诊断：热痹。主症：左手拇指、示指残端及掌、腕痛。次症：焦虑心烦，矢气臭，残端暗红，发绀，舌红，苔黄燥，脉数。兼症：抑郁，不寐。证型：郁热阻络，内扰心神。治则：清热宁神，通络止痛。处方：主穴，商阳（右）、少商（右）、合谷（右）、二间（右）、反阿是穴（右）；配穴，阳溪（左）、外劳宫（左）、中泉（左）、曲池（左）、百会、神庭。刺灸法：首先毫针点刺商阳、少商出血2~3滴；直刺合谷、二间、反阿是穴（位于左侧残端压痛点最明显的右侧虎口处），得气后给予提插捻转的强刺激；针刺阳溪、外劳宫、中泉、曲池，针尖方向皆朝向残端处，使针感达到残端及整个手和腕关节；百会、神庭逆督脉循行而刺入。留针30分钟，每15分钟行针1次。病人告知点刺商阳、少商后，残端热痛感减轻，FPS为4分，嘱其调节情绪，禁酒，戒烟。

二诊：2003年4月7日。治疗同前。

三诊：2003年4月8日。疼痛明显减轻，FPS为2分，汉密尔顿焦虑量表11分，汉密尔顿抑郁量表9分，大便仍不通畅，溲赤，夜寐稍好转，舌红，苔黄，脉数。加太溪、天枢，行提插捻转中等刺激手法。

四诊：2003年4月9日。今晨起大便通畅，溲赤消失，夜寐已不用艾司唑仑片，可入睡6小时左右，焦虑、抑郁同前，间断性残端疼痛，可以忍受，FPS为2分，继续治疗。

五诊、六诊：2003年4月10日、11日。治疗同前，但停用商阳、少商、反阿是穴，残端偶有隐痛，局部暗红，热感消失。

七诊：2003年4月12日。FPS为0分，可以停止治疗，汉密尔顿焦虑量表6分，汉密尔顿抑郁量表4分，嘱其每日自行按摩残端处2次，每次5~10分钟，停服氟哌噻吨美利曲辛片。

[诊治思路分析] 病人有左手拇指、示指切除史，有断端疼痛，并向手腕处放散，每于夜晚睡眠时痛醒，局部疼痛敏感，手指触摸或手套摩擦均可使疼痛

加重，后因与他人发生口角，生气后情绪尤为激动，怒则伤肝，肝郁气滞，气郁化火，故而诱发疼痛并加重。《黄帝内经》记载，"邪客于经，左盛则右病，右盛则左病""缪刺者，以左取右，以右取左"，且手阳明大肠经、手太阴肺经循行于拇指、示指，故取商阳、少商。商阳为手阳明大肠经的井穴，少商为手太阴肺经的井穴，点刺放血可泻其热。取合谷、二间、反阿是穴，以清热宁神、通络止痛。左侧阳溪、外劳宫、中泉、曲池为局部取穴，通其经络，活血止痛。百会、神庭为督脉穴位，逆经刺入，泻其热。

二诊时病人没有变化，继续以上治疗。

三诊时病人疼痛明显减轻，大便仍不通畅，溲赤，加太溪、天枢。太溪为足少阴肾经的合穴，滋补肾阴，清热泻火；便秘部位在肠，故取天枢，天枢又为大肠的募穴，通调大肠腑气。

四诊继续以上治疗。

五诊时间断性疼痛可以忍受，热象消失，故去商阳、少商、反阿是穴。

六诊继续以上治疗。

七诊时 FPS 为 0 分，嘱病人回去自我按摩局部，达到活血通络目的，因其抑郁消失，停服氟哌噻吨美利曲辛片。

45. 幻肢痛

幻肢痛为手术截除的肢体或某部分感觉到的疼痛，是主观感觉已被截除的肢体依然存在并有剧烈疼痛的幻觉现象。

有关幻肢痛的病因和病理、生理机制仍不清楚，但多认为幻肢痛是一种心理作用，即长期来自末梢的感觉已在脑皮质形成体象，其中一部分突然消失后体象并不从中枢消失，因而形成这种现象。幻肢痛所引起的疼痛既是躯体疾患的症状，又是心理疾病的反应，即所谓"因病致郁，因郁致病"。

【中医辨证要点、治则与处方】

（1）气血瘀阻。病人自觉截肢以下部位刺痛，痛处固定不移，夜间痛甚；舌紫暗，有瘀斑、瘀点，脉细涩。治则：活血化瘀，通经止痛。处方：主穴，百会透曲鬓、血海；配穴，膈俞、三阴交、太冲、阴谷。

（2）气血亏虚。病人自觉截肢以下部位隐痛，气短自汗，面色少华；舌淡，苔薄，脉细。治则：补气活血，荣筋止痛。处方：主穴，百会、率谷、足三里；配穴，太白、三阴交、太冲、阴谷。

（3）肝郁气滞。病人自觉截肢以下部位胀痛，每因情绪激动引发疼痛，抑郁，善太息；舌苔薄白，脉弦；有时腹胀，食后尤甚。治则：疏肝解郁，理气止痛。处方：主穴，百会、率谷、阳陵泉；配穴，三阴交、太冲、阴谷、血海。

【主穴定位】

（1）曲鬓。

[标准定位] 在头部，当耳前鬓角发际后缘的垂线与耳尖水平交点处。见图 4-45-1。

[刺灸法] 直刺 0.5~0.8 寸。

[特异性] 足少阳胆经、足太阳膀胱经交会穴。

（2）百会见图 1-3-3，血海见图 1-5-4，率谷见图 2-12-1，足三里见图 1-1-3，阳陵泉见图 1-8-5。

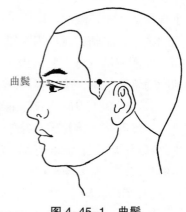

图 4-45-1　曲鬓

【病例】孙某，男，46 岁，工人。初诊：2001 年 2 月 26 日。主诉：左下肢膝以下疼痛 3 个月余。

病人约在 10 个月前因车祸导致左膝以下截肢，3 个月前因精神因素刺激，情绪激动，夜寐中自觉左下肢膝以下剧痛，痛醒后仍觉左小腿及左足酸楚麻木、胀痛，数日求诊为其做手术的医生，被告知为幻肢痛，疼痛的发生多与情绪有关，医生嘱其调节情志，积极对待，保持乐观心情、稳定情绪，并给予卡马西平 100mg，早晚口服。疼痛虽然消失，但病人仍生活无规律，抽烟、饮酒、易激动，每次疼痛发生多与酗酒、生气有关。曾先后接受局部痛点阻滞术、口服盐酸多塞平片、经皮电神经刺激、针刺等方法治疗，疼痛仍时有发生。近 2 周平均每 2 天发生一次，苦不堪言，来我处求治。病人告知胸闷，气短，善太息，乏力，纳呆，多梦，焦虑心烦，腰痛，耳鸣。FPS 为 4 分，汉密尔顿焦虑量表 15 分，汉密尔顿抑郁量表 10 分，舌淡紫，苔薄白，脉弦缓涩。

[诊治经过] 西医诊断：幻肢痛。中医诊断：足腿痛；郁证。主症：左膝以下幻肢痛。次症：焦虑心烦，乏力，抑郁，多梦，舌淡紫，苔薄白，脉弦缓涩。兼症：腰痛，耳鸣，胸闷，气短，善太息，纳呆。证型：肝郁脾虚，髓海失养。治则：疏肝健脾，补髓止痛。处方：主穴，百会至率谷丛刺法；配穴，太冲、三阴交、阴谷、血海（皆取右侧）。刺灸法：百会，针尖方向向前顶刺入 1 寸，然后百会到率谷沿线等分为 5 份，在上点、中点、下点及率谷分别平行于百会刺入 1 寸，左右各 5 针，每 15 分钟行针 1 次，每穴刺激 1 分钟，每秒快速捻转 4 次以上，留针 45 分钟出针；太冲、三阴交、阴谷、血海刺法依据迎随补泻的要求施行，留针 45 分钟，每 15 分钟行针 1 次。

二诊：2001年2月28日。前日针后夜寐未出现幻肢痛，焦虑抑郁、胸闷气短诸症明显减轻，但仍腰痛、耳鸣、多梦，加神门、神庭、耳门、听宫、听会，留针45分钟，每隔15分钟行针1次。

三诊：2001年3月1日。幻肢痛未发生，心情舒畅，汉密尔顿焦虑量表6分，汉密尔顿抑郁量表5分，虽多梦，但梦境不清晰，胸闷气短、善太息改善，纳谷香，自觉精力充沛，仍腰痛、耳鸣。鉴于幻肢痛消失，腰痛、耳鸣明显，舌淡红，苔薄白，脉缓尺弱，告知病人早上服用六味地黄丸2丸，中午服用逍遥丸2丸，晚上服用金匮肾气丸2丸。

1个月后病人电话告知幻肢痛一直未发生，腰痛基本消失，耳鸣白天已听不到，夜半安静时仍有蝉鸣声，嘱其早晚各服六味地黄丸2丸，以巩固疗效。

[**诊治思路分析**]病人有左膝以下截肢史，因精神因素刺激，情绪激动，导致左小腿及左足酸楚麻木、胀痛。怒则伤肝，肝气郁滞太过，且病人饮食不节，脾虚失运，故胸闷气短、善太息、乏力、纳呆；肾精亏虚故多梦，焦虑心烦，腰痛，耳鸣。百会，针尖方向向前顶刺入1寸，然后百会到率谷沿线等分为5份，在上点、中点、下点及率谷分别平行于百会刺入1寸，左右各5针，其下主要为皮层感觉区，局部刺激，可活血通络，疏经止痛。"左病右取"，取右侧诸穴治疗左患肢痛。足厥阴肝经原穴太冲，疏肝理气；三阴交为足三阴经的交会穴，健脾益气，补益肝肾；足少阴肾经的合穴阴谷补益肾经，且位于膝部，与对侧截肢部位相近，具有疏通经络之效；血海为足太阴脾经的腧穴，活血补血。现病人总体为肾阴虚，故只取阴经的穴位，补益精血，选穴由下到上，引精气而上，取三阴经的合穴，具有协同的作用。

二诊时夜寐未出现幻肢痛，焦虑抑郁、胸闷气短诸症明显减轻，但仍腰痛、耳鸣、多梦，故加神门、神庭，此二穴为养心安神要穴；耳门、听宫、听会为局部取穴，调其耳穴经气。

三诊，嘱病人早上服用六味地黄丸，是因为早上为阳气生发之时，病人主要肾精亏虚，故服六味地黄丸补益肾经，"阴平阳秘，精神乃治"；中午服逍遥丸，疏肝理气，补益心脾；晚上服金匮肾气丸，因晚上为阳入于阴之时，阳气乃藏。

1个月后病人幻肢痛未发生，腰痛基本消失，耳鸣白天已听不到，夜半安静时仍有蝉鸣声，继续服用六味地黄丸补益肾精，巩固疗效。

五、胸背部疼痛

46.胸膜炎

胸膜炎又称"肋膜炎",是胸膜的炎症。胸膜炎多因病毒或细菌感染后刺激胸膜所致。临床还可见到的病因如恶性肿瘤、结缔组织病、肺栓塞、结核性胸膜炎等。胸腔内有液体积聚的称为渗出性胸膜炎,无液体积聚的称为干性胸膜炎。经过治疗,炎症消退后,胸膜多恢复至正常,有时发生胸膜粘连。

本病属中医学"胸胁痛"和"肋痛"范畴。中医学认为本病的病机多为素体虚弱,饮停胸胁;或虚热体质,饮热互结;或脾肾两虚,气滞血瘀,阴虚邪恋。治疗本病当分清虚实:邪实者以逐饮化瘀为主、祛邪为先,邪衰正虚者当以扶正为要。

【中医辨证要点、治则与处方】

(1)饮停胸胁。胸胁疼痛,咳嗽时加重,气短息促,胸胁胀满,甚则不能平卧;舌淡红,苔白腻,脉沉弦或沉滑。治则:温阳化饮,通络止痛。处方:主穴,阴陵泉、丰隆、支沟;配穴,脾俞、阿是穴、三阴交、中渚、胆俞。

(2)饮热互结。胸胁闷痛,咳嗽转侧加重,胸闷气急;舌质红,苔黄腻,脉弦数或滑数。治则:清热除饮,祛邪止痛。处方:主穴,曲池、合谷、阴陵泉;配穴,内庭、阳陵泉、阳交、丰隆、行间。

(3)脾肾两虚。胸胁掣痛,咳嗽时尤甚,气短乏力,纳呆,便溏,腰膝酸软;舌淡红,苔薄白,脉弱。治则:健脾补肾,荣络止痛。处方:主穴,脾俞、肾俞、命门;配穴,足三里、阿是穴、太溪、太白。

(4)气血瘀滞。胸胁刺痛,阴雨天疼痛加剧,胸闷不舒,或胸闷而咳;舌暗、有瘀点,苔薄白,脉沉弦涩。治则:行气活血,通络止痛。处方:主穴,血海、膻中、太冲、内关;配穴,支沟、液门、外丘、丘墟。

(5)阴虚血瘀。胸胁胀闷,隐痛,呛咳时作,颧红,盗汗,五心烦热,口干咽燥;舌红、有瘀点,少苔,脉细数。治则:滋阴活血,通络止痛。处方:主穴,血海、膻中、太冲、内关;配穴,支沟、液门、中渚、足临泣。

【主穴定位】

（1）命门。

［标准定位］在腰部，当后正中线上，第二腰椎棘突下凹陷中。见图5-46-1。

［刺灸法］直刺0.5~1寸。

（2）膻中。

［标准定位］在胸部，当前正中线上，平第四肋间，两乳头连线的中点。见图5-46-2。

［刺灸法］直刺0.3~0.5寸，或平刺。

［特异性］心包之募穴，气会穴。

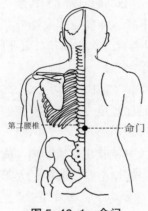

图5-46-1 命门

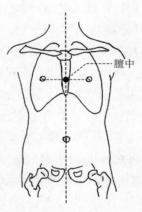

图5-46-2 膻中

（3）支沟。

［标准定位］在前臂背侧，当阳池与肘尖的连线上，腕背横纹上3寸，尺骨与桡骨之间。见图5-46-3。

［刺灸法］直刺0.5~1寸。

［特异性］手少阳三焦经经穴。

（4）阴陵泉见图1-4-4，丰隆见图1-1-5，曲池见图4-27-2，合谷见图1-2-2，脾俞见图1-2-10，肾俞见图1-3-7，血海见图1-5-4，太冲见图1-2-6，内关见图1-5-1。

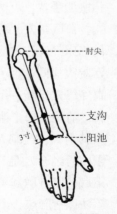

图5-46-3 支沟

【病例】韩某，女，39岁，医生。初诊：2003年11月15日。主诉：右胁肋及背部钝痛3个月余。

病人3个月前因低热、干咳、胸痛、乏力、盗汗等症在当地医院诊为胸腔积液，原因待查。后经哈尔滨某三甲医院诊断为结核性胸膜炎，给予抗结核治疗。目前，低热、盗汗等症状消失，但仍留有干咳，咳嗽时右胸肋及背部钝痛。病人曾服中药及镇痛药物，仍未见好转，而来我处请求针灸治疗。病人平素脘腹痞闷，嗳气不舒，泻下黄臭、稀薄，有时溲赤，心烦易怒，有时胸闷气短，口苦。形体较瘦，胸部 CT 显示右肋膈角粘连，胸膜肥厚，胸腔无积液。VAS 为 4 分。舌质红，苔黄厚，脉弦略数。

[诊治经过] 西医诊断：胸膜炎。中医诊断：胸胁痛。主症：右胁背痛。次症：脘腹痞闷，嗳气不舒，泻下黄臭、稀薄，心烦易怒，干咳，口苦，舌质红，苔黄厚，脉弦略数。兼症：有时溲赤，有时胸闷气短。证型：肝胆湿热，经脉瘀阻。治则：清肝利胆，疏经止痛。处方：主穴，肝俞、胆俞、阿是穴；配穴，支沟（右）、丰隆（右）、肺俞、脾俞。刺灸法：肝俞、胆俞直刺，得气后行强刺激手法，留针；阿是穴用平刺扬刺法，即第 1 针刺到痛点以后，其余 4 针围绕痛点而针，局部酸麻胀痛得气后，留针；支沟、丰隆、肺俞、脾俞逆经刺入，得气后，行平补平泻手法。留针 30 分钟，每 15 分钟行针 1 次。嘱其口服龙胆泻肝丸，每次 1 丸，每日 3 次。同时仍服用抗结核的西药治疗。

病人先后治疗 4 周，每周 2 次，共治疗 8 次，疼痛基本消失，VAS 为 0~1 分。在治疗期间，病人服中药 2 周后停用；因纳呆而加刺足三里，因胃脘痞闷较重而加刺水分、下脘，因目痛而加刺太冲、阳白等。

[诊治思路分析] 经问诊及辅助检查，病人被确认患有胸胁痛（胸膜炎痛）。辨证为肝胆湿热，经脉瘀阻。故治当清利肝胆，疏经止痛。选取足太阳膀胱经穴肝俞、胆俞。肝俞为肝之背俞穴，位于第 9 胸椎棘突下，旁开 1.5 寸处；胆俞为胆之背俞穴，位于第 10 胸椎棘突下，旁开 1.5 寸处。直刺肝俞、胆俞，得气后行强刺激手法，可清利肝胆之湿热而通经络止痛。于局部疼痛明显处取阿是穴，采用扬刺阿是穴手法，以期达到活血通络、散结止痛的目的。又缘于"胁肋支沟取"的临床经验，选取手少阳三焦经经穴支沟，通利三焦湿热而疏经止痛。病人有平素脘腹痞闷、泻下黄臭稀薄、舌苔黄厚等一派脾虚湿热偏盛之象，故选用足阳明胃经络穴丰隆、足太阳膀胱经穴脾俞，逆经刺入并施以平补平泻之手法，可健脾胃，清湿热，止泄泻。因病人兼有胸闷气短、心烦易怒等症，选用足太阳膀胱经穴肺俞，逆经刺入，平补平泻，以宣肺理气，宽胸解郁。病人时有纳呆，加用足阳明胃经合穴足三里以健运脾胃。病人偶有胃脘痞闷较重，故选用任脉穴水分、下脘，以健脾和胃，消痞除胀。病人出现目痛，可加足厥阴肝经原穴太冲，施以泻法以清肝热，止目痛；足少阳胆经穴阳白，亦施泻法而清胆热止目痛。

在针灸治疗的同时，嘱病人同时口服龙胆泻肝丸，共奏清利肝胆湿热之效。

经针灸、中药及西药综合治疗 4 周后，病人疼痛基本消失。

47. 胸大肌筋膜炎

胸大肌筋膜炎是指由于慢性劳损而使胸部肌筋膜及肌肉组织发生水肿、渗出及纤维性变所引起的疾病。长期在阴冷寒湿的环境下工作和生活可使胸部肌肉收缩，发生缺血和水肿，进一步引起局部纤维浆液渗出而引起疼痛。临床表现是初起时自觉胸部不适，麻木胀感，逐渐出现疼痛，或牵涉胁痛，或一侧上肢运动时背痛加重。慢性劳损易使胸部肌肉和筋膜发生纤维化改变，软组织处于较高张力状态。如果长期伏案工作、单上肢运动或肩背重物时，容易引起胸大肌筋膜损伤。

本病属中医学"肌痹""胸痛"范畴。中医学认为本病的病因主要有内伤饮食、日久劳倦、外感寒湿之邪、情志不遂及久病体虚等多种因素。这些因素可导致肝肾阴虚，络脉失养；寒湿内蕴，肝脾不和；瘀血停着，痹阻胸络；久病脾肾两亏，筋肉失养等。以上皆可引起本病的发生。

【中医辨证要点、治则与处方】

（1）寒湿痹阻。胸部冷痛，痛有定处；痛处肿胀，皮色不红，触之不热；舌淡，苔白或白腻，脉弦紧或弦缓。治则：祛寒除湿，通络止痛。处方：主穴，膻中、乳根、中府、屋翳；配穴，三阴交、阴陵泉、照海、申脉。

（2）气血瘀滞。胸部突然疼痛，痛点固定，拒按；胸闷气短，善太息；活动困难，或见面色黧黑，肌肤甲错；舌淡紫，脉细涩或弦涩。治则：行气活血，荣养筋肉。处方：主穴，膻中、玉堂、库房、屋翳；配穴，公孙、内关、尺泽、阳陵泉。

（3）脾肾两虚。胸部隐痛，反复发作，呈持续性；畏寒肢冷，乏力，纳呆，小便清长，尿频；舌淡，苔白，脉弱；或潮热盗汗，不能久坐、久卧。治则：补益脾肾，荣肌止痛。处方：主穴，膻中、阿是穴；配穴，大钟、太溪、三阴交、照海。

【主穴定位】

（1）乳根。

［标准定位］在胸部，当乳头直下，乳房根部，平第五肋间隙，距前正中线4寸。见图5-47-1。

［刺灸法］斜刺或平刺0.5~0.8寸。

（2）中府。

［标准定位］在胸前臂的外上方，云门下1寸，平第一肋间隙，距前正中线6寸。见图5-47-1。

［取法］正坐位，以手叉腰，先取锁骨外端下方凹陷处的云门穴，当云门直下1寸，平第一肋间隙处取之。

［刺灸法］向外斜刺或平刺 0.5~0.8 寸，不可向内直刺，以免伤及脏器。

［特异性］肺之募穴，手太阴肺经、足太阴脾经交会穴。

（3）屋翳。

［标准定位］在胸部，当第二肋间隙，距前正中线 4 寸。见图 5-47-1。

［刺灸法］斜刺或平刺 0.5~0.8 寸。

（4）玉堂。

［标准定位］在胸部，当前正中线上，平第三肋间。见图 5-47-1。

［刺灸法］直刺 0.3~0.5 寸。

（5）库房。

［标准定位］在胸部，当第一肋间隙，距前正中线 4 寸。见图 5-47-1。

［刺灸法］斜刺或平刺 0.5~0.8 寸。

（6）膻中见图 5-46-2。

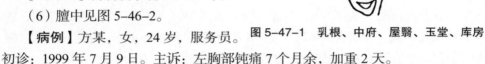

图 5-47-1　乳根、中府、屋翳、玉堂、库房

【病例】方某，女，24 岁，服务员。初诊：1999 年 7 月 9 日。主诉：左胸部钝痛 7 个月余，加重 2 天。

7 个月前，病人与人嬉闹时不慎撞击左胸部，而出现左胸部酸楚钝痛，夜晚加重。当时胸部 CT 检查显示胸骨未见骨折，肺部组织结构正常。病人服用跌打丸、沈阳红药、血府逐瘀胶囊后疼痛症状减轻，但每逢劳累，如洗衣、手持重物，均可诱发胸部疼痛。2 天前，病人因搬运花盆而左胸部疼痛加重，呈刺痛、钝痛，夜间痛醒，服用小活络丹未见好转，而来诊治。病人诉左胸部皮肤麻木、闷胀，伴有胸闷气短，善太息，有时咳嗽，咳嗽时胸痛加重。左胸骨旁第三、四肋间区域弥漫痛。VAS 为 4 分。局部无红肿、发热。胸骨左缘第三肋间处有压痛。心电检查显示各导联无异常。胸部 X 线检查未见异常。左胸部远红外热图扫描显示疼痛区域未见高温片状图像。舌淡紫，苔薄白，脉弦涩。

［诊治经过］西医诊断：胸大肌筋膜炎。中医诊断：肌痹。主症：左胸部刺痛、钝痛。次症：左胸部皮肤麻木、闷胀，舌淡紫，苔薄白，脉弦涩。兼症：夜间痛醒，胸闷气短，善太息，有时咳嗽。证型：气滞血瘀，筋肉失荣。治则：行气活血，荣养筋肉。处方：主穴，膻中、玉堂、库房、屋翳、膺窗（皆取左侧）；配穴，公孙、内关、尺泽、阳陵泉（皆取左侧）。刺灸法：膻中、玉堂逆经刺入，得气后，将针退到皮下，针尖向左第三、四肋间隙平刺，得气后留针；库房、屋翳、膺窗逆经平刺，得气后，将针退入皮下，向胸部正中线处沿肋间隙进针，得气后留针，并加以雀啄灸，以局部皮肤温热、发红为度；公孙、内关、尺泽、阳

陵泉皆逆经刺入，得气后，行均匀捻转中等刺激手法，留针 30 分钟后出针。在留针过程中，病人胸闷气短及闷胀感消失，但仍感胸痛。

二诊：1999 年 7 月 11 日。病人主诉疼痛未见减轻，但夜间疼痛未见发作，舌脉同前，继续按初诊方法治疗。

三诊：1999 年 7 月 13 日。疼痛减轻，VAS 为 3 分，皮肤麻木同前，善太息消失。昨日洗浴时，不慎将左腕关节挫伤，现左腕关节疼痛明显。X 线片检查未见左腕关节及周围其他骨的骨折，但病人左腕关节背侧有一腱鞘囊肿出现，大小为 2cm×2.5cm，影响左腕关节活动，诊为腱鞘囊肿。处方：阳谷、阳池、阿是穴。刺法：阳谷、阳池沿囊肿壁下层刺入，得气后留针；沿囊肿前后缘各平刺 2 针，针尖皆朝向囊肿中心，得气后留针。每穴留针 30 分钟，每 10 分钟行强刺激 1 次。

腱鞘囊肿经 3 次治疗后，基本消失。腕部活动稍有障碍，但疼痛明显减轻。又经 3 次治疗后，胸部疼痛消失，VAS 为 0 分。胸部皮肤略感麻木，停针。停针后，告知病人应注意胸部肌肉避免碰触伤。

[诊治思路分析] 初诊逆经刺入膻中、玉堂，得气后向左平刺于患处，可通任脉之气机，疏通局部肌肉之气血而止痛。膻中为心包之募穴、八会穴之气会，故可治疗病人胸闷气短、善太息之症；玉堂为局部取穴，可缓解胸部疼痛。库房、屋翳、膺窗逆经平刺可祛邪荣筋，减缓胸部痛症，加以雀啄灸，可达活血通络、缓急止痛之效。公孙为足太阴脾经络穴，内关为手厥阴心包经络穴，二者均为八脉交会穴，逆经刺入，可达通畅心脾之气血之功、荣养周身肌肉之效。尺泽为手太阴肺经合穴，阳陵泉为足少阳胆经合穴，两穴相配，可缓解病人咳嗽及闷胀症状。诸穴配合，共奏行气活血、缓急止痛之功。

二诊，舌脉同前，症状缓解，故继续按初诊方法治疗。

三诊，病人疼痛减轻，但不慎挫伤左腕关节，X 线片示左腕关节背侧有一腱鞘囊肿。故取阳谷、阳池，沿囊肿壁下层刺入，此为局部取穴治其标，可缓解病人疼痛。沿囊肿前后缘各平刺 2 针，针尖皆朝向囊肿中心，并行强刺激，可达活血通络之功。通则不痛，最终囊肿基本消失。

48. 心绞痛

心绞痛是因冠状动脉供血不足，心肌暂时性的急性缺血、缺氧所导致的综合征。

本病属中医学"胸痹"和"心痛"范畴。中医学认为本病的发生多与寒邪内侵、饮食失调、情志失节、劳倦内伤、年迈体虚等因素有关。其病机有虚实两方面：实为寒凝、血瘀、气滞、痰浊，引起胸阳痹阻，心脉阻滞；虚为气虚、阴伤、阳衰，肺、脾、肝、肾亏虚，心脉失养。本病在形成和发展过程中，大多因实致虚，亦有因虚致实者。

【中医辨证要点、治则与处方】

（1）寒凝心脉。心胸疼痛如绞，有拘急压迫感，阴冷天易发；遇寒加剧，喜热喜暖；舌淡，苔薄白，脉紧；甚则胸痛彻背，肢冷汗出，气短心悸。治则：温阳散寒，宣痹止痛。处方：主穴，通里、支沟、内关；配穴，心俞、命门、神阙、膻中。

（2）痰浊阻络。心胸憋闷疼痛，阵发性加剧，牵及肩背，胸脘痞闷；舌淡紫，苔腻，脉弦滑；纳呆恶心，口中黏腻，间或咳嗽，形体肥胖。治则：通阳泄浊，豁痰宣痹。处方：主穴，内关、通里、阴陵泉、丰隆；配穴，中脘、足三里、脾俞、公孙、三阴交。

（3）心气郁滞。心胸满闷胀痛，牵及两胁、心下及左臂，常因心情不畅而诱发或加重；舌淡红，苔薄白，脉弦；时欲太息，可伴腹胀、嗳气。治则：调心理气，通络止痛。处方：主穴，通里、气海、膻中、内关；配穴，血海、太冲、足临泣、内庭。

（4）心血瘀阻。心胸疼痛如刺如割，痛处不移，入夜尤甚；舌紫暗，或有瘀斑，脉沉涩或结代；心悸，短气，病程较长。治则：活血化瘀，通脉止痛。处方：主穴，心俞、膈俞、通里；配穴，阴郄、血海、内关。

（5）心阳不足。胸闷痛，遇冷加重，神疲怯寒，悸动不安，时或自汗；舌淡胖嫩，脉弱或结代；溲清便溏。治则：温补心阳，通络止痛。处方：主穴，心俞、肾俞、灵道、命门；配穴，巨阙、足三里、关元。

（6）心阴亏虚。心胸隐痛，时作时休，手心热；舌红，少苔，脉细数；或热痛感，心悸怔忡，夜间尤甚，口干盗汗，虚烦少寐，头晕耳鸣。治则：滋阴清热，养心和络。处方：主穴，间使、阴郄；配穴，血海、三阴交、水泉。

【主穴定位】

（1）心俞。

［标准定位］在背部，当第五胸椎棘突下，旁开 1.5 寸。见图 5-48-1。

［刺灸法］斜刺 0.5~0.8 寸。

（2）灵道。

［标准定位］在前臂掌侧，当尺侧腕屈肌腱的桡侧缘，腕横纹上 1.5 寸。见图 5-48-2。

［刺灸法］直刺 0.3~0.5 寸。

［特异性］手少阴心经经穴。

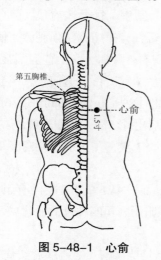

图 5-48-1　心俞

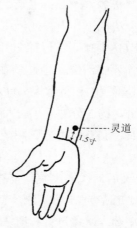

图 5-48-2　灵道

（3）通里见图 1-5-5，支沟见图 5-46-3，内关见图 1-5-1，阴陵泉见图 1-4-4，丰隆见图 1-1-5，气海见图 1-6-6，膻中见图 5-46-2，膈俞见图 1-6-4，肾俞见图 1-3-7，命门见图 5-46-1，间使、阴郄见图 1-3-1。

【病例】闫某，女，47 岁，工人。初诊：1994 年 10 月 17 日。主诉：发作性心前区闷痛 2 天。

2 天前，病人因打网球时间过长而劳累，夜晚即觉胸骨下 1/3 处及左前胸闷痛，压迫感。自我含服速效救心丸 10 粒后未见缓解，加服到 20 粒时疼痛缓解。晨起后，疼痛又发作，每次发作不超过 5 分钟。自我服用硝酸甘油、速效救心丸、熊宝救心丹、复方丹参滴丸等进行救治。做检查，心电图示Ⅱ、Ⅲ、AVF 的 ST 段下移，T 波低平。心脏彩超示左心室肥厚。血压为 160/100mmHg。诊断为冠心病、心绞痛，高血压 2 级（高危）。静脉滴注扩张血管药，口服降压药。病人心前区疼痛症状减轻，发作次数明显减少，2 天后，病情稳定。但午夜睡眠中突然心胸憋闷疼痛而醒，速来我院检查。病人告知，由于心痛如绞，已含服速效救心丸、硝酸甘油，疼痛明显缓解，但又疼痛，现在已疼痛 10 余分钟，胸骨后疼痛，痛连左后背、左臂内侧。病人表情痛苦、恐惧，不能躺卧，不欲闭眼，有濒死感，头部冷汗出。心电图显示Ⅱ、Ⅲ、AVF、V_5、V_6 可见 ST 段下移，T 波低平；血压为 155/96mmHg；心率为 88 次 / 分，节律整齐；各瓣膜听诊未闻及杂音。舌紫暗，苔白，脉沉紧涩。VAS 为 6~8 分。在针刺之前立即给予硝酸甘油静脉滴注，但病人仍心绞痛发作。

［诊治经过］西医诊断：心绞痛。中医诊断：胸痹。主症：发作性心痛如绞。

次症：痛连后背、左臂，压迫感，舌紫暗，苔白，脉沉紧涩。兼症：汗出，恐惧，不欲躺卧，不欲闭眼，濒死感。证型：寒凝血瘀，胸阳痹阻。治则：温阳散寒，蠲痹止痛。处方：主穴，内关；配穴，通里、膻中、百会透前顶、囟会透神庭。刺灸法如下。内关逆经刺入，得气后，双手行针，提插捻转强刺激，使针感过肘关节达上臂。约行针 20 秒钟后，病人自觉胸痛、背痛、左上臂痛诸症消失，恐惧、濒死感消失。通里、膻中逆经刺入，得气后留针。百会透前顶、囟会透神庭，针刺得气时，行常规头针刺激手法后留针。此时血压为 148/90mmHg，心率为 82 次 / 分。约 5 分钟后，病人酣然入睡。30 分钟后出针，病人仍在酣睡中。

次日，调整西医静脉用药方案，给予每日针灸 1 次，并用瓜蒌薤白半夏汤加减治疗。

10 天后，病人出院。复查心电图，显示 Ⅱ、Ⅲ、AVF 的 ST 段仍有下移，T 波低平。心率为 78 次 / 分，节律整齐。嘱其长期服用阿司匹林及活血化瘀、温经通脉的中药，避免过劳和情绪激动。

［诊治思路分析］病人经查体及辅助检查后诊为胸痹（冠心病心绞痛）。辨证为寒凝血瘀，胸阳痹阻。故治当温阳散寒，蠲痹止痛。选取手厥阴心包经穴内关。内关在前臂掌侧，腕横纹上 2 寸，掌长肌腱与桡侧腕屈肌腱之间。内关为手厥阴心包经络穴，逆经刺入强刺激，使针感沿前臂内侧上行至肘关节及上臂，可通络止痛，镇静安神。故病人自觉胸痛、背痛及其他诸痛症消失，恐惧、濒死感消失。任脉穴膻中，为心包之募穴、八会穴之气会，逆经刺入可调畅胸中之气机，使气顺络通而痛止。手少阴心经络穴通里，逆经刺入施泻法，可温心阳、通心脉、安心神。由于病人伴有汗出、恐惧、不欲躺卧、不欲闭眼等兼症，故选用督脉穴百会透前顶、囟会透神庭以安神定志，使病人于针刺过程中酣然入睡。同时配合中药汤剂瓜蒌薤白半夏汤加减，以温通胸阳、蠲痹止痛。病情稳定后嘱病人长期服用阿司匹林及活血化瘀、温经通脉的中药，并避免过劳和情绪激动。

49. 胸神经根性疼痛

胸神经根性疼痛系指由于外伤等原因所引起的胸部神经根病变，临床表现为胸背部疼痛，疼痛多呈束带感，有时可从背部向心前区经过腋下呈放射样刺痛，常因胸椎前后或左右活动、咳嗽或打喷嚏时诱发或加重，病变部位的脊椎旁可出现压痛。

胸神经根性疼痛属中医"胸胁痛""胸背痛"范畴。中医学认为本病的发生多与肺气郁滞、心血不足、气滞血瘀等因素密切相关。肺气郁于胸中，宣发肃降失司，发生胸胁部胀痛、窜痛感。心血不足，不能濡养胸胁部，而出现心前区及腋下隐痛、空痛感，常伴心慌心悸。《灵枢·五邪》言："邪在肝，则两胁中痛……恶血在内。"故气血瘀滞于胸中，致胸胁部及背部胀痛、刺痛，痛有定处，痛处拒按，入夜尤甚。此外，本病的发生亦与饮食劳倦、久病精亏、跌仆损伤等因素有关。

【中医辨证要点、治则与处方】

（1）肺气郁滞。胸、背、腋下疼痛，咳嗽咯痰，胸闷气短；舌淡红，苔白，脉弦缓。治则：宣肺止痛，理气通络。处方：主穴，肺俞、孔最、支沟、中府；配穴，尺泽、天井、液门、列缺。

（2）心血不足。胸胁部隐痛，劳累后加重，心慌心悸；唇舌无华，舌淡，苔白，脉细或弱。治则：补血养心，和络止痛。处方：主穴，心俞、膈俞；配穴，内关、阴郄、血海。

（3）气血瘀滞。胸胁部胀痛、刺痛，痛有定处，夜间痛剧；舌暗紫，苔白，脉弦涩。治则：行气活血，通络止痛。处方：主穴，阿是穴、肺俞、膻中；配穴，膈俞、太冲、内关、大包。

【主穴定位】

肺俞见图 1-2-10，孔最见图 1-2-9，支沟见图 5-46-3，中府见图 5-47-1，心俞见图 5-48-1，膈俞见图 1-6-4，膻中见图 5-46-2。

【病例】病人，男，47 岁，工程师。初诊：2004 年 6 月 1 日。主诉：胸背痛 3 周。

3 周前，病人由于体育锻炼（支撑双杠）而出现双上肢和胸背部酸楚痛。休息后，双上肢酸楚痛消失，但左背痛、左胸痛未见减轻。曾在当地医院诊断为急性背阔肌筋膜炎、胸椎关节紊乱，给予非甾体抗炎药镇痛，未见明显好转，后用抗抑郁药物镇痛，症状轻度缓解。此次来诊，病人胸部前屈后仰活动、咳嗽时可诱发疼痛加重，但快走、跑步等活动后疼痛未见加重。有时出现心前区疼痛，呈束带感，由左背部向心前区经左腋下呈放射性刺痛，口服硝酸甘油不缓解。每天发作 3~5 次，每次发作 1~10 分钟。病人平素口干咽燥，倦怠乏力，便秘，不寐，有时手足不温，头晕。病人胸椎活动受限，左侧第四、五、六胸椎旁压痛阳性。心电图检查未见异常。胸椎 CT 显示胸椎间盘未见突出，椎管内未见肿瘤。病人既往有糖尿病病史 3 年，皮下注射胰岛素，但空腹血糖仍为 7.8mmol/L。舌淡紫，苔薄白，脉弱而涩。VAS 为 6 分。

［诊治经过］西医诊断：胸神经根性疼痛。中医诊断：胸背痛。主症：胸背痛，向心前区放射。次症：疼痛呈束带感，口干咽燥，倦怠乏力，舌淡紫，苔薄

白，脉弱而涩。兼症：便秘，不寐，有时手足不温，头晕。证型：气阴两虚，瘀血阻络。治则：益气养阴，活血通络。处方：主穴，肺俞、心俞、膈俞、局部夹脊穴（第四、五、六胸椎棘突下两侧）；配穴，支沟、后溪、天井、外丘、丘墟、昆仑（皆取左侧）。刺灸法：病人取俯卧位，心俞、肺俞顺经刺入，得气后行提插捻转弱刺激；膈俞逆经刺入，得气后行提插捻转强刺激；夹脊穴向督脉方向刺入，得气后行强刺激；支沟、后溪、天井、外丘、丘墟、昆仑皆逆经刺入，得气后，行提插捻转强刺激。留针 30 分钟，每 15 分钟行针 1 次。

二诊：6 月 2 日。昨夜未发生背胸痛，今晨起因过度胸椎活动而诱发一次疼痛，但较前减轻，VAS 为 4 分。舌脉同前，继续按初诊方法治疗。

三诊：6 月 3 日。主诉晨起头晕明显，有头重脚轻感。血压为 145/94mmHg，有高血压家族史。采取耳压治疗法，降压沟、交感、神门、胸、背、胁，每穴按压 30 次。治疗结束后，测血压为 128/86mmHg，头晕及头重脚轻感觉消失。

四诊、五诊：6 月 4 日、5 日。同三诊治疗。

六诊：6 月 6 日。疼痛偶发，VAS 为 2 分。每日发作 1~2 次，每次 1 分钟。血压为 125/85mmHg。倦怠乏力减轻，但仍口舌干燥，手足不温。艾灸百会、肺俞、膈俞，以局部皮肤发红温热为度。

病人经上述方法隔日或隔 2 日又继续治疗 5 次后，诸症消失。在治疗中，病人调整了胰岛素用量，血糖已恢复到 4.5~6.5mmol/L。

[诊治思路分析] 该病人来我院经问诊、查体及辅助检查诊为胸神经根性痛（胸背痛）。辨证为气阴两虚，瘀血阻络。故治当益气养阴，活血通络。《灵枢·经脉》描述足太阳膀胱经："从巅入络脑，还出别下项，循肩膊内，夹脊，抵腰中。"又《针灸聚英·肘后歌》曰："打仆伤损破伤风，先于痛处下针攻。"故治疗本病时，选取足太阳膀胱经穴位肺俞、心俞和背部夹脊穴，亦即病人背部压痛明显处，顺经刺入弱刺激，以补心肺二经之气且止胸背部之疼痛。病人伴有心前区疼痛及肋间区放射性刺痛，故取八会穴之血会膈俞，逆经刺入行强刺激手法，以达到活血通络、行气止痛的目的。以上三穴和夹脊穴均取双侧且为治疗本病之主穴，既可补益心肺二经之气，又可活血通络而止痛。配穴首选支沟，逆经强刺激可理气通络止痛，使之通而不痛；再取手太阳小肠经之输穴后溪，手少阳三焦经之合穴天井，足少阳胆经之郄穴外丘、原穴丘墟，足太阳膀胱经经穴昆仑。此六穴皆可治胸胁及腰背部疼痛，故皆取左侧逆经刺入行强刺激手法以活血通络而止胸背部疼痛。

二诊病人疼痛减轻，继续按初诊方法治疗。

三诊见晨起头晕，头重脚轻感，查体血压偏高，故给予耳压治疗法：降压沟降压；交感、神门调节自主神经；胸、背、胁活血通络而止病痛。治疗结束后，病人血压恢复正常。

四诊、五诊病情平稳，同三诊治疗。

六诊病人主诉仍有口舌干燥、手足不温表现，故艾灸督脉穴百会与足太阳膀胱经的肺俞、膈俞，以补气温阳、滋阴通络兼以散瘀止痛，后痊愈。

50. 肋间神经痛

肋间神经痛是指一个或几个肋间神经支配区域阵发性或持续性疼痛。原发性肋间神经痛极少，发病原因不明。临床以继发性肋间神经痛多见。继发性肋间神间痛分为根性、干性肋间神经痛两类。根性神经痛是由于病变累及胸脊神经根处，而干性神经痛是由于病变累及肋间神经。本病的诱发因素常为炎症、创伤、肿瘤及一些代谢性疾病。

本病属中医学"胸胁痛"范畴。肝位于胁部，其经脉布于两胁，胆附于肝，其脉亦循行于胁，故本病主要责之于肝胆，且与脾胃、肾有关。情志抑郁，或暴怒伤肝，肝失条达，疏泄不利，气阻络瘀，而致胁痛；气郁日久，血流不畅，瘀血积滞，胁络痹阻，而致胁痛；外湿内浸或饮食所伤，脾失健运，痰湿中阻，气郁化热，肝胆失其疏泄条达，导致胁痛；久病或劳欲过度，精血亏损，肝脉失养，亦导致胁痛。

【中医辨证要点、治则与处方】

（1）肝郁气滞。胸胁胀痛，走窜不定，甚则引及胸背肩臂，疼痛每因情志变化而加减；舌苔薄白，脉弦；胸闷腹胀，嗳气频作，得嗳气而胀痛稍舒，纳少口苦。治则：疏肝理气。处方：主穴，太冲、间使、期门；配穴，行间、肝俞、内关。

（2）肝胆湿热。胸胁胀痛或灼热疼痛，口苦口黏；舌红，苔黄腻，脉弦滑数；胸闷纳呆，恶心呕吐，小便黄赤，大便不爽，或兼有身热恶寒，身目发黄。治则：清肝利胆。处方：主穴，阴陵泉、丰隆、侠溪；配穴，曲池、支沟。

（3）瘀血阻络。胸胁刺痛，痛有定处，痛处拒按；舌质紫暗，脉沉涩；入夜痛甚，胁肋下或见有癥块。治则：祛瘀通络。处方：主穴，膈俞、血海；配穴，足三里、通里、合谷。

（4）肝络失养。胸胁隐痛，悠悠不休，遇劳加重；舌红，少苔，脉细数；口干咽燥，心中烦热，头晕目眩。治则：养阴柔肝。处方：主穴，三阴交、蠡沟、章门；配穴，肝俞、行间、足三里。

【主穴定位】

（1）期门。

［标准定位］在胸部，当乳头直下，第六肋间隙，前正中线旁开4寸。见图5-50-1。

［刺灸法］直刺0.5~0.8寸。

［特异性］肝之募穴，足厥阴肝经、足太阴脾经与阴维脉交会穴。

（2）蠡沟。

［标准定位］在小腿内侧，当足内踝尖上5寸，胫骨内侧面的中央。见图5-50-2。

［刺灸法］直刺0.5~0.8寸。

［特异性］足厥阴肝经络穴。

（3）章门。

［标准定位］在侧腹部，当第十一肋游离端的下方。见图5-50-3。

［刺灸法］直刺0.8~1寸。

［特异性］脏会穴，脾之募穴，足厥阴肝经、足少阳胆经交会穴。

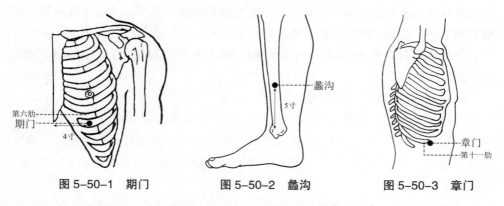

图5-50-1　期门　　　　　图5-50-2　蠡沟　　　　　图5-50-3　章门

（4）太冲见图1-2-6，间使见图1-3-1，阴陵泉见图1-4-4，丰隆见图1-1-5，侠溪见图1-6-5，膈俞见图1-6-4，血海见图1-5-4，三阴交见图1-1-4。

【病例】病人，男，59岁，校长。初诊：2010年7月23日。主诉：反复发作性胸胁部刺痛3年，加重3个小时。

病人3年前暴怒后，左胸部和腋下处刺痛、窜痛，速到北京某医院诊治，当时心电图显示下壁心肌缺血，诊断为冠心病（心绞痛），给予扩张血管药物治疗，静脉滴注后头痛剧烈，停用该药后又改用他药治疗，具体药名不详。以后每遇劳累紧张、情绪激动即发生上症，曾做冠状动脉CT血管成像检查，未见明显斑块形成和冠状动脉狭窄。每次发作时服用非甾体类消炎药物无效，需服阿片类药物缓解疼痛。来诊前的半夜因工作之事而情绪激动，晨起即感觉左腋下、左胸部持续性胀痛、窜痛和间歇性刀割样刺痛，而来我院诊治。既往曾患腔隙性脑梗死，有高血压病史10年，现服降压药。病人现表情痛苦，心烦易怒，左侧胸3~6神经支配区剧烈疼痛。VAS为8分。心电图显示电轴轻度左偏，ST段正常。无咳嗽，无心悸。舌淡紫，苔淡黄、少津，脉弦数。血压为160/95mmHg。

[诊治经过]西医诊断：左肋间神经痛。中医诊断：胸胁痛。主症：左胸部和左腋下胀痛、窜痛、刺痛。次症：心烦易怒，舌淡紫，苔淡黄、少津，脉弦数。证型：气滞血瘀，热扰心神。治则：行气活血，清热安神。处方：主穴，支沟（左）；配穴，太冲、合谷、间使、通里、阴郄。刺灸法如下。支沟直刺，得气后行提插捻转强刺激手法，使针感上传。刺激约20秒钟后病人即告知疼痛明显减轻，VAS为3分；继续强刺激约1分钟后疼痛消失，VAS为0分，心胸舒畅，血压为145/92mmHg。配穴采用迎随补泻的泻法刺入，得气后行提插捻转中等强度刺激手法，留针30分钟，每15分钟行针1次。出针后血压为140/90mmHg。耳穴：降压沟、交感、神门、胸、肝，每天每穴按压2次，每次每穴按压30次。嘱其调情志，忌怒，保持心态平和。

上法隔日针灸1次，5次为1个疗程。病人在治疗过程中，心情逐渐平和，疼痛未见发生。舌淡紫，苔薄白，脉缓。药物处方：龙胆泻肝丸1丸，早晚分服；舒肝丸1丸，中午服。共服10天以巩固疗效。

病人3个月后因治疗他病而来诊，告知胸胁痛未曾发作。

[诊治思路分析]病人3年前因暴怒而出现左侧胸部与腋下刺痛、窜痛等症状，属气滞血瘀，经检查后诊断为冠心病（心绞痛），对症治疗后未痊愈。后又因情绪激动发生左侧腋下与胸部持续性胀痛、窜痛，间歇性刀割样刺痛等症状，为求进一步治疗而来我院诊治。经查体及辅助检查诊为肋间神经痛（胸胁痛），辨证为气滞血瘀、热扰心神。故治当行气活血，清热安神。选取手少阳三焦经穴支沟，强刺激以理气通络而止痛。故有"胁肋支沟取"一说。

足厥阴肝经原穴太冲，逆经而刺可疏肝调节气机、消除气滞；手阳明大肠经原穴合谷，逆经刺施泻法以疏肝清热、通络止痛；病人心烦易怒，选用手厥阴心包经经穴间使，以除烦安神兼治胸痛；手少阴心经络穴通里，逆经施泻法以通心脉、清心火、安心神；由于病人胸胁部疼痛症状明显，故选手少阴心经郄穴阴郄，治疗急性痛症。

选用耳穴降压沟、交感、神门、胸、肝，以平肝潜阳、宽胸理气、清热安神、通络止痛；同时给予口服龙胆泻肝丸，以疏肝解郁、清肝除痉、理气止痛。

采用以上综合治法，病人在治疗过程中心情逐渐平和，疼痛未见发生。3个月后获知胸痛症未曾发作。

51. 心脏神经症

心脏神经症是指病理上无器质性心脏病证据，但以心血管疾病的有关症状为主要表现的临床综合征。病人具有神经系统和其他系统的症状，如失眠、多梦、头痛、头晕、易激动、全身乏力、注意力涣散、记忆力下降、求治心切等。由于内外因素的影响，调节、支配心血管系统的自主神经正常活动受到干扰，心脏功能出现了一时性的功能紊乱。疑病心理也是发生心脏神经症的原因之一，病人常对一时性的心前区不适感疑虑重重，长期担心患了某种心脏病，增加了心理负担。

【中医辨证要点、治则与处方】

（1）气血亏虚。心前区疼痛，面色无华，倦怠乏力；舌质淡，苔白，脉细或弱；心悸，呼吸困难，伴有头晕目眩，寐差，动则心悸加重。治则：益气补血，养心安神。处方：主穴，阴郄、通里、足三里、列缺、内关；配穴，百会、神庭、前顶、眉冲、曲差。

（2）肝郁犯胃。心前区疼痛，烦躁易怒，呃逆；舌淡红，苔薄白，脉弦；焦虑，抑郁，善惊，易恐，心悸，多梦，坐卧不安。治则：疏肝和胃，通经止痛。处方：主穴，太冲、足三里、内关、间使；配穴，神门、神庭、曲泉、中封。

（3）阴虚火旺。心前区疼痛，心烦少寐，手足心热，口燥咽干；舌尖红，苔薄白，脉细数；心悸，胸闷，气短，兼见头晕目眩。治则：滋阴清热，通络安神。选穴：主穴，三阴交、阴陵泉、通里、神门；配穴，百会、四神聪、神庭、太溪、水泉。

（4）血瘀痰阻。胸痛、胸闷较甚，或见胸中隐痛，心悸，头晕目眩，寐差，呼吸不畅，痰黏不易咳出；脉弦或细涩。治则：活血化瘀，行气化痰。处方：主穴，梁丘、血海、丰隆、内关；配穴，百会、四神聪、神庭、地机、行间。

【主穴定位】

（1）神门。

［标准定位］在腕部，腕掌侧横纹尺侧端，尺侧腕屈肌腱的桡侧凹陷处。见图 5–51–1。

［刺灸法］直刺 0.3~0.5 寸。

[特异性] 手少阴心经输穴、原穴。

（2）阴郄见图 1-3-1，通里见图 1-5-5，足三里见图
1-1-3，列缺见图 1-6-3，内关见图 1-5-1，太冲见图 1-2-6，
间使见图 1-3-1，三阴交见图 1-1-4，阴陵泉见图 1-4-4，梁
丘见图 4-39-2，血海见图 1-5-4，丰隆见图 1-1-5。

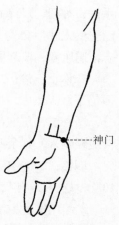

图 5-51-1　神门

【病例】李某，女，37 岁，文秘。初诊：2009 年 7 月 2 日。
主诉：发作性心前区疼痛半年。

病人平素睡眠不佳，入睡难，睡眠浅，寐中多梦，易醒，
醒后复入睡尤难。入睡前需服 1~2 片艾司唑仑（舒乐安定），
每夜可入睡 4~5 小时。白天工作时，头晕、乏力、心烦易怒，
有时恶心，有时头痛，有时胸闷气短，心慌、心悸。半年前，
因患急性阑尾炎而在某医院接受手术治疗，术后恢复良好，
但病人由此担心患肠癌，并产生恐惧感，从而使上述症状加重，睡眠障碍尤为明
显。某日清晨，因一夜未眠而突觉心前区绞痛，濒死感，速被救护车送到医院住
院治疗。期间，接受心脏彩超、冠状动脉 CT 血管造影、24 小时心电监护等各方
面检查，排除心脏器质性改变，诊断为心脏神经症。经中西药物和心理治疗后，
心前区绞痛症状消失而出院。但病人仍对自己心前区疼痛之事担心、恐惧，半年
之内已发生多次心前区的刺痛、胀痛、闷痛等症状，每次发作时间为 10 分钟至 3
小时。先后服用复方丹参滴丸、速效救心丸、硝酸甘油、通塞脉片等药，未见好
转。曾用过抗抑郁药，如帕罗西汀（赛乐特）、氟哌噻吨美利曲辛片等，病情时
轻时重。此次来诊，乃因生气后心前区胀痛、窜痛复发，疼痛已 2 小时左右，未
见缓解，但快速行走时未见疼痛加重，呃逆频作，自觉呃逆后疼痛稍缓解。病人
以手捂胸，极端痛苦，坐卧不安。VAS 为 5~6 分。汉密尔顿焦虑量表 21 分，汉
密尔顿抑郁量表 23 分。阿森斯失眠量表 11 分。舌胖大、暗红、有瘀斑，苔薄白，
脉弦缓涩。心电图检查显示正常。

[诊治经过] 西医诊断：心脏神经症，焦虑症，抑郁症。中医诊断：胸痛，
不寐，躁证，郁证。主症：心前区胀痛、窜痛。次症：呃逆，焦虑，抑郁，不
寐；舌胖大、暗红、有瘀斑，苔薄白，脉弦缓涩。兼症：头晕，乏力，心烦易怒，
有时恶心，有时头痛，有时胸闷气短，心慌、心悸。证型：肝郁犯胃，经络瘀
阻。治则：疏肝和胃，通经止痛。处方：主穴，太冲、足三里、内关、间使；配
穴，神门、神庭、眉冲、曲差、尺泽。刺灸法：病人仰卧位，太冲、足三里、内
关、间使皆逆经刺入，得气后行中等刺激，四穴刺入得气后，病人疼痛明显减
轻，VAS 为 2 分；神庭逆经刺入，眉冲、曲差皆顺经刺入，得气后，行头针常规

手法；神门、尺泽直刺，得气后行中等刺激。留针 20 余分钟时，病人疼痛消失，已安然入睡。40 分钟左右，病人由梦中醒来。告知现疼痛诸症消失。嘱病人调情志，避风寒，慎起居，勤锻炼。针灸隔日 1 次治疗。

二诊、三诊：2009 年 7 月 4 日、6 日。病人心前区仍未发生疼痛，VAS 为 0 分，但仍不寐。焦虑、抑郁有所减轻，时有呃逆。舌脉同初诊。汉密尔顿抑郁量表 20 分，汉密尔顿焦虑量表 18 分，阿森斯失眠量表 7 分。处方：加百会配四神聪，百会逆经刺入，其余四针刺向百会。得气后，行头针常规刺激手法。

四诊：2009 年 7 月 8 日。经三诊治疗后，病人昨日因思虑过度而心前区闷痛 10 分钟左右，自我以拳叩打胸部，疼痛消失，但抑郁诸症同前。嘱病人不必紧张，继续用上述方法治疗。

共治疗 16 次，治疗期间根据病人症状和舌脉加足临泣、血海、心俞、肺俞、肝俞、命门等。病人现心痛基本消失，VAS 为 0~1 分。汉密尔顿抑郁量表 12 分，汉密尔顿焦虑量表 10 分，阿森斯失眠量表 5 分。嘱病人平素慢跑快走，参加太极拳、八段锦、易筋经等锻炼，始终保持心情愉快，不要多思多虑，应心胸宽广，保持积极乐观向上的生活态度。

半年后，随诊得知，病人心前区痛未发作，每夜睡眠 6 小时左右，无焦虑、抑郁诸症。

[诊治思路分析] 病人心悸、心前区痛，经中西医结合治疗缓解后又反复发作，遂来我院就诊。经诊断确诊为心脏神经症。由于病人平素头晕、乏力、呃逆、焦虑、抑郁且睡眠差，故辨证为肝郁犯胃、经络瘀阻。

初诊采用足厥阴肝经输穴、原穴太冲，以疏肝通络、调节情志。足三里为足阳明胃经合穴，故可和胃止痛，温胃止呃；另外，病人起病半年余，久病必虚，故用足三里可补虚强身。间使、内关为手厥阴心包经经穴及络穴，间使可调节睡眠，内关能调情顺志、降逆止呃，该穴又为八脉交会穴之一，通于阴维脉，可增强对阴经的调节作用，有利于改善睡眠质量，通畅心经而止痛。四穴共用，可增强疏肝和胃、通络止痛之功。四穴本应用泻法，但病人久病，抵抗力弱，故中等刺激即可。四穴刺入后，病人疼痛明显减轻。神庭、眉冲及曲差为头部督脉或足太阳膀胱经腧穴。《素问·脉要精微论》曰："头为精明之府。"头为诸阳之会，故头部针刺可醒脑开窍、调节情志。逆经刺入神庭，可泻督脉之邪，以缓解病人焦虑抑郁的症状。眉冲、曲差，均补太阳经之气，可增强通经活络之功。加手少阴心经之输穴、原穴神门，增强和血安神之效。因病人平素胸闷气短，故选用手太阴肺经合穴尺泽，以疏通肺气，同时调理一身之气，气旺则神旺，则百脉和畅，诸症消失。

由于初诊针刺后病人安然入睡，故二诊、三诊仍用初诊处方，但病人仍有不寐，焦虑、抑郁均减轻，故应在此方基础上选用百会、四神聪以醒脑安神。百会逆经刺入以泻脑中郁邪，并用扬刺法加强百会醒脑镇静安神之功。

四诊时，病人诉心前区闷痛症状较前减轻，但抑郁仍同前，故继续用上述方法治疗。经临证加减针刺穴位后，病人诸症明显好转。嘱病人平素多做运动，保持心情舒畅，以巩固治疗效果。

52. 胸椎棘突韧带炎

胸椎棘突韧带炎以中年人多见，无性别差异，多有反复发作、弯腰搬重物损伤史。主要症状为胸背痛，部分病人有肋间、腹部、内脏的牵涉痛。

胸椎棘突韧带炎属中医"痹证"范畴，多由素体阳气不足，督脉空虚，或风、寒、湿邪侵入背部足太阳膀胱经引起。

【中医辨证要点、治则与处方】

（1）风寒湿痹。胸椎关节疼痛，痛有定处，遇寒则痛甚，得热则痛缓，局部皮色不红，触之不热；舌质淡，苔薄白，脉弦紧，或沉迟而弦；皮肤或有寒冷感。治则：通络止痛，温经散寒。处方：主穴，大椎、夹脊、膈俞；配穴，阴陵泉、风池、曲池。

（2）风湿热痹。胸椎关节疼痛，局部红肿灼热，得冷稍舒；舌质红，苔黄或黄腻，脉滑数；常伴发热、汗出、口渴、烦躁不安等症状。治则：除湿化浊，清热消肿。处方：主穴，身柱、阴陵泉、曲池；配穴，阿是穴、三阴交、大椎、至阳。

（3）久痹正虚。痹痛日久不愈，时轻时重，腰膝酸软，关节屈伸不利；舌质淡红，苔薄白或少津，脉沉弱或细数；或畏寒肢冷，或骨蒸劳热，自汗盗汗，心烦口干。治则：通络止痛，补气健脾。处方：主穴，大椎、足三里、关元；配穴，气海、阳陵泉、阴陵泉。

【主穴定位】

（1）夹脊。

［标准定位］俯伏或俯卧位，在背腰部，当第一胸椎至第五腰椎棘突下两侧，后正中线旁开 0.5 寸，一侧 17 个穴位。见图 5-52-1。

［刺灸法］稍向内斜刺 0.5~1 寸，待有麻胀感即停止进针，严格掌握进针的角度及深度，防止损伤内脏或引起气胸。

（2）身柱。

［标准定位］在背部，当后正中线上，第三胸椎棘突下凹陷中。见图 5-52-2。

［刺灸法］斜刺 0.5~1 寸。

（3）关元。

［标准定位］在下腹部，前正中线上，当脐中下 3 寸。见图 5-52-3。

［刺灸法］直刺 1~2 寸。

［特异性］小肠之募穴，任脉、足三阴经交会穴。

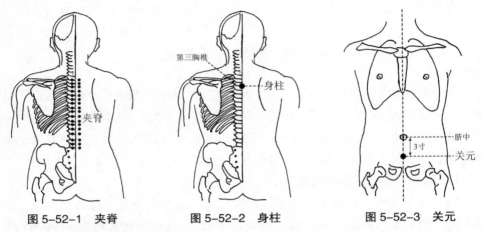

图 5-52-1 夹脊　　　　　　图 5-52-2 身柱　　　　　　图 5-52-3 关元

（4）大椎见图 1-2-1，膈俞见图 1-6-4，阴陵泉见图 1-4-4，曲池见图 4-27-2，足三里见图 1-1-3。

【病例】陈某，男，38 岁，工人。初诊：2008 年 10 月 8 日。主诉：发作性背及胸痛 2 年，加重 1 天。

病人 2 年前因弯腰搬抬重物而使后背出现弥漫性酸楚痛，自行局部拔罐、贴敷奇正消痛贴膏等药，疼痛消失。此后，每因劳累、阴雨天或睡姿不佳等，皆可使疼痛复发。病人挺胸、伸展背部肌肉时，背后疼痛感觉可减轻。1 天前，病人抬举较重的货物时，背部疼痛复发。来诊时检查，背部第七胸椎棘突下、第八胸椎棘突下有压痛，并向前胸轻度牵涉痛。病人告之该处温热后疼痛可缓解，此处若受风则加重。VAS 为 3~5 分。舌淡红、有瘀斑，苔薄白，脉紧涩。X 线片示胸部椎骨及肌肉正常。血常规未见异常。

［诊治经过］西医诊断：胸椎棘突韧带炎。中医诊断：筋痹证。主症：胸背痛。次症：遇寒加重，遇热减缓，舌淡红、有瘀斑，苔薄白，脉紧涩。证型：寒凝血瘀，经筋阻滞。治则：祛寒化瘀，舒筋止痛。处方：主穴，至阳、阿是穴（第八胸椎棘突下）、局部夹脊穴（第七、八胸椎刺突下两侧）；配穴，腰阳关、百会、委中。刺灸法：病人取俯卧位，至阳、阿是穴沿棘突走行斜行向上刺入，得气后留针；局部夹脊穴左右 4 针直刺，得气后留针；百会、腰阳关顺经刺入，

得气后行弱刺激；委中逆经刺入，得气后行强刺激。主穴处加艾条灸治，以局部皮肤发红、温热为度。嘱病人平素要挺胸，不要搬运、抬举重物。隔日1次针灸，共3次。

二诊：2008年10月10日。主诉疼痛减轻，VAS为2~3分。舌脉同前。治疗同初诊。

三诊：2008年10月12日。疼痛同二诊。舌脉亦同二诊。处方加灵台、筋缩，顺经刺入，得气后留针。行针同初诊。

四诊：2008年10月14日。疼痛明显减轻，VAS为1~2分。舌淡红、有瘀点，苔薄白，脉涩。治疗方法同三诊。

病人又经两次治疗后，疼痛消失。第七、八胸椎棘突下的棘间韧带无压痛。

[诊治思路分析] 病人2年前因外伤出现胸背部疼痛，经治疗后症状消失，此后因天气变化、劳累等诱发疼痛。辨为寒凝血瘀，经筋阻滞。故初诊选用督脉穴位至阳，宽胸理气。根据腧穴的近治作用选取第七、八胸椎棘突下两侧的夹脊穴，及第八胸椎棘突下的阿是穴，以疏通局部经络气血，使得通则不痛。配合督脉腰阳关、百会，因督脉行于脊柱内部，选用督脉腧穴能疏通胸背部经脉气血以增强治疗效果。四总穴歌记载，"腰背委中求"，故选用足太阳膀胱经的委中。因病人疼痛遇寒加重，得温痛减，故主穴配合艾条灸以起温经通脉、散寒止痛之效。

初诊后疼痛明显减轻，故二诊治疗同前。

三诊时疼痛未见进一步好转，故加用督脉灵台、筋缩二穴，以增强调畅气血的作用。

四诊时疼痛明显减轻，又给予两次巩固治疗，症状完全消失。

六、腹部疼痛

53. 胃痉挛

胃痉挛是指胃部肌肉抽搐，主要表现为上腹痛、呕吐等。胃痉挛可由胃溃疡、急慢性胃炎、胆汁反流、饮食不慎、受寒等原因引起。

中医学认为，无论是胃腑本身的原因还是其他脏腑的病变都可影响到胃腑，使胃络不通或胃失濡养而导致胃痛。本病多由寒邪客胃、饮食伤胃、肝气犯胃、脾胃虚弱等引发。

【中医辨证要点、治则与处方】

（1）脾胃虚寒。胃痛发作较缓，痉挛作痛，喜暖喜按，空腹加重，食后痛减，劳累、受凉、饮食生冷后发作或加重；舌淡，苔白，脉虚迟或弱。治则：温经散寒，和胃止痛。处方：主穴，中脘、内关、气海；配穴，神阙、足三里、胃俞、脾俞。

（2）胃阴不足。胃脘灼痛，时有痉痛，饥不欲食，咽干口燥，大便干结；舌红少津，脉弦或细或细数。治则：养阴清热，益胃止痛。处方：主穴，内关、公孙、足三里；配穴，胃俞、太溪、三阴交。

（3）寒邪犯胃。胃痛因感受寒邪而暴作，畏寒喜暖；苔薄白，脉弦紧。治则：温经散寒，降逆止痛。处方：主穴，内关、中脘；配穴，胃俞、脾俞、神阙、梁丘。

（4）食积伤胃。因暴饮暴食而胃脘痉痛，胀满拒按，吞酸，呕吐不消化食物，呕吐后痛减；苔厚腻，脉滑。治则：消食化滞，行气止痛。处方：主穴，中脘、胃俞；配穴，公孙、内关、梁门、建里。

（5）肝气犯胃。胃脘胀满而痛，连及两胁，嗳气反酸，喜叹息，情绪不佳则痛作或痛甚；脉弦。治则：疏肝理气，和胃止痛。处方：主穴，中脘、足三里、太冲；配穴，公孙、期门、肝俞。

（6）瘀血停滞。胃脘部刺痛，痛有定处，按之痛甚；舌质紫暗或有瘀点、瘀斑，脉涩。治则：行气活血，化瘀止痛。处方：主穴，中脘、足三里、膈俞；配穴，阳陵泉、血海、阿是穴、鱼际。

【主穴定位】

中脘见图 1-2-8，内关见图 1-5-1，气海见图 1-6-6，公孙见图 4-35-1，足三里见图 1-1-3，胃俞、膈俞见图 1-6-4，太冲见图 1-2-6。

【病例】裴某，女，45岁，会计。初诊：2001年8月12日。

病人晨起后，因家庭琐事与丈夫发生口角而郁闷不舒、脘腹胀闷，而后感到口渴，饮冷水约400ml，随后胃脘突然攻痛、窜痛、胀痛，痛连两胁，以左胁部尤为明显。呃逆频发，呕吐清水，吐后疼痛稍缓解。当地医院诊为急性胃痉挛、急性胃炎。肌内注射甲氧氯普胺（胃复安）等药物治疗，未见缓解。到针灸科针灸中脘、下脘、足三里、太冲、肝俞、胃俞，疼痛稍缓解，恶心、呕吐减轻。病人中午曾服开郁老蔻丸2丸，矢气后症状减轻。傍晚进食小米粥约50克后，疼痛复作，呕吐清涎，呃逆，头晕，手足麻木不温。病人否认平素有胃病史，形体较胖，痛苦面容，焦虑不安。胃痛VAS为6分。舌淡红，苔薄白，脉弦。

［**诊治经过**］西医诊断：急性胃痉挛。中医诊断：胃痛。主症：胃脘攻冲作痛，痛连两胁。次症：郁怒，呕吐清涎，呃逆，舌淡红，苔薄白，脉弦。兼症：头晕，手足麻木不温，焦虑不安。证型：肝气犯胃，水气滞结。治则：疏肝和胃，分利水气。处方：主穴，内关；配穴，水分、水泉、太冲。刺灸法如下。内关逆经刺入，得气后提插捻转强刺激。当左手内关刺入得气后，病人自觉疼痛减轻；针感传到肘关节时，病人疼痛、攻冲作痛减轻明显，VAS为3分；当针感上传到肩部时，疼痛消失，病人自觉脘腹胀闷、呕吐清涎症状亦随之消失。同时，病人立即如厕，回来后告知医生，便下清水及稀溏便，量多，矢气多。现无腹痛，无胁痛，但仍感腹内气窜水声较强烈。鉴于病人疼痛消失，为巩固治疗，右手内关逆经刺入，得气后留针。水分、水泉、太冲皆逆经刺入，得气后留针30分钟，每15分钟行强刺激手法1次。针后病人又如厕一次，排出水样便，矢气较多，而病痛消失。嘱病人调节情志，避免情绪激动，避免饮冷水。服逍遥丸，每次1丸，每日3次，共服用5天。

［**诊治思路分析**］本病治疗时以内关为主穴，太冲、水泉及水分为配穴，正如《灵枢·终始》所云："溢阴为内关，内关不通，死不治。"阴气盈盛于内与阳气相背，失于协调，心暴痛，胸部烦闷，膈中满，本穴用之效也。内关用逆经泻法可有效缓解病人胃脘疼痛；同时配以太冲、水泉及水分逆经刺入，可泻其肝实，泻其气窜水满。又服逍遥丸以疏肝解郁，健脾和营，起到疏肝和胃的作用。

54. 消化性溃疡

消化性溃疡是常见的具有反复发作倾向的慢性胃肠道疾病，多发生于胃或十二指肠球部，分别称为胃溃疡和十二指肠溃疡。本病为常见病、多发病，可发生于任何年龄，临床上以长期反复周期性发作并有节律性的上腹部疼痛为主要症状，可伴有泛酸、流涎、恶心、呕吐、嗳气等。消化性溃疡的发病呈"三多"趋势，即青壮年发病较多，男性多于女性，十二指肠溃疡发病率高于胃溃疡。

中医学认为，寒邪犯胃、饮食伤胃、情志不畅、体虚久病等原因所导致的胃气失于和降，或气滞血瘀，或素食停滞、胃气郁滞等皆可引起胃痛。阳气不足，中焦虚寒，胃络失于温养，或胃阴不足，胃失濡养，皆可引起脉络拘急，气血运行失调，从而形成胃痛。

【中医辨证要点、治则与处方】

（1）肝郁气滞。胃脘胀痛，两胁胀闷，每遇情感不遂则加重，嗳气或矢气则舒，胸闷，食少，喜怒，喜太息；舌红，苔薄白，脉弦。治则：疏肝理气，行气止痛。处方：主穴，内关、肝俞、太冲、中脘；配穴，三阴交、气海。

（2）肝胃郁热。胃脘痛热急迫，有灼热感，口干口苦，喜冷饮；舌红，苔黄，脉弦或数；食入疼痛无明显缓解，或食入易痛。治则：疏肝解郁，益胃化热。处方：主穴，足三里、公孙、太冲、胃俞；配穴，上巨虚、下巨虚。

（3）胃阴亏虚。胃脘隐隐灼痛，空腹时加重，似饥不欲食，口干不欲饮；舌红少津、有裂纹，少苔或花剥苔，脉数。治则：滋阴养胃，清热止痛。处方：主穴，胃俞、太溪；配穴，三阴交、内庭、足三里。

（4）脾胃虚寒。胃痛隐隐，喜温喜按，每遇冷或劳累易发作或加重，空腹痛重，得食痛减，食后腹胀；舌质淡嫩、边有齿痕，苔薄白，脉沉迟。治则：温脾散寒，和胃止痛。处方：主穴，中脘、足三里；配穴，内关、气海、关元。

（5）胃络瘀血。胃痛如刺如割，痛处不移，疼痛剧烈，可痛彻胸背；舌质紫或有瘀点、瘀斑，脉涩；或伴有肢冷，汗出。治则：行气活血，化瘀止痛。处方：主穴，膈俞、阿是穴；配穴，梁丘、太冲。

【主穴定位】

内关见图 1-5-1，肝俞见图 1-3-6，太冲见图 1-2-6，中脘见图 1-2-8，足三里见图 1-1-3，公孙见图 4-34-1，胃俞、膈俞见图 1-6-4，太溪见图 1-4-6，中脘见图 1-2-8。

【病例】吴某，男，37岁，教师。初诊：2001年11月12日。主诉：间断性左上腹痛4年余，加重2周。

病人4年前经常上腹痛，有时胀痛，有时热痛，有时恶心、呕吐，多在餐后约1小时发生疼痛。疼痛部位在剑突下正中或偏左，大小约5cm×5cm。每次疼痛约1小时。至下次进餐后继续上述规律性痛，伴泛酸、嗳气。在当地医院行上消化道钡剂造影检查，发现龛影，诊为胃溃疡。经服法莫替丁片、奥美拉唑胶囊等药治疗，上述症状消失，但每遇工作紧张、劳累，饮酒过多，上述症状反复发生。2年前，病人出现夜间右上腹痛，有时出现黑粪，在当地医院诊断为胃、十二指肠溃疡。仍用法莫替丁片、奥美拉唑胶囊、三九胃泰颗粒、舒肝快胃丸等药治疗，疼痛缓解。病人每隔半年左右仍然发生类似症状。2周前，与友人饮酒后，又饮大量咖啡，夜间（约凌晨1点）又出现右上腹疼痛并痛醒，以胀痛为主，并向右下背部放射，虽然服用各种治疗胃部疾病的药物，但夜间发作性上腹痛未见缓解，而来我处求治。病人平素即手足不温，进冷食后即上腹部痛，有时泄泻，此次有恶心，无呕吐。病人形体较瘦，右上腹部轻度压痛，无反跳痛，腹肌不紧张。便常规检查显示正常。病人自带胃镜检查报告，显示十二指肠球部有一椭圆形边缘光整的、大小约0.6cm×1.3cm的溃疡，周围黏膜可见出血水肿。VAS为4分。舌淡红、胖大齿痕，苔白、微厚，脉缓而弱。

［诊治经过］西医诊断：十二指肠球部溃疡。中医诊断：腹痛。主症：夜间右上腹发作性胀痛。次症：手足不温，喜暖畏冷，恶心。舌淡红、胖大齿痕，苔白、微厚，脉缓而弱。兼症：放射痛，有时泄泻。证型：脾胃阳虚。治则：温补脾胃。处方：主穴，中脘、梁门、上巨虚；配穴，三阴交、足三里、支沟（右）。刺灸法：腹部穴位中脘、梁门直刺，得气后，行弱刺激，留针，并加温针灸；上巨虚顺经刺入，得气后，行弱刺激；三阴交、足三里、支沟直刺，得气后，行中等刺激。留针30分钟，每15分钟行针1次。同时仍服用法莫替丁片、奥美拉唑胶囊；并用中药三七粉、白及粉各3g，冲水，饭前30分钟服用，连续服用2周，隔日1次针灸。

二诊：2001年11月14日。同初诊治疗。

三诊：2001年11月16日。夜间虽有阵发痛，但不向后背部放射。疼痛时间由原先的40分钟左右减为20分钟左右。VAS为3分。嗳气消失，余症同前，治疗同初诊。

四诊：2001年11月18日。夜间阵发痛同三诊，仍无背部痛，但有时有腹部下坠感，手足不温缓解，余症同前。舌淡红、胖大齿痕，苔薄白，脉缓略弱。

处方去支沟，加百会透前顶，得气后，行头部常规刺激手法。

病人经上述方法继续治疗，第7次时疼痛完全消失，但有时腹胀，有时嗳气，有时纳呆，有时头晕。根据病情加内关、关门、通天等穴，继续治疗，总共治疗14次。病人自觉精力充沛，睡眠良好，饮食有味，腹痛未发生。继续服用三七粉、白及粉1个月，服法同前。嘱病人不要暴饮暴食，禁酒，禁烟，劳逸结合，精神愉快。

［诊治思路分析］中脘为胃之募穴、腑之会穴，可治胃痛、腹胀，正如《针灸聚英》所云："胃虚而致太阴无所禀者，于足阳明募穴中导引之。"直刺足阳明胃经梁门，弱刺激，上巨虚顺经补法，用以补脾益胃，通络止痛。针刺足太阴脾经三阴交可疏调足三阴经之经气，以健脾胃；足三里乃胃之下合穴，凡胃脘疼痛，均可用之通调腑气、和胃止痛；因病人疼痛向右下背放射（"胁肋支沟取"），故加支沟以疏调少阳经气。

初诊见效，故二诊方法同前。

三诊，病人夜间虽有阵发痛但嗳气消失，余症同前，故治疗同初诊。

四诊，病人无背痛故去支沟，但时有腹部下坠感，故加用百会透前顶以激发经气、升举阳气、通调督脉。本病人在七诊时疼痛完全消失，虽有腹胀、嗳气等症，但根据病情加用内关、通天等穴。

白及收敛生肌，三七化瘀止痛，二药同用为治疗胃炎、消化性溃疡的验方。

55. 慢性胃炎

慢性胃炎是由各种病因引起的胃黏膜慢性炎症，多表现为上腹痛或不适、上腹胀、早饱、嗳气、恶心等消化不良症状。本病进展缓慢，常反复发作，中年以上好发病，并有随年龄增长而发病率上升的倾向。部分病人可无任何症状。

本病属中医"胃痛"范畴，又称"胃脘痛"。

【中医辨证要点、治则与处方】

（1）脾胃虚寒。胃痛发作较缓，隐隐作痛，喜暖喜按，空腹加重，食后痛减，劳累、受凉、饮食生冷后发作或加重；舌淡，苔白，脉虚或弱。治则：温经散寒，通络止痛。处方：主穴，中脘、内关、气海；配穴，神阙、足三里、胃俞、脾俞。

（2）胃阴不足。胃脘灼痛，饥不欲食，咽干口燥，大便干结；舌红少津，脉细数。治则：养阴清热，益胃止痛。处方：主穴，内关、胃俞、公孙、中脘；

配穴，足三里、太溪、三阴交。

（3）寒邪犯胃。胃痛因感受寒邪而暴作，畏寒喜暖；苔薄白，脉弦紧。治则：温经散寒，和胃止痛。处方：主穴，脾俞、胃俞、神阙；配穴，内关、中脘、梁丘。

（4）食积伤胃。因暴饮暴食而胃脘疼痛，胀满拒按，嗳腐吞酸；苔厚腻，脉滑；或呕吐不消化食物，吐后痛减。治则：消食化滞，行气止痛。处方：主穴，中脘、胃俞、章门；配穴，公孙、内关、梁门、建里。

（5）肝气犯胃。胃脘胀满而痛，连及两胁，嗳气反酸，喜叹息，情绪不佳则痛作或痛甚；脉弦。治则：疏肝理气，和胃止痛。处方：主穴，太冲、中脘、期门；配穴，公孙、足三里、肝俞。

（6）瘀血停滞。胃脘部刺痛，痛有定处，按之痛甚；舌质紫暗或有瘀点、瘀斑，脉涩。治则：行气活血，化瘀止痛。处方：主穴，中脘、足三里、膈俞、阿是穴；配穴，行间、太冲、内庭。

【主穴定位】

（1）神阙。

［标准定位］在腹中部，脐中央。见图6-55-1。

［刺灸法］禁刺，宜灸。

（2）中脘见图1-2-8，内关见图1-5-1，气海见图1-6-6，胃俞、膈俞见图1-6-4，公孙见图4-34-1，脾俞见图1-2-10，章门见图5-50-3，太冲见图1-2-6，期门见图5-50-1，足三里见图1-1-3。

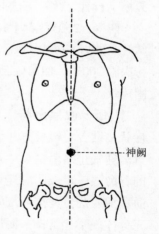

图6-55-1 神阙

【病例】于某，女，72岁，职业：无。初诊：2005年5月2日。主诉：胃脘胀痛3天，灼热痛2天。

5天前，病人应邀回家乡做客，席中过食肥甘厚味，自觉心窝部以下、脐以上部位隐隐作痛，且有嘈杂感。第二天，胃脘胀痛，呕吐不消化食物，吐后疼痛消失，伴有轻度腹泻，自服保和丸、乳酸菌素片、肝胃气痛片等药，疼痛自觉缓解。但2天前，因食辣椒和蒜泥而致胃脘灼热痛，复服上药无效。于今日来我处求诊。该病人平素心烦，易生气，有时泛酸，有时两胁胀痛，口苦，欲吐。VAS为4~6分。胃镜检查可见胃黏膜点片状红斑，黏膜粗糙不平，胆汁轻度反流。幽门螺杆菌阳性。舌红，苔薄黄，脉弦略数。病人要求针灸治疗。

［诊治经过］西医诊断：慢性胃炎。中医诊断：胃脘痛。主症：胃脘胀痛、热痛。次症：心烦易怒，嘈杂，口苦，欲吐，舌红，苔薄黄，脉弦略数。

兼症：有时两胁胀痛，有时泛酸。证型：肝胃郁热。治则：清泻肝胃，理气止痛。处方：主穴，肝俞、期门、胃俞、中脘；配穴，内关、行间、梁丘、地机。刺灸法如下。病人取俯卧位，先刺肝俞、胃俞，逆经刺入，得气后，行强刺激泻法，留针 20 分钟，每 10 分钟行针 1 次。出针后，仰卧位，期门逆经平刺，中脘逆经斜刺，得气后，行提插捻转的泻法。内关、行间、梁丘、地机皆逆经刺入，得气后，行平补平泻手法刺激。留针 30 分钟，每 15 分钟行针 1 次。针刺后，病人胃脘胀痛、灼热痛明显减轻，VAS 为 3 分。但泛酸、嘈杂未见改变。给予白及粉 1 袋、三七粉 1 袋，饭前 30 分钟冲服。嘱忌食腥味、辛辣刺激食物，如姜、蒜、辣椒等；禁酒、禁烟；宜食清淡食物，如小米粥。

二诊：2005 年 5 月 3 日。病人心烦易怒减轻，口苦同前，无胁肋胀痛，舌脉同前，治法同初诊。

三诊：2005 年 5 月 4 日。胃脘胀痛、灼热痛消失。VAS 为 0 分。无泛酸、嘈杂，口微苦，已 3 日未大便。舌淡红，苔薄微黄，脉弦。针灸处方加合谷、天枢，行针、留针方法同前。

四诊：2005 年 5 月 5 日。病人晨起大便通畅，偶有泛酸。舌淡红，苔薄微黄，脉弦。处方：陈皮 15g，香橼 15g，菊花 15g，山药 15g，白术 15g。水煎 300ml，每次服 100ml，加温后饭前 30 分钟送服白及粉、三七粉，每天 3 次。共服 7 天巩固疗效。

[诊治思路分析] 该病人因食肥甘辛辣食物出现胃脘胀痛、呕吐、泛酸等症状，结合胃镜检查，诊断为慢性胃炎，综合分析辨为肝胃郁热，治以清泻肝胃、理气止痛为主。主穴选用足太阳膀胱经肝俞、胃俞，此二穴分别为肝、胃的背俞穴；足厥阴肝经期门、任脉中脘，此二穴分别为肝、胃的募穴。以上为俞募配穴法，为前后配穴法之代表，寓《难经》"阴病引阳，阳病引阴"之义，充分体现了经络调节阴阳的作用。从现代解剖学来看，治疗慢性胃炎所选的背俞穴相当于或接近于胃部的体表投射区，有丰富的肋间神经，俞募穴与胃皆可通过脊神经调节形成直接或间接的神经通路，从而从形态学细胞水平说明俞募配穴与胃的特异性联系途径。配穴选用手厥阴心包经络穴内关、足阳明胃经郄穴梁丘、足太阴脾经郄穴地机，加强主穴对胃腑病证的治疗作用；因病人平素心烦，易生气，有时两胁胀痛，故选用足厥阴肝经荥穴行间疏肝解郁、行气止痛。因病人为肝胃郁热，所以以上诸穴均逆经刺入，以泻其郁热。配合中药白及粉、三七粉各 1 袋饭前服用，以和中降逆，收敛生肌，制酸止痛。

二诊时明显见效，故继用初诊方法治疗。

三诊时病人胃脘胀痛、灼热痛消失，但大便 3 日未解，故加手阳明大肠经原穴合谷、足阳明胃经的大肠募穴天枢，以润肠通便。

四诊时大便已解，嘱其服中药以行气健脾，巩固疗效。

56. 急性肠炎

急性肠炎是由多种原因引起的消化系统急性疾病，发病的主要原因是肠道感染。该病多在夏秋季突然发生，虽见于各种年龄，但以儿童多见，多有不洁饮食史，有时呈暴发性流行，病人多恶心、呕吐，继以腹痛腹泻，每天 3~5 次，甚至数十次，大便呈水样，深黄色或绿色，恶臭，可有发热、全身酸痛等症状。病原体可为细菌、病毒、真菌等多种微生物，现代医学根据感染的不同病原将之分为病毒性肠炎、真菌性肠炎和细菌性肠炎，治疗方法可以禁食 6~12 小时，并以对症治疗为主。

中医学将本病归属于"腹痛""泄泻"范畴。本病临床以腹痛、排便次数增多、粪便稀溏甚至泻出如水样为主要表现。脾胃运化失常，或暑热湿邪客于肠胃，湿浊困脾，气机不利，肠胃运化及传导功能失常，引起清浊不分，水谷夹杂而下，从而发生泄泻。

【中医辨证要点、治则与处方】

（1）寒湿困脾。腹痛肠鸣，泄泻清稀，甚或如水样，完谷不化；舌淡，苔薄白或白腻，脉濡或缓；面色无华，精神萎靡，四肢不温，或兼恶寒发热、头痛身痛、小便清长。治则：温运脾阳，化湿止泻。处方：主穴，天枢、上巨虚、阴陵泉；配穴，神阙、中脘、下脘。

（2）湿热蕴脾。腹痛腹胀，暴注下迫，便泻稀水或泻而不爽，大便黄褐而臭，肛门灼热；舌红，苔黄或黄腻，脉滑数或濡数；烦热口渴，小便短赤。治则：清热利湿，健脾止泻。处方：主穴，天枢、大肠俞、水分；配穴，内庭、内关、合谷、关门、太乙、滑肉门。

（3）暑湿困遏。腹痛，暴泻如注，脘腹痞满，身热汗出；舌红，苔腻或黄腻，脉洪或濡数；恶心欲呕，口渴心烦，头昏身重，面垢，小便短少，或转筋。治则：清暑化湿，调和肠脾。处方：主穴，天枢、下脘、气海；配穴，脾俞、大椎、三阴交、上巨虚。

（4）食积伤中。腹痛肠鸣，痛时即泻，泻后痛减，大便溏薄酸臭伴有完谷，食后痛甚，泄泻更著；舌淡红，苔白腻或中心黄厚，脉沉滑数；嗳腐吞酸，不思饮食，腹胀痞满拒按。治则：消食导滞，和胃止泻。处方：主穴，天枢、梁门、足三里；配穴，中脘、胃俞、脾俞、内庭、合谷。

【主穴定位】

（1）天枢。

［标准定位］在腹中部，脐中旁开 2 寸。见图 6-56-1。

［刺灸法］直刺 1~1.5 寸。

［特异性］大肠之募穴。

（2）上巨虚。

［标准定位］在小腿前外侧，当犊鼻下 6 寸，距胫骨前缘一横指（中指）。见图 6-56-2。

［刺灸法］直刺 1~1.5 寸。

［特异性］大肠下合穴。

（3）水分。

［标准定位］在上腹部，前正中线上，当脐中上 1 寸。见图 6-56-1。

［刺灸法］直刺 1~2 寸。宜灸。

（4）下脘。

［标准定位］在上腹部，前正中线上，当脐中上 2 寸。见图 6-56-1。

［刺灸法］直刺 1~2 寸。可灸。

［特异性］任脉、足太阴脾经交会穴。

（5）梁门。

［标准定位］在上腹部，当脐中上 4 寸，距前正中线 2 寸。见图 6-56-1。

［刺灸法］直刺 0.5~1 寸。

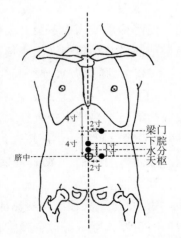
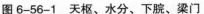

图 6-56-1　天枢、水分、下脘、梁门

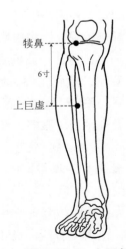

图 6-56-2　上巨虚

（6）阴陵泉见图 1-4-4，大肠俞见图 4-36-1，气海见图 1-6-6，足三里见

图 1-1-3。

【病例】李某，男，27岁，工人。初诊：2007年6月13日。主诉：腹痛、泄泻6小时。

病人昨日与友人外出饮酒，夜半返家，今清晨4时许腹痛剧烈而泄泻频发，来诊时已如厕近10次。腹痛以脐周为主，泻后痛减，泻下急迫，大便色黄而臭，便质溏稀，自觉肛门热感，心烦，口渴，欲冷饮，腰酸痛，乏力，头晕，发热（体温：38.2℃），小便短赤，有时恶心，痞满不舒。在某院消化科诊为急性肠炎，给予静脉滴注抗生素治疗，但腹痛泄泻诸症未消失，而求治我科。病人现表情痛苦，精神疲惫，腹部听诊肠鸣音亢进，按压脐周轻度压痛，VAS为4分，舌红，苔淡黄、厚腻，脉滑数，粪检未发现痢疾杆菌及红细胞、脓细胞。

[诊治经过] 西医诊断：急性肠炎。中医诊断：腹痛，泄泻。主症：腹痛，泄泻。次症：腹痛以脐周为主，泻后痛减，泻下急迫，大便色黄而臭，便质溏稀，自觉肛门热感，舌红，苔淡黄、厚腻，脉滑数。兼症：心烦，口渴，欲冷饮，腰酸痛，乏力，头晕，发热，小便短赤，有时恶心，痞满不舒。证型：湿热内蕴，传导失司。治则：清热利湿，调和肠腑。处方：主穴，脐周四穴（双天枢、下脘、气海）；配穴，合谷、上巨虚、地机、内关、水泉。刺灸法：脐周四穴直刺，得气后，行提插捻转的强刺激手法，留针时病人即觉腹痛欲泻的感觉基本消失，恶心痞满未见发作；合谷、上巨虚、地机、内关、水泉诸穴逆经刺入，得气后，行中等强度刺激，留针30分钟，每15分钟行针1次。

二诊：2007年6月14日。病人主诉昨日傍晚至今，腹泻2次，泻前腹痛较轻，VAS为2分。今晨起体温36.7℃。舌淡红，苔淡黄、微厚，脉滑略数。继续针灸，方法同初诊。

2007年6月15日，电话咨询得知，病人腹痛、泄泻消失，体温正常。嘱其禁食不洁食物，杜绝饮生冷啤酒。

[诊治思路分析] 病人有饮酒史，湿热内蕴，经查体及问诊诊为急性肠炎，辨证为湿热内蕴、传导失司。病人腹痛以脐周为主，故初诊时采用脐周四穴（双天枢、下脘、气海）。天枢位于脐中旁开2寸，为大肠募穴，可调理气机，主治腹痛、腹胀、腹泻。任脉的下脘，主治腹痛、腹泻。气海可调理一切气机，主治绕脐疼痛、腹泻等肠腑疾病。此四针直刺，得气后行提插捻转强刺激手法，可激发并增强经气，达到祛邪止痛和止泻的作用。病人发热、口渴、欲冷饮，则配合针刺手阳明大肠经的合谷，以祛邪泻热；心烦，则针刺手厥阴心包经的

内关，以调理心气；小便短赤，则针刺足少阴肾经的郄穴水泉，以治小便不利；针刺上巨虚可运化湿滞；病人时恶心，痞满不舒，则针刺足太阴脾经郄穴地机，以健脾和胃。因病人腹痛、泄泻属湿热内蕴，故配穴取逆经进针而刺用泻法。

初诊见效后，二诊继续采用初诊方法，即效不更方。

第3日电话咨询得知，病人诸症消失，体温正常，嘱其注意饮食，避免再发。

57. 慢性肠炎

慢性肠炎的主要临床表现是大便次数增多，粪便不成形，呈溏稀、溏软或稀水样，或带黏液脓血，或含多量脂肪。本病呈慢性过程，常反复发作，多因急性肠炎失治、误治或慢性肠道感染引起。

本病属于中医"泄泻""腹痛"范畴，多由脾胃运化功能失职、湿邪内盛所致。慢性腹泻以脾气不足为主，由于脾失健运，水谷精微不化，湿浊内生，混杂而下，发生腹痛、泄泻。肝气乘脾，或肾阳虚衰、温运失调亦可引起泄泻，多合并脾虚诸症。慢性肠炎属虚证或虚实夹杂证。

【中医辨证要点、治则与处方】

（1）脾胃两虚。腹痛，大便溏泻，完谷不化，食欲不振；舌淡，苔白，脉缓；脘闷不舒，面黄乏力。治则：健脾益气，和胃止泻。处方：主穴，脾俞、胃俞；配穴，章门、天枢、大肠俞、足三里、上巨虚。

（2）脾肾阳虚。脐腹冷痛，五更泄泻，完谷不化，肠鸣，形寒肢冷；舌质淡，苔白，脉沉尺弱。治则：温补脾肾，固肠止泻。处方：主穴，脾俞、肾俞、中脘、天枢；配穴，神阙、足三里、公孙。

（3）肝郁客脾。每因生气发生腹痛泄泻，泻后痛减；舌红，苔薄，脉弦；胸胁痞满，嗳气食少。治则：抑肝扶脾，调理气机。处方：主穴，太冲、天枢、三阴交；配穴，中脘、足三里、外陵。

【主穴定位】

脾俞见图1-2-10，胃俞见图1-6-4，肾俞见图1-3-7，中脘见图1-2-8，天枢见图6-56-1，太冲见图1-2-6，三阴交见图1-1-4。

【病例】张某，男，47岁，总经理。初诊：2003年9月23日。主诉：反复发作性腹痛、腹泻5年余。

5年前，病人因工作在南方某处进食不洁食物后，患急性胃肠炎，发热、恶寒、腹痛、泄泻，给予静脉滴注抗生素（左氧氟沙星等），并口服小檗碱（黄连素）、乳酸菌素片、藿香正气胶囊，治疗5天后症状消失，但自此以后，每遇情绪紧张、劳累、睡眠不佳或饮食生冷食物时，即感觉右下腹或左下腹隐痛，有时伴有腹泻，腹泻后疼痛消失。平素周身乏力，经常无食欲，需服刺激性食物，如辣椒、大蒜等物，但服食后经常小腹痛而伴有泄泻，有时腰痛，有时心慌、心悸，自觉服高良姜煎水喝胃脘舒适，小腹痛发生次数减少。5年内曾做数次肠镜，皆符合慢性肠炎改变。VAS为2~4分。此次来诊前，曾食香瓜、西瓜等物，现每天右下腹或左下腹处疼痛3~5次，每次需如厕，泻后痛减，大便稀溏，有时如水样便，胃脘痞闷，纳呆，口淡乏味。舌淡红、有胖大齿痕，苔白厚腻，脉濡缓。

[诊治经过] 西医诊断：慢性肠炎。中医诊断：少腹痛，泄泻。主症：少腹痛（右或左下腹疼痛），泄泻。次症：泻后痛减，大便稀溏，有时如水样便，舌淡红、有胖大齿痕，苔白、厚腻，脉濡缓。兼症：胃脘痞闷，纳呆，口淡乏味。证型：脾虚湿蕴，气机不利。治则：健脾祛湿，行气止痛。处方：主穴，脾俞、章门、大肠俞、天枢；配穴，内关、公孙、下巨虚、阴陵泉。刺灸法：病人取俯卧位，脾俞和大肠俞直刺，针刺得气后，行提插捻转的弱刺激，30秒至1分钟后出针；仰卧位，天枢直刺，得气后强刺激，30秒左右出针，章门用挟持进针法平刺，得气后弱刺激，30秒左右后出针；内关、公孙、下巨虚、阴陵泉直刺，得气后行平补平泻手法，约30秒后出针。针刺后脘腹痞闷消失，告知病人每周一、三、五上午诊治，6次为1个疗程。平素忌食生冷腥辣食物，忌饮酒。

二诊、三诊：2003年9月25日、27日。病人每日腹痛、腹泻2~3次，但倦怠乏力、口淡乏味消失，纳谷香，有食欲。告之禁食肥甘厚味，以清淡为主。

四诊：2003年9月29日。病人昨日腹痛、泄泻4次，究其原因，前夜因娱乐活动而凌晨方睡，现仍有头项涨痛、头晕。舌淡红、有胖大齿痕，苔薄白，脉缓略弱。针灸处方加足三里、列缺。足三里顺经刺入，捻转提插行补法，使针感上传过膝后出针。列缺逆经刺入，使针感上传到前臂双肘处，病人告知头项痛立即消失而出针。嘱其起居有节，饮食有常。

此后每周针灸治疗1~2次，根据病情变化调整针灸用穴：如腹痛甚时加归来、水道；畏寒时加灸关元；心烦时加间使；呃逆加膈俞等。治疗2个月后，腹痛、腹泻症状消失；半年后随访，未见复发。

[诊治思路分析] 病人有急性胃肠炎史，经治疗后症状消失，但每因情绪紧张、劳累或饮食生冷后又出现腹痛、腹泻等症状，属脾气不足。经查体及问诊，诊断为慢性肠炎。中医辨证为脾虚湿蕴，气机不利。故初诊时采用足太阳

膀胱经脾俞，该穴为脾之背俞穴，主治腹痛、腹泻、纳呆等脾胃肠腑疾病；本经另一穴大肠俞，为手阳明大肠经之背俞穴，主治腹泻、腹胀等胃肠病证。此二穴均直刺，因病人属脾气虚故得气后行提插捻转弱刺激。足厥阴肝经穴位章门，为脾之募穴、八会穴之脏会，主治腹痛、腹泻、肠鸣等胃肠疾病。足阳明胃经的大肠募穴天枢，主治腹痛、腹泻。病人心慌、心悸，故取手厥阴心包经的内关以调理心气、疏导气血，内关配合足太阴脾经络穴公孙，为八脉交会配穴方法，主治腹痛、腹胀、腹泻、呕吐等脾胃肠腑疾病。选取足阳明胃经下巨虚以巩固治疗效果。用阴陵泉以健脾化湿。该病人食生冷辛辣食物后加重，故嘱其禁食此类食物，忌酒，并告知病人治疗过程。

二诊、三诊时诸症好转，仍需注意饮食。

四诊前一天出现腹痛、泄泻，问诊知由劳累引起，故针刺足三里。该穴为胃之下合穴，益气血，健脾胃，主治腹痛、腹泻，顺经刺而行补法。病人头项涨痛、头晕，"头项寻列缺"，故选取手太阴肺经络穴列缺，逆经刺以祛风通络、理气止痛。此后每周针灸 1~2 次，腹痛甚时，加刺归来、水道以止泻、止痛；畏寒时加灸关元以温阳止痛；心烦时加刺间使以调心气、宁心神；呃逆时加刺膈俞以利膈止呃。

58.肠易激综合证

肠易激综合征是指肠道本身无器质性病变而出现肠道功能失调的一种综合征，又称肠功能紊乱或肠激惹综合征。发病年龄以 20~50 岁多见，男性多于女性，50 岁以后首次发病者极少。

本病属中医"腹痛""泄泻"等病证范畴，并与便秘密切相关。中医认为本病发生多因饮食不节，恣食生冷肥甘，或情志失调，肝气郁结，或劳倦太过，脾气受损，或年老体衰，久病脏虚，引起脾胃功能失调。临床可分为肝郁脾虚、脾肾阳虚、阳明热结等证型。

【中医辨证要点、治则与处方】

（1）肝郁脾虚。腹痛欲泻，泻后痛减，易烦怒，善叹息，食少；舌淡红，苔薄白，脉弦或缓。治则：疏肝健脾，调理气机。处方：主穴，太冲、三阴交、天枢、外陵；配穴，中脘、足三里、上巨虚。

（2）脾肾阳虚。腹中冷痛，形寒肢冷，大便溏薄，日行 3~4 次，或五更即泻，泻后腹安；舌质淡，舌体胖，苔薄白，脉弱，双尺尤甚；腹胀纳呆，喜温乏力。治则：温补脾肾，厚肠止泻。处方：主穴，神阙、天枢、足三里、公孙、太溪；配穴，脾俞、太白、太冲、命门、肾俞。

（3）阳明热结。腹胀痛，大便秘结，口臭；舌红少苔或苔黄津少，脉弦或略弦数；伴有口干烦躁。治则：清热泻结，润肠通腑。处方：主穴，天枢、外陵、关元、上巨虚、合谷；配穴，曲池、阴陵泉、中脘、内关、下巨虚。

【主穴定位】

（1）外陵。

［标准定位］在下腹部，当脐中下 1 寸，距前正中线 2 寸处。见图 6-58-1。

［刺灸法］直刺 1~1.5 寸。

（2）太冲见图 1-2-6，三阴交见图 1-1-4，天

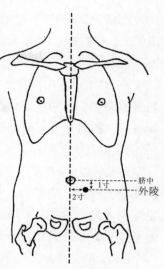

图 6-58-1 外陵

枢见图 6-56-1，神阙见图 6-55-1，足三里见图 1-1-3，公孙见图 4-34-1，太溪见图 1-4-6，关元见图 5-52-3，上巨虚见图 6-56-2，合谷见图 1-2-2。

【病例】姜某，男，51 岁，医生。初诊：2008 年 9 月 3 日。主诉：间断性腹痛、腹泻 5 年。

病人 5 年前因撰写著作过劳而出现腹痛、腹泻，排便后缓解，曾做血常规、红细胞沉降率、便常规、结肠镜等检查，未发现异常，诊为习惯性腹泻、功能性腹痛、肠易激综合征。给予对症治疗，未见痊愈。此后每遇劳累紧张、情绪激动时腹痛、腹泻即发作，尤其是每年 9、10 月几乎每天都腹痛、腹泻，为求进一步诊治，而来就诊。病人多在早餐后腹痛，以小腹或侧腹胀痛为主，或在开会前、外出工作前发生疼痛，每次排便含有大量黏液，排便后疼痛缓解。睡眠中无腹痛、腹泻症状发生，有时腹胀、胃脘胀，或恶心，周身乏力，心慌心悸，纳呆食少，有时头痛，每日便 3~5 次。VAS 为 3~5 分。舌暗红、胖大有齿痕，苔薄黄、微厚花剥，脉弦缓。

［诊治经过］西医诊断：肠易激综合征。中医诊断：腹痛，泄泻。主症：腹痛、腹泻。次症：小腹或侧腹痛，胃脘胀，恶心，纳呆食少，舌暗红、胖大有齿痕，苔薄黄、微厚花剥，脉弦缓。兼症：心慌心悸，头痛，周身乏力。证型：肝郁脾虚，传化失司。治则：疏肝健脾，调理肠腑。处方：主穴，太冲、三阴交、天枢、外陵；配穴，中脘、足三里、内关、合谷。刺灸法：太冲逆经而刺，三阴交顺经而刺，天枢透外陵，余诸配穴直刺，行平补平泻手法，每 15 分钟行针 1 次，留针 30 分钟。

二诊：2008 年 9 月 4 日。病人告知，昨日大便次数由原先的 3~5 次减为 2~3 次，仍腹痛，VAS 为 3~5 分。无恶心，仍胃脘胀、纳呆食少、心慌心悸等。继续针刺。

三诊：2008 年 9 月 5 日。腹痛明显减轻，VAS 为 2 分，腹泻每日 1~3 次，胃脘胀消失，无头痛，但有时心慌心悸，纳呆。舌脉同前。处方加阴郄、下脘，得气后，行补法。行针、留针同初诊。

四诊：2008 年 9 月 6 日。治疗同三诊。

五诊：2008 年 9 月 7 日。大便成形，每天排便 1~2 次，无腹痛，纳食转佳，自觉精力充沛，舌暗红、胖大有齿痕，苔薄白、花剥，脉缓。停止针灸，改用参苓白术散每次 1 袋，每日 3 次，饭前服；逍遥丸每次 1 丸，每日 3 次，饭后服。共服 5 天以巩固疗效。

2009 年 1 月曾咨询该病人，告知治疗后腹痛、腹泻未发作。

[诊治思路分析] 初诊选取足厥阴肝经穴太冲，太冲为肝经原穴，逆经而刺可疏肝而调节气机，通则不痛；足太阴脾经三阴交，通调足三阴经气血，顺经刺施补法可健脾益气；足阳明胃经的大肠募穴天枢、外陵，主治腹痛、腹泻。合谷为手阳明大肠经原穴，刺之则调节大肠腑气。病人恶心，则配合针刺中脘以健脾和胃，针刺足三里引气下行、和降胃气；由于病人心慌心悸，故取手厥阴心包经的内关以调理心气，疏导气血。

初诊见效后，二诊继续采用初诊方法。

三诊时，胃脘胀、头痛消失，但仍有时心慌心悸，故加双侧手少阴心经穴阴郄以调心气，宁心神；病人纳呆，则取下脘行补法以益气健脾。

四诊，治同三诊。

五诊时，改服参苓白术散以益气健脾渗湿，逍遥丸疏肝解郁、养血健脾，以巩固疗效。

59. 慢性阑尾炎

慢性阑尾炎多由急性阑尾炎转变而来，少数开始即呈慢性过程。病变特点为阑尾壁不同程度的纤维化及慢性炎性细胞浸润，黏膜层和浆肌层可见淋巴细胞和嗜酸性粒细胞浸润，替代了急性炎症时的多形核粒细胞，阑尾管壁中可有异物巨细胞。

本病属于中医学"肠痈""腹痛"范畴。肠痈，"痈疽之发肠部者"，出自《素问·厥论》。本病多由进食肥甘厚味、恣食生冷或暴饮暴食等因素，以致脾胃功能受损，胃肠消化传导功能不利，气机壅塞不通而成；或因饱食后急暴奔走，或跌仆损伤，导致肠腑血络损伤，瘀血凝滞，肠腑化热，瘀热互结，最终血败肉腐而成。

【中医辨证要点、治则与处方】

（1）气滞血瘀。右下腹疼痛，痛有定处或窜痛，脘腹胀闷不适；舌质淡红，苔薄白，脉弦紧；发热轻，恶心，嗳气，纳呆。治则：理气活血，通络止痛。处方：主穴，足三里、阑尾、曲池；配穴，天枢、太冲、足临泣、关元。

（2）湿热蕴结。右下腹痛，便秘，尿黄；苔黄腻，脉滑数；有压痛及反跳痛，腹肌紧张，食欲不振，口渴，发热。治则：清热利湿，化瘀止痛。处方：主穴，阑尾、小肠俞、天枢、阳陵泉；配穴，气海、曲泉、中泉、足临泣。

【主穴定位】

（1）阑尾。

［标准定位］正坐或仰卧屈膝。在小腿前侧上部，当犊鼻下5寸，胫骨前缘旁开一横指。见图6-59-1。

［刺灸法］直刺1~1.5寸。

（2）小肠俞。

［标准定位］在骶部，当骶正中嵴旁开1.5寸，平第一骶后孔。见图6-59-2。

［刺灸法］直刺0.8~1.2寸。

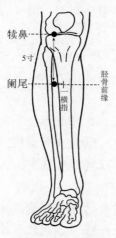

图 6-59-1　阑尾

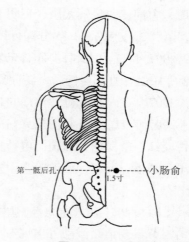

图 6-59-2　小肠俞

（3）足三里见图1-1-3，曲池见图4-27-2，天枢见图6-56-1，阳陵泉见图1-8-5。

【病例】何某，男，36 岁，商人。初诊：2007 年 11 月 12 日。主诉：右下腹间断性胀痛 5 年余，加重 3 天。

5 年前，病人因右下腹剧烈疼痛、麦氏征阳性而在医院诊断为急性阑尾炎，医院嘱其手术治疗，但病人不愿手术，故给予非手术治疗，静脉滴注头孢氨苄、口服阑尾灵颗粒。1 周后，病人疼痛、发热症状消失而出院。但病人每因饮食不节或行走时间过长、运动过劳、情绪激动、大便不通等，皆可致右下腹胀痛、窜痛。血常规检查显示白细胞计数及中性粒细胞比例正常，排除急性感染。胸腹 X 线透视检查显示未见膈下游离气体，排除十二指肠溃疡穿孔。诊断为慢性阑尾炎。给予理疗，并嘱其排除相关诱因。3 天前，病人饮生冷啤酒过量而导致右下腹胀痛复发，自服阑尾炎灵冲剂、元胡止痛颗粒等药未见缓解。病人平素手足不温，有时大便溏薄，现小便清长，纳食无味，右少腹部用频谱治疗仪热照射后疼痛缓解，舌淡红，苔薄白，脉弱。病人表情稍痛苦，面白无华。右少腹处柔软，未见包块、索状物，压痛点不明显。VAS 为 3~4 分。尿、便常规检查显示正常。

[诊治经过] 西医诊断：慢性阑尾炎。中医诊断：少腹痛。主症：右下腹胀痛。次症：喜暖，手足不温，小便清长，舌淡红，苔薄白，脉弱。兼症：有时大便溏薄，纳食无味，面白无华。证型：阳虚寒凝，肝经瘀滞。治则：温阳散寒，疏肝止痛。处方：主穴，关元、急脉、五枢、维道、阑尾（皆取右侧）；配穴，中都、曲泉、太溪、三阴交、足三里（皆取右侧）。刺灸法：关元、急脉、五枢、维道、阑尾穴直刺，得气后行雀啄灸，每穴灸 2~3 分钟，以局部皮肤发红为度；中都、曲泉、太溪、三阴交、足三里顺经刺入，得气后行提插捻转强刺激，留针 30 分钟，每 15 分钟行针 1 次。

二诊：2007 年 11 月 13 日。昨日未发现右下腹胀痛，但大便稀薄，纳呆较重。加天枢、中脘，直刺得气后，温针灸同初诊。

三诊：2007 年 11 月 14 日。治疗同二诊。

四诊：2007 年 11 月 15 日。病人右下腹痛消失，大便成形，手足转温，小便正常，舌淡红，苔薄白，脉缓。再针灸一次停针。嘱病人回家后，自己用艾条灸足三里、天枢、五枢、维道等穴，每日 1 次，以局部皮肤发红为度，共灸 10 次巩固疗效。

[诊治思路分析] 病人有急性阑尾炎病史，非手术治疗后诸症消失，后每因饮食不洁、劳累或情绪激动等出现右下腹胀痛、窜痛，经问诊及查体诊为慢性阑尾炎。3 天前因饮生冷食物发病，自服药物未缓解。根据病情辨证为阳虚寒凝，肝经瘀滞。故初诊时选取任脉的关元，该穴为小肠募穴，主治小腹和少腹疼痛，可通调腹部之腑气；足厥阴肝经急脉，主治少腹痛；足少阳胆经五枢、

维道，通腑气止痛；经外奇穴阑尾，主治急慢性阑尾炎、消化不良等。以上5个穴位皆取右侧，以通调患侧经脉气血，使得通则不痛，得气后雀啄灸，以温经通络止痛。配合足厥阴肝经的中都、曲泉，可理气止痛，巩固疗效；因病人平素手足不温，大便溏薄，小便清长，纳食无味，故取足少阴肾经的输穴、原穴太溪以温肾健脾；取足太阴脾经的三阴交穴，以调理肝经和脾经气血而止痛；针刺足阳明胃经的足三里穴，引气下行，以减腹痛。因有阳虚，得气后以上5穴皆顺经而刺并施强刺激手法，达到温补脾肾、通经止痛的目的。

二诊时右下腹胀痛消失，但仍大便稀溏、纳呆，故加天枢、中脘，以温肠止泻，健脾益胃，灸法同前。三诊治疗亦同此。

四诊时诸症好转，嘱其回家自行艾灸，方法同初诊，进一步巩固疗效。

60.功能性消化不良

功能性消化不良，是指具有上腹痛、胀，早饱，嗳气，食欲不振，恶心，呕吐等不适症状，经检查排除引起这些症状的器质性疾病的一种临床综合征，症状可持续或反复发作，病程为超过1个月或在12个月中累计超过12周。功能性消化不良是临床上常见的一种功能性胃肠病。

本病相当于中医学的胃脘痛，《灵枢·邪气脏腑病形》中载："胃病者，腹膜胀，胃脘当心而痛，上支两胁，膈咽不通，食饮不下。"本病病位在胃，涉及肝脾：或情志不遂，肝失疏泄，气机郁滞，经脉不利，而生胀满窜痛；或脾胃气虚，无力运化，食滞不化，气机郁滞，不通则痛；或情志失调，肝郁化火，横逆犯胃，胃失和降，而发胃痛；或脾虚湿盛，日久湿郁化热，气机失调，胃失和降而痛。

【中医辨证要点、治则与处方】

（1）肝气郁结。脘胁胀痛，痛无定处，脘闷嗳气，急躁易怒；舌淡红或边尖红，苔薄黄，脉弦；口苦，失眠或多梦，精神抑郁，喜长叹息，咽部异物感，胃灼痛或泛酸，腹胀纳呆或呕吐。治则：疏肝解郁，理气消滞。处方：主穴，上脘、中脘、下脘、太冲、期门；配穴，行间、支沟、蠡沟、丘墟、支沟。

（2）脾胃气虚。脘腹痞满隐痛，劳累后加重或饥饿时疼痛，纳差而饱，大便溏软；舌质淡，舌体胖、有齿痕，苔薄白或白腻，脉细或弱；泛吐清水，嗳气不爽，口淡不渴，头晕乏力。治则：健脾益气，和胃降逆。处方：主穴，上脘、中脘、下脘、足三里、气海；配穴，太白、章门、大都、解溪。

（3）肝气犯胃。胃脘痞满而痛，闷胀不舒，胀及两胁，情志不遂易诱发或加重，嗳气呃逆，胃灼痛泛酸，口干口苦，小便淡黄，心烦急躁；脉弦，舌质暗红，苔薄白或白厚。治则：疏肝解郁，和胃降逆。处方：主穴，上脘、中脘、足三里、太冲、期门；配穴，下脘、厉兑、丰隆。

（4）湿热滞胃。胃脘痞满热痛，纳呆食少，嗳气不爽；舌质红，苔黄腻，脉濡数或细数；头身困重，肢软乏力，口苦吐酸，恶心欲吐或呕吐，大便不爽而滞，小便黄赤。治则：清热化湿，理气和胃。处方：主穴，上脘、中脘、下脘、足三里、内庭；配穴，丰隆、厉兑、合谷。

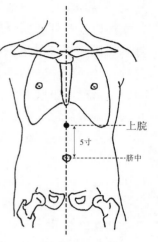

图 6-60-1　上脘

【主穴定位】

（1）上脘。

［标准定位］在上腹部，前正中线上，当脐中上5寸。见图 6-60-1。

［刺灸法］直刺 1~1.5 寸。

［特异性］任脉、手太阳小肠经、足阳明胃经交会穴。

（2）中脘见图 1-2-8，下脘见图 6-56-1，太冲见图 1-2-6，期门见图 5-50-1，足三里见图 1-1-3，气海见图 1-6-6，内庭见图 1-1-1。

【病例】王某，女，32 岁，职员。初诊：2008 年 9 月 1 日。主诉：间断性上腹痛 4 个月余，近 3 天加重。

病人平素为了减肥而食素，每日早晚食 200 克左右苹果 4 个，体重逐渐减轻。4 个月前，上腹部隐痛反复发作，腹部胀气，食后尤甚，嗳气，有时恶心、呕吐，有时胃灼痛，或胸骨后痛，经医生诊断后，给以制酸剂、多潘立酮（吗丁啉）等药，症状有所缓解，但若情绪激动或夜寐不佳后，上症反复发作。3天前，病人因家庭琐事而生气，出现上腹痛，腹中气窜痛，郁怒，胸闷气短，嗳气，吞酸，恶心欲吐，大便不通，小便黄等。上腹压痛阴性，但肠鸣音亢进。FPS 为 2~4 分。消化系统彩超示肝胆胰脾未见异常。胃黏膜未见异常，胃蠕动较快。舌胖大、淡红、有齿痕，苔黄厚腻，脉弦数。

［诊治经过］西医诊断：功能性消化不良。中医诊断：胃脘痛。主症：上腹痛。次症：郁怒，胸闷气短，嗳气，吞酸，恶心欲吐，小便黄，腹中气窜痛，舌胖大、淡红、有齿痕，苔黄厚腻，脉弦数。兼症：有时胃灼痛，或胸骨后痛，大便不通。证型：肝胆湿热，胃气上逆。治则：清肝利胆，和胃降逆。处方：主穴，太冲、足临泣、上脘、中脘、下脘；配穴，天枢、大横、水泉、下巨虚。

刺灸法：太冲、足临泣、上脘、中脘、下脘皆行迎随补泻的泻法，得气后，行提插捻转的中等刺激手法；天枢、大横、水泉、下巨虚直刺，得气后，行提插捻转的中等刺激手法。留针30分钟，每15分钟行针1次。针刺后病人告知针刺过程中矢气量多，味臭，疼痛现已消失，但仍觉腹中气串感。恶心、嗳气等症减轻。

二诊：2008年9月2日。病人主诉昨日针灸完后，午后到今日凌晨腹泻5次，便下黄臭稀便，现小便色淡、恶心欲吐、胸闷气短、心烦诸症消失。病人自觉乏力、疲惫，但心情舒畅，舌微红，苔薄白微黄，脉缓。初诊处方加足三里、关元，得气后，雀啄灸，以局部皮肤发红为度。上脘、中脘、下脘穴位直刺，改泻法为平补平泻法，留针同前。

三诊：2008年9月4日。腹泻消失，晨起大便正常，胃脘痛从昨日至今未发生，FPS为0分。但有时胸骨后痛、嗳气，其余诸症消失。舌脉同二诊。处方：主穴，膻中；配穴，内关。主穴平刺，针尖向剑突方向1寸，得气后行中等刺激手法。内关按迎随补泻的补法刺入，得气后行中等刺激手法。留针30分钟，每15分钟行针1次。病人告知留针5分钟左右时嗳气、疼痛即消失。嘱病人调整饮食结构，以糜粥养胃的方法每天进食小米粥等物，不宜过食苹果等。

[诊治思路分析] 初诊选用足厥阴肝经原穴太冲与足少阳胆经输穴足临泣，用泻法以疏肝理气、泻肝胆湿热；上脘位于胃上口，为任脉、手太阳小肠经及足阳明胃经的交会穴，可开胃府受纳之门，和胃降逆；中脘为胃之募穴，可疏调胃气而止痛；下脘行气降气，配中脘和中健胃；天枢既为足阳明胃经之穴，又为大肠募穴，配小肠之下合穴下巨虚可通调腑气、引湿热下行从大便而出，配足少阴肾经郄穴水泉可止痛且引湿热从小便出、给邪以出路；大横为脾经穴位，配伍天枢、中脘，可通调腹气，理气止痛。

二诊诸症好转，但病人自觉乏力、疲惫，此为气虚之证。故改上脘、中脘、下脘泻法为平补平泻法，调理肝胃气机而健脾益气；加灸足阳明胃经合穴足三里以健脾强胃，促进气血化生；加灸任脉关元以补元气。

三诊仅有时胸骨后痛、嗳气，其余诸症皆除，故选用气会膻中调理气机、内关宽胸利膈，两穴配伍除嗳气而止疼痛。

61. 胆囊炎

胆囊炎是常见的胆道疾病，20~50岁的中青年多发，男女比例约为1:1.5。西医将本病分为急性胆囊炎和慢性胆囊炎。急性胆囊炎是胆囊管梗阻和细菌感染引起的炎症。慢性胆囊炎是胆囊持续的、反复发作的炎症过程，超过 90% 的病人有胆囊结石。病理特点是黏膜下和浆膜下的纤维组织增生及单核细胞浸润，随着炎症反复发作，胆囊与周围组织粘连、囊壁增厚并逐渐瘢痕化，引起胆囊萎缩，功能丧失。

本病属于中医学"胁痛"范畴，病变部位主要在肝胆。《黄帝内经》认为，胁痛的病因为寒邪客脉，血涩脉急；临床上多见湿热、情志所伤。脉络痹阻或脉络失养，引起一侧或两侧胁肋部疼痛。肝气郁结、瘀血阻络和湿热蕴结所致的脉络不通，引发"不通则痛"；肝阴不足所致络脉失养，导致"不荣则痛"。

【中医辨证要点、治则与处方】

（1）肝胆气郁。胁脘窜痛或隐痛、胀闷，并放射至右肩背部；舌质淡红，苔薄白或微黄，脉弦或紧；口苦咽干，偶有恶心呕吐、食少腹胀、大便稀或干，一般无寒热往来、黄疸。治则：疏肝利胆，通络止痛。处方：主穴，肝俞、胆俞、胆囊、阳陵泉、支沟；配穴，中脘、关门、太冲、蠡沟。

（2）肝胆湿热。胁脘剧痛，或在持续性腹痛中有阵发性加重；舌苔黄腻或黄厚，脉弦滑或滑数；口苦咽干，恶心呕吐，纳呆，全身或面目俱黄，大便秘结，尿少色黄。治则：清肝利胆，化瘀止痛。处方：主穴，胆囊、胆俞、阳陵泉、肝俞；配穴，足三里、三阴交、行间、中封、曲泉。

（3）肝胆阻络。右胁下或胃脘部疼痛，痛有定处，状如针刺或刀割；舌质紫暗或边有瘀斑，脉细涩。治则：疏肝利胆，祛瘀止痛。处方：主穴，胆囊、胆俞、肝俞、期门；配穴，膈俞、太冲、中渚、支沟。

（4）气血不足。右胁隐隐胀痛时作，面色不华，头晕目眩；舌质淡，苔薄白，脉细数；纳差乏力，食后脘胀。治则：补气养血，柔肝止痛。处方：主穴，胆俞、足三里、肝俞、三阴交；配穴，阳池、会宗、阳交、中封。

【主穴定位】

（1）胆俞。

［标准定位］在背部，第十胸椎棘突下，旁开 1.5 寸。见图 6-61-1。

［刺灸法］斜刺 0.5~0.8 寸。

（2）胆囊。

［标准定位］正坐或侧卧位。在小腿外侧上部，当腓骨小头前下方凹陷处（阳陵泉）直下 2 寸。见图 6-61-2。

［刺灸法］直刺 1~1.5 寸。

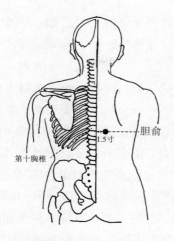

图 6-61-1　胆俞

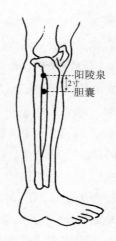

图 6-61-2　胆囊

（3）肝俞见图 1-3-6，阳陵泉见图 1-8-5，支沟见图 5-46-3，期门见图 5-50-1，足三里见图 1-1-3，三阴交见图 1-1-4。

【病例】吴某，女，45 岁，护士。初诊：2009 年 1 月 8 日。主诉：右胁肋窜痛、胀痛、隐痛，间断性发作 3 年余，加重 1 天。

病人 3 年前因食膏粱厚味及饮酒后，突然出现右胁肋胆囊区域剧痛，伴有恶心、呕吐，而往当地医院急诊就诊，诊断为急性胆囊炎，入院治疗。1 周后，疼痛诸症消失出院，但留有胆囊区、右胁肋、右下背部窜痛或胀痛或隐痛，每遇情绪激动或夜寐不能或饮食不洁等原因时，疼痛即发作或加重。平素服用羟甲烟胺片（利胆素）、胆舒胶囊、舒肝丸等中西药物，未痊愈。1 天前，病人服食一个咸鹅蛋后，自觉右胁肋闷胀感，胃脘痞闷，而后胀痛、窜痛诸症复发，服羟甲烟胺片等药未见明显缓解，而来求治。病人现嗳气，恶心，欲吐，焦虑，口苦，有时泄泻，无发热，痛苦面容，因疼痛而坐卧不安。腹部按之柔软，叩诊鼓音，墨菲征阳性。右胆俞、右胆囊两穴明显压痛。胆囊彩超提示胆囊壁粗糙。肝功能检查谷草转氨酶（AST）、谷丙转氨酶（ALT）均在正常范围内，胆碱酯酶、碱性磷酸酶、γ-GT 皆偏高。VAS 为 4～5 分。舌红，苔薄白，脉弦涩。

［诊治经过］西医诊断：胆囊炎。中医诊断：胁痛。主症：右胁肋窜痛、胀痛。次症：胃脘痞闷，嗳气，恶心，欲吐，焦虑，口苦，舌红，苔薄白，脉弦涩。兼症：有时泄泻。证型：肝胆气滞，胃失和降。治则：疏肝利胆，和胃止痛。处方：主穴，胆囊透阳陵泉、支沟；配穴，中脘、关门、太冲；耳穴，胆、肝、交感、神门、内分泌、胃。刺灸法：胆囊透阳陵泉，得气后，行提插捻转强刺激，使针感上传过膝；支沟逆经刺入，得气后，仍行提插捻转强刺激；

中脘、关门、太冲直刺，得气后留针。每 15 分钟行针 1 次，30 分钟后出针。出针后疼痛明显减轻，VAS 为 3 分，脘腹胀消失，但仍嗳气。耳穴用王不留行籽外压后，又用胶布外贴。每穴每次按压 30 次，每天按压 2~3 次。

二诊：2009 年 1 月 9 日。病人主诉晨起腹泻 4 次，小腹有时疼痛，嗳气消失，右胁胀痛、窜痛诸症消失，VAS 为 1~2 分。墨菲征弱阳性。右胆俞处仍有压痛。舌淡红，苔薄白，脉弦。加刺胆俞、大肠俞。按初诊方法治疗结束后，嘱病人取俯卧位，直刺胆俞、大肠俞，得气后行平补平泻刺激，出针。

三诊：2009 年 1 月 10 日。晨起大便成形。右胁肋有时隐痛，VAS 为 0~1 分，舌脉同二诊，余无明显不适。继续按二诊方法针灸一次后，给予耳压疗法治疗。

[**诊治思路分析**] 该病诊为胆囊炎，辨证为肝胆气滞、胃失和降。故初诊时选用经外奇穴胆囊穴透阳陵泉以疏肝利胆通络，得气后用强刺激手法以止痛；取手少阳三焦经的支沟，逆经而刺并施强刺激手法，配合胆囊和阳陵泉以疏泄少阳经气、调理气血，达到理气活血效果；病人恶心、嗳气、欲吐，则配合针刺中脘以健脾和胃；取足阳明胃经的关门以益气健脾和胃；取足厥阴肝经的太冲，因该穴主治胁痛、腹胀、呃逆等肝胃疾病。耳压胆、肝、交感、神门、内分泌、胃，以巩固疗效。

二诊时右胁胀痛、窜痛及嗳气消失，仍有腹泻、右胆俞处压痛，故加刺胆俞以通利胆腑，加大肠俞以调和肠胃止泻。

三诊时大便成形，时有腹痛，舌脉同二诊，继续采用二诊方法治疗而痊愈。

62. 酒精性脂肪肝

酒精性脂肪肝，是酒精性肝病中最早出现、最为常见的病变，是因长期过量饮酒引起的肝脏损伤性疾病。轻度脂肪肝的临床表现多不明显，有时仅出现肝区隐痛，中度或重度脂肪肝则表现轻度全身不适、倦怠乏力、不耐劳累、恶心呕吐、食欲缺乏、腹胀等类似慢性肝炎的症状。治疗时应尽量选择对肝脏毒副作用小的西药，建议使用中药治肝和护肝，避免有些药物的毒副作用造成对肝脏的二次伤害。酗酒史 10 年以上的人群中，90% 可发生酒精性脂肪肝。

本病属于中医学"胆病""痞满""胁痛""痰湿""积聚"等范畴。长期嗜酒无度，损伤脾胃，运化失职，湿浊内生，凝聚成痰，肝失疏泄而发此病。

【中医辨证要点、治则与处方】

（1）肝气郁结。右胁肋胀痛，胸闷，善太息；舌质淡红或稍暗红，舌苔薄白，脉弦；精神欠佳，情绪抑郁，形体肥胖，腹胀。治则：疏肝解郁，通经止痛。处方：主穴，期门、章门、太冲；配穴，行间、支沟、中都。

（2）脾虚湿蕴。右胁肋重痛，形体肥胖，面白无华；舌苔白腻，脉濡或弱；短气乏力，纳呆，便溏，舌质淡胖。治则：健脾疏肝，祛湿止痛。处方：主穴，丰隆、足三里、三阴交、大包；配穴，地机、中脘、商丘。

（3）肝脾湿热。右胁重热痛，胃脘痞满，纳呆口苦；舌质偏红，舌苔黄腻，脉弦滑；形体肥胖，恶心呕吐，或吐黄苦水，嗜酒，过食肥甘厚味，或见乍寒乍热，大便秘结，小便黄赤，或重者身目黄染。治则：清热利湿，通滞止痛。处方：主穴，曲池、期门；配穴，丰隆、太冲、经渠、水分。

（4）痰瘀阻络。右胁肋刺痛；舌胖大而紫，或有瘀斑、瘀点，苔白腻，脉弦涩；乏力，纳呆，口黏，脘腹痞闷，胁下有痞块，或便溏。治则：化痰祛瘀，行气止痛。处方：主穴，期门、丰隆、天枢；配穴，中脘、大包、足三里。

（5）肝阴不足。右胁隐痛，目干；舌红，舌苔薄黄而少津，脉弦或细；或腰膝酸软，形体瘦削，面色憔悴，头昏目眩，口干咽燥，烦躁少寐；或伴消渴，面色潮红，女子经闭；或蜘蛛痣，手掌发红。治则：补益肝肾，滋阴止痛。处方：主穴，太溪、章门；配穴，足三里、申脉、照海、三阴交。

【主穴定位】

（1）大包。

［标准定位］在侧胸部，腋中线上，当第六肋间隙处。见图 6-62-1。

［刺灸法］斜刺或平刺 0.5~0.8 寸。

［特异性］脾之大络。

（2）期门见图 5-50-1，章门见图 5-50-3，太冲见图 1-2-6，丰隆见图 1-1-5，足三里见图 1-1-3，三阴交见图 1-1-4，曲池见图 4-27-2，天枢见图 6-56-1，太溪见图 1-4-6。

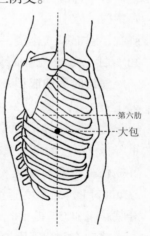

图 6-62-1　大包

【病例】何某，男，35 岁，经理。初诊：2009 年 5 月初。主诉：右胁肋部间断性隐痛 3 年。

3 年前，病人饮酒、夜不能寐后，出现右胁肋间断性隐痛，反复发作，自我按压右胁肋部，疼痛似乎减轻。该病人自 19 岁始即饮酒，每日饮 45 度以上的白酒 150ml 以上，或饮啤酒（每瓶 640ml）5 瓶左右。曾患过胃炎、痛风等症，因肝部经常隐隐作痛，而服用护肝片等药，但疼痛症状未消失。病人来诊时右胁肋隐隐作痛，劳累后加重。除胁肋及右背部隐痛外，因目干涩，常用珍珠明目滴眼液滴眼，有时头晕，咽干，有时便秘，有时耳鸣，心烦。病人形体肥胖（体重 110 kg，身高 180cm）。肝脏彩超和 CT 提示肝细胞脂肪样变性。肝功能检查示 AST、ALT 轻度升高，但 AST/ALT ＜ 2，排除酒精性肝炎。肝炎系列检查指标正常。肝脏 CT 未见血管瘤、肝囊肿、肝癌等病变，排除其他肝病。血清胆固醇 6.78mmol/L（正常值 ＜ 5.2mmol/L），甘油三酯 5.7mmol/L（正常值 ＜ 1.7mmol/L），高密度脂蛋白胆固醇 0.75mmol/L（正常值 ＞ 1.04mmol/L），低密度脂蛋白胆固醇 4.67mmol/L（正常值 ＜ 3.12mmol/L）。舌边红，少苔少津，脉弦数。

［诊治经过］西医诊断：酒精性脂肪肝，脂质代谢异常。中医诊断：胁痛。主症：右胁肋部隐痛。次症：疼痛遇劳则重，目干涩，咽干，舌边红，少苔少津，脉弦数。兼症：肥胖，有时头晕，有时便秘，有时耳鸣，心烦。证型：肝阴不足，血不荣肝。治则：养血柔肝，祛脂止痛。处方：主穴，期门、章门、大包、中都、太冲；配穴，丰隆、中脘、水分、天枢、大横、石门、足三里、三阴交、水泉。刺灸法：期门、章门、大包皆用挟持进针法，平刺 0.3~0.5 寸，得气后，中度刺激不留针（病人期门、章门、大包针刺出针后即觉隐痛消失）；中都、太冲顺经刺入，得气后，行提插捻转平补平泻刺激手法，出针；腹部腧穴中脘、水分、天枢、大横、石门皆直刺 1.5~2 寸，得气后，行提插捻转中度刺激；腿部腧穴丰隆、足三里、三阴交、水泉皆直刺，行平补平泻手法。留针 30 分钟，每 15 分钟行针 1 次，出针。

嘱病人早晨服杞菊地黄丸，每次 2 丸；中午服逍遥丸，每次 2 丸；晚上服天王补心丹，每次 2 丸。并嘱其禁酒，低脂饮食，积极参加慢跑、快走、太极拳等体育锻炼。每周用上法治疗 3 次，4 周后病人胁肋及背部隐痛消失，体重降低 5kg，咽干、头晕诸症明显减轻。舌淡红，少苔，脉缓。肝脏彩超回报肝损伤征象明显减轻。AST、ALT 恢复正常。血清胆固醇 5mmol/L，甘油三酯 2.3mmol/L，高密度脂蛋白胆固醇 1mmol/L，低密度脂蛋白胆固醇 3.58mmol/L，肝脏彩超和 CT 提示肝细胞脂肪样变性消失。

嘱病人继续服用护肝片，每次 4 片，每日 3 次。继续每周 1 次针灸。减肥，应用上述穴位，但停止使用期门、章门、大包。鼓励病人将体重减到 90kg 以下。每日可用荷花、菊花、玫瑰花、枸杞子各 10g，煎汤代茶饮。

［诊治思路分析］病人有长期饮酒病史，右胁部隐痛 3 年余，自服护肝片无效，现来我院就诊，经实验室及影像学检查诊断为酒精性脂肪肝，辨证为肝阴不足、血不荣肝。故初诊时选用肝之募穴期门、脾之募穴章门、足太阴脾经的大络大包平刺，中度刺激不留针。此三穴皆位于胁肋部，属于局部取穴，给予中度刺激能养血柔肝、通经止痛，针对主症胁痛起主要治疗作用，并能消脂

减肥，起到祛脂止痛之功效。因三穴位置下为肝和肺，故采用平刺及不留针以避免伤及内脏。《针灸甲乙经》记载："大包，治胸胁中痛。"足厥阴肝经原穴太冲、郄穴中都为循经取穴，顺着经脉循行的方向刺入，为迎随补泻手法中的补法，以调补肝经气血，使肝有所养，荣则痛止。配合足阳明胃经之络穴丰隆、合（土）穴足三里，大肠募穴天枢，三阴经交会之穴三阴交，足太阴脾经之大横，胃之募穴中脘，三焦募穴石门，以及水分，治疗肠腑病证；并针对耳鸣选用肾经郄穴水泉补肾益精。

病人平素目干涩，故嘱服用杞菊地黄丸养阴明目；头晕心烦，故嘱服用逍遥丸疏肝解郁，养血健脾；并服用天王补心丹以滋阴养血，补心安神。经治疗4周后病人胁肋及背部隐痛消失，故停用期门、章门、大包，继续每周1次针灸减肥。嘱病人平时可用荷花、菊花、玫瑰花、枸杞子煎汤代茶饮，以消脂护肝，疏肝解郁，补肾益精。

七、腰骶部疼痛

63. 急性腰扭伤

急性腰扭伤是指腰部肌肉、筋膜、韧带、椎间小关节以及腰骶关节等组织的急性损伤，临床表现为剧烈腰痛、腰肌紧张和腰部活动受限。本病50%以上的病人为20~30岁的青壮年，儿童及老年人较少见。

本病属于中医学"痛痹""腰部伤筋""闪腰"范畴，多因举物过重或用力不当，导致腰部经络气瘀阻损伤而致。

【中医辨证要点、治则与处方】

（1）气滞血瘀。多有腰部突然闪挫或强力负重后引起腰部剧烈疼痛，痛处固定不移，腰部不能挺直，俯仰屈伸转侧困难；舌暗红或有瘀斑，苔薄，脉弦紧。治则：活血化瘀，行气止痛。处方：主穴，后溪、阿是穴、委中；配穴，承山、环跳。

（2）湿热瘀筋。多因劳动时身体姿势不当，用力过猛或腰部闪扭导致腰部筋肉灼热疼痛和板滞僵硬；舌红，苔黄腻，脉弦数；可伴口渴喜饮，胃脘灼热，大便秘结，小便黄赤等。治则：清热祛湿，通筋止痛。处方：主穴，养老、腰阳关、肾俞、阿是穴；配穴，委中、阳陵泉。

【主穴定位】

后溪见图3-24-3，委中见图4-36-2，养老见图4-27-6，腰阳关见图4-36-4，肾俞见图1-3-7。

【病例】李某，男，27岁，工人。初诊：2000年6月7日。主诉：突然腰痛2小时。

该病人2小时前弯腰搬抬重物时，突然自觉右侧腰痛难忍，腰部不能活动，速来我院诊治。病人以手撑住腰部，咳嗽、深呼吸时疼痛加重，仰俯转侧时腰部困难、腰部僵硬。在左髂棘部与第五腰椎间三角区处压痛明显，第三、四腰椎横突旁压痛阳性。右下肢无反射性疼痛。静止时FPS为4分，活动时FPS为6分。X线检查显示腰椎骨质未见异常。舌淡红，苔薄白，脉弦涩。

[**诊治经过**] 西医诊断：急性腰扭伤。中医诊断：痛痹。主症：腰痛。次症：痛处固定不移，咳嗽、深呼吸时疼痛加重，仰俯转侧时腰部困难、腰部僵

硬，舌淡红，苔薄白，脉弦涩。证型：气滞血瘀，伤损筋肉。治则：行气活血，化瘀止痛。处方：主穴，后溪；配穴，腰阳关、阿是穴、委中、承山。刺灸法如下。首先，让病人站立，针刺后溪，得气后，强刺激，使针感达到肘关节处，然后嘱病人朝前后左右慢慢活动腰部，每 5 分钟行针 1 次，共行针 4 次。病人疼痛明显减轻，静止时 FPS 为 2 分，活动时 FPS 为 4 分。嘱病人俯卧位，针刺其腰阳关、阿是穴、委中、承山，承山、委中行针时使针感上传腰部，诸穴加灸，以局部皮肤发红为度。留针 30 分钟，每 15 分钟行针 1 次。出针后，病人告知疼痛明显减轻，静止时 FPS 为 1 分，活动时 FPS 为 2 分。腰部前俯后仰及旋转范围轻度受限。但咳嗽、深呼吸时疼痛消失。

二诊：2000 年 6 月 8 日。同初诊治疗。

三诊：2000 年 6 月 9 日。病人躺卧时左腰部稍有疼痛，乃其床垫过软所致，嘱其睡卧床垫不能过软。有时腰过度前屈时仍有疼痛。初诊针灸处方去后溪，再续针 1 次，巩固疗效。

[诊治思路分析] 本病主穴选手太阳小肠经输穴后溪，后溪通于督脉，为八脉交会穴。《针灸大成·脏腑井荥俞（输）经合主治》曰："体重节痛刺后溪［俞（输）］。"手足太阳经首尾相接，所谓"经脉所过，主治所及"，故督脉和足太阳经所系之症取后溪为主。采用强刺激以针对急性疼痛起到化瘀止痛之功效。配合督脉的腰阳关、足太阳膀胱经的承山及该经合穴委中，使针感上传至腰部，可以疏调腰背部膀胱经之气血。选用阿是穴，以疏通局部经脉、络脉及经筋之气血，通经止痛。腰部诸穴加灸，以起到温通经脉、止痛之功。嘱病人朝前后左右慢慢活动腰部，以增强腰背肌腱、筋膜、关节囊、韧带的柔韧性，恢复腰椎活动度，改善血液循环，牵伸挛缩组织，改善腰肌协调性和柔韧性，同时可加速经脉畅通，加快气血运行，使腰痛明显缓解。

初诊见效，故二诊时方法同初诊。

三诊时病人因卧软床而腰部轻微疼痛，故继续针灸治疗 1 次，并嘱病人睡卧床垫不宜过软，以保持腰部血脉通畅。

64. 腰椎间盘突出症

腰椎间盘突出症，是因腰椎间盘退行性变，椎间盘膨出，纤维环破裂，髓核向后突出，刺激和（或）压迫脊神经或脊髓，产生以根性坐骨神经痛为主要症状的腰腿痛。

本病属于中医学"腰腿痛""痹证"范畴。病因多为劳力过度，腰部扭伤，气血瘀滞，不通则痛；或因久坐久卧湿地，寒湿之邪客于腰府；或先天禀赋不足，肾精亏损，筋脉失养。

【中医辨证要点、治则与处方】

（1）气血瘀滞。急性发作，腰部疼痛，痛处固定，向下肢放射；舌暗紫，脉弦或涩；疼痛伴有麻木，活动腰部或咳嗽加剧。治则：活血行气，祛瘀止痛。处方：主穴，阿是穴、大肠俞、委中；配穴，环跳、承扶、昆仑。

（2）寒湿阻络。腰部冷痛重着，每逢阴雨天疼痛发作或加剧，遇暖减轻；舌苔白腻，脉沉缓或迟涩；腰部活动转侧不利，腰痛逐渐加重，纳食减少。治则：温经散寒，祛湿止痛。处方：主穴，腰阳关、委中、阿是穴；配穴，环跳、承扶、三阴交、膀胱俞、关门。

（3）肾虚失养。腰腿疼痛麻木，腰膝无力，劳后更甚，四肢不温，面色白；舌淡，脉弱。治则：温补脾肾，荣筋止痛。处方：主穴，肾俞、志室、命门、三阴交、委中；配穴，环跳、承扶、太溪、承山，背腰部穴位加灸。

【主穴定位】

（1）志室。

［标准定位］在腰部，当第二腰椎棘突下，旁开3寸。见图7-64-1。

［刺灸法］直刺0.5~1寸。

（2）大肠俞见图4-36-1，委中见图4-36-2，腰阳关见图4-36-4，肾俞见图1-3-7，命门见图5-46-1，三阴交见图1-1-4。

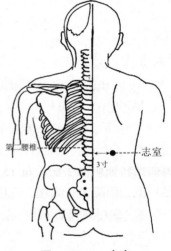

第二腰椎 ------- 志室
3寸

图7-64-1 志室

【病例】蒋某，男，47岁，商人。初诊：2010年9月12日。主诉：间断性腰腿剧烈疼痛2周。

病人2周前在打篮球过程中不慎跌倒，当时即觉右腰部疼痛，未加重视，夜半起夜时右腰及臀部疼痛剧烈，不能翻身坐起。翌日，在当地某医院以急性腰扭伤治疗，治疗方法是理疗、按摩，口服云南白药、虎力散等，经治疗后疼痛明显减轻。5天前，病人乘坐车时，因道路颠簸而突然腰痛加重，并向右臀部、右大腿后侧、腘窝、小腿后侧放射至足跟，又按前法治疗未见缓解，故来我处求治。病人平素倦怠乏力，畏寒肢冷，多思多虑，对此次疼痛疑虑重重，夜不能寐，有时腹泻。又因腰腿痛临厕不便，苦不堪言，情绪激动。焦虑、痛苦面容，形体较瘦，属无力型，被抬入诊室。右侧第四、五腰椎棘突旁压痛明显，并沿右臀部、右大腿后侧、腘窝、小腿后侧放射至足跟。右小腿前外侧、足背外侧皮肤痛温觉减退。直腿抬高试验阳性，加强试验阳性。右跟腱反射减弱，右膝腱反射减弱。不敢咳嗽、弯腰，否则疼痛加重。脊柱向健侧弯曲。腰部 MRI 检查显示第四、五腰椎髓核突出，压迫右侧第五腰椎神经根外上方。第五腰椎、第一骶椎髓核亦突出，在外上方轻度压迫第一骶椎神经根。臀沟点（环跳、承扶）压痛明显。活动时 FPS 为 6 分，躺卧休息时 FPS 为 4 分。舌暗紫，苔白厚腻，脉缓涩。

[诊治经过] 西医诊断：腰椎间盘突出症。中医诊断：痛痹。主症：右腰腿放射痛。次症：倦怠乏力，畏寒肢冷，有时腹泻，舌暗紫，苔白厚腻，脉缓涩。兼症：多思多虑多疑，不寐。证型：脾肾阳虚，湿瘀筋肉。治则：温补脾肾，活血止痛。处方：主穴，腰阳关、环跳、承扶、委中、承山、昆仑（皆取患侧）；配穴，上巨虚（右）、足三里（右）、阳陵泉（右）、太溪（左）、三阴交（左）、百会、四神聪。刺灸法如下。病人取俯卧位，患肢在上。腰阳关用九针扬刺法，即首先在腰阳关直刺 1 针，得气后，分别在腰阳关周围各 1 寸处对称刺入 8 针，针尖方向皆朝向腰阳关，得气后留针并加艾条灸 10 分钟，以局部皮肤发红、病人自觉腰部温热感为度。环跳深刺，使针感向下沿足太阳膀胱经传导，进而依次刺承扶、委中、承山、昆仑，得气后留针，每 15 分钟行提插捻转强刺激手法，每 15 分钟行针 1 次，30 分钟后出针。仰卧位取上巨虚、足三里、阳陵泉、太溪、三阴交行迎随补泻的补法，得气后留针，每 15 分钟行针 1 次，30 分钟后出针。百会、四神聪采用扬刺法，即百会针尖朝前顶刺入，四神聪针尖朝百会刺入，同时留针 30 分钟。

二诊：2010 年 9 月 13 日。病人告知初诊针灸后，疼痛减轻。昨日未腹泻，今晨起大便，便质正常，静卧时 FPS 为 2 分，活动时 FPS 为 4 分。余症同前。治法同前。

三诊至五诊：2010 年 9 月 14 日至 16 日。静卧时 FPS 为 2 分，活动时 FPS 为 2~4 分，多疑、多虑、心烦诸症消失，倦怠乏力明显减轻，但仍畏寒肢冷，睡眠仍多梦。舌暗紫，苔白微厚，脉缓涩。针刺后灸气海、关元各 5 分钟。以小腹温热感为度。

六诊、七诊：2010 年 9 月 17 日、18 日。治法同前。

八诊：2010 年 9 月 19 日。畏寒肢冷症状消失，病人可以翻身自行起床。活动时疼痛较前明显减轻，FPS 为 2 分。咳嗽时疼痛未见加重，直腿抬高试验仍阳性，加强试验阴性，第四、五腰椎棘突旁压痛弱阳性，疼痛放射到左臀部，其余诸症消失。初诊主穴不变，其余配穴及灸关元、气海等方法停止使用。

继续治疗 1 周后，病人可正常行走、参加工作。FPS 为 0 分。直腿抬高试验阴性，加强试验阴性，第四、五腰椎棘突旁压痛消失，放射痛阴性。舌淡紫，苔薄白，脉缓涩。腰部 MRI 检查显示突出的髓核明显恢复，未见明显神经根被压。嘱病人平素避免腰部过度劳累，建议睡卧硬床。服用脊痛消胶囊，每次 8 粒，每日 3 次，服 2 日，以巩固疗效。

[诊治思路分析] 病人有外伤史，瘀血阻络，按急性腰扭伤治疗后疼痛缓解。后因外力作用导致疼痛加剧并出现下肢的反射痛，按前方法治疗无效，遂来我院就诊。经查体及问诊，诊为腰椎间盘突出症，辨证为脾肾阳虚、湿瘀筋肉。故初诊时采用督脉穴腰阳关，因其位于神阙之后，乃元阴元阳交汇之处，主治腰骶疼痛，该穴用九针扬刺法能使局部血脉通畅，加艾条灸起到温肾壮阳、疏经通络止痛之功效。足少阳胆经穴位环跳，可治风湿痹痛；足太阳膀胱经的承扶、承山、经穴昆仑及合穴委中，可以疏调腰背部膀胱经之气血。环跳深刺，使针感向下沿足太阳膀胱经传导，进而依次刺承扶、委中、承山、昆仑，此为接针引气法，使经气顺着膀胱经传导，以疏通膀胱经气血；病人疼痛剧烈属于实证，故以上诸穴用强刺激手法泻邪以止痛。配合右侧上巨虚、足三里、阳陵泉三穴以通调右侧经脉气血，使得通则不痛；选左侧太溪、三阴交为右病左治之法；由于病人平素脾肾阳虚，畏寒肢冷，故以上穴位选用迎随补泻的补法。因病人平素多思多虑，不能夜寐，故选用百会、四神聪以醒脑安神，用扬刺法加强百会醒脑镇静安神之功。

初诊见效后故二诊继续使用初诊方法。

三诊至五诊时病人多疑、多虑、心烦诸症消失，倦怠乏力明显减轻，但仍畏寒肢冷，睡眠仍多梦，故针刺后加灸气海、关元温补脾肾。

六诊至七诊治疗方法同五诊。

八诊时畏寒肢冷消失，故停灸关元、气海，主穴按初诊方法继续治疗 1 周后症状消失，停止针灸治疗。嘱病人服用脊痛消胶囊 2 日，温补脾肾，活血祛瘀，以巩固治疗。

65. 第三腰椎横突综合证

第三腰椎横突综合征，是因第三腰椎横突周围组织损伤引起的慢性腰痛。疼痛部位主要在腰部，第三腰椎横突尖压痛明显，骶棘肌痉挛，少数伴有下肢痛。本病病人多为青壮年，尤多见于体力劳动者。

本病属于中医学"腰痛"范畴，主要因扭闪挫后局部气血瘀滞脉络不通，或风寒湿邪侵袭腰部，痹阻筋脉或肝肾不足，腰府失养，久站久坐所致。

【中医辨证要点、治则与处方】

（1）血瘀气滞。腰痛如刺，痛处拒按，固定不移；舌暗红或有瘀斑，脉弦涩；腰肌僵硬，腰部转侧活动受限，活动则疼痛加剧。治则：化瘀行气，通滞止痛。处方：主穴，阿是穴、委中、中膂俞；配穴，环跳、承山。

（2）寒湿痹阻。腰部冷痛，阴雨天加重，得温痛减；舌质淡，苔白滑，脉弦紧；腰肌僵硬，转侧屈伸俯仰不利，伴有畏寒恶风。治则：祛寒除湿，通络止痛。处方：主穴，腰阳关、肾俞、秩边、阿是穴；配穴，承扶、三阴交。腰部穴位加灸。

（3）肾精亏虚。腰部酸痛乏力，按揉痛减，遇劳加重，卧则减轻。偏阳虚者面色无华，畏寒肢冷，舌质淡，脉弱；偏阴虚者面色潮红，手足心热，遗精盗汗，舌质红，脉弦数或细数。治则：滋补肾精，益髓止痛。处方：主穴，肾俞、命门、志室、腰阳关；配穴，太溪、昆仑、申脉、照海。

【主穴定位】

（1）中膂俞。

［标准定位］在骶部，当骶正中嵴旁 1.5 寸，平第三骶后孔。见图 7-65-1。

［刺灸法］直刺 0.8~1.2 寸。

（2）委中见图 4-36-2，腰阳关见图 4-36-4，肾俞见图 1-3-7，秩边见图 4-36-5，命门见图 5-46-1，志室见图 7-64-1。

【病例】 姜某，女，47 岁，厨师。初诊：1988 年 7 月 11 日。主诉：左腰部疼痛 1 年余。

病人 1 年前腰部扭伤，出现剧烈腰痛，不能活动，在当地医院给予针灸推拿理疗等方法治

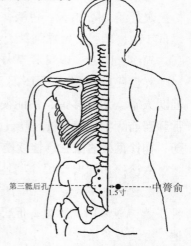

第三骶后孔　　　1.5寸　　　中膂俞

图 7-65-1　中膂俞

疗，疼痛基本消失，但久坐或弯腰活动过多时疼痛反复发作。现左腰部酸楚胀痛，按揉痛减，有时腰臀部及大腿后侧有放射痛，病人晨起或弯腰时疼痛加重。病人曾用麝香虎骨膏、风湿止痛膏等药外贴，但因胶布过敏而放弃。VAS 为 3~4 分，左腰部肌肉呈索条状僵硬，左侧第三腰椎横突尖端处压痛明显，腰部活动时腰痛加重，有时引起下肢放射痛，但痛不过膝。有时左腘窝痛。腰部功能检查显示前俯后仰、侧屈及旋转正常。X 线检查显示左侧第三腰椎横突过长。病人形体消瘦，口唇干燥，眼眶发黑，舌淡紫，苔薄白，脉缓涩，双尺弱；五心烦热，心悸，午后尤甚，时有脑鸣，有时晨起双足跟痛，毛发花白稀疏，月

经量少，前后不定期。

[诊治经过] 西医诊断：第三腰椎横突综合征。中医诊断：腰痛。主症：左腰部酸楚胀痛。次症：五心烦热，双足跟痛，晨起或弯腰时疼痛加重，按揉痛减，舌淡紫，苔薄白，脉缓涩，双尺弱。兼症：心悸，脑鸣，有时腰臀部及大腿后侧放射痛，月经量少，前后不定期。证型：精亏瘀阻，虚热内扰。治则：补肾化瘀，养阴通络。处方：主穴，肾俞（左）、志室（左）、命门（左）、阿是穴；配穴，秩边（左）、委中（左）、通天、百会、玉枕、脑户、中膂俞、白环俞。刺灸法如下。命门直刺，肾俞、志室斜刺向第三腰椎横突压痛点，阿是穴在左第三腰椎横突旁找最痛点刺入，以局部酸楚胀痛为度。配穴中膂俞、白环俞、秩边、委中直刺，行提插捻转的平补平泻手法；通天透百会、玉枕透脑户，行常规头针刺激手法。每穴每15分钟行针1次，留针30分钟，每天针灸1次。

二诊：1988年7月12日。诸症未见减轻，舌脉同前。但昨日月经已至，与上次月经相隔28天，色淡红，量少。三七、灵芝、人参、阿胶各药每次1袋，每日2次，冲服；可继续针灸。

三诊、四诊：1988年7月13日、14日。治疗同二诊。

五诊：1988年7月15日。腰痛明显减轻，VAS为1分，第三腰椎横突旁轻度压痛，无放射痛。五心烦热消失，足跟痛及脑鸣同前，月经色红、量适中，舌脉同前。生地黄25g，石斛15g，水煎，每次150ml，趁热送服二诊的人参诸药；补针太溪透昆仑、仆参透水泉，行提插捻转的补法。

六诊：1988年7月17日。同五诊。

七诊：1988年7月20日。腰痛消失，足跟仍时有隐痛，月经昨日停止，舌淡紫，苔薄白，脉缓，但仍脑鸣不减。处方：百会、风府、率谷、完骨、阳池，继续针灸治疗。

[诊治思路分析] 病人一年前有腰部扭伤史，经治疗后症状基本缓解，但因久坐或弯腰活动过多，腰部疼痛反复发作，遂来我院就诊，经检查诊断为第三腰椎横突综合征，辨证为精亏瘀阻、虚热内扰。选用足太阳膀胱经志室、肾之背俞穴肾俞斜刺向第三腰椎横突压痛点治疗腰脊强痛，并能补肾益精；直刺督脉命门治疗腰脊强痛，温补肾阳，并能治疗月经不调等妇科病证；局部选用阿是穴舒筋通络止痛。配合选用足太阳膀胱经合穴委中，以及秩边、中膂俞、白环俞增强主穴舒筋通络治疗腰骶和下肢疼痛的力量，《针灸甲乙经》记载，秩边治"腰痛骶寒"。病人有脑鸣等症状，故选用足太阳膀胱经的通天、玉枕开窍，督脉百会、脑户开窍醒脑，并采用通天透百会、玉枕透脑户透刺法增强醒

脑止鸣的功效。

二诊诸症虽未见减轻，但月经已至，故加三七、灵芝、人参、阿胶养血活血，补气调经，继续针灸治疗。

三诊、四诊治疗同二诊。

五诊补肾填精益脑而治疗足跟痛及脑鸣，补针太溪透昆仑、仆参透水泉以疏通足跟部气血，穴位行提插捻转的补法以补益肾经气血。

六诊治疗同五诊。

七诊时腰痛消失，但足跟仍时有隐痛，月经昨日停止，舌淡紫，苔薄白，脉缓，但仍脑鸣不减。因现在症状以脑鸣为主，故针灸处方选用督脉百会、风府，足少阳胆经率谷、完骨，手少阳三焦经原穴阳池，继续针灸治疗以开窍醒脑、益脑止鸣。

66.腰椎椎管狭窄症

腰椎椎管狭窄症是指由腰椎椎管、神经根管或椎间孔狭窄或变形而引起的以长期反复腰腿疼痛、间歇性跛行为主要症状的病症。临床上多发生于 40 岁以上的中老年人。本病发病缓慢，病程较长，男性多于女性，体力劳动者多见。

腰椎椎管狭窄症大多归属于中医"腰腿痛"范畴。中医认为，先天不足、后天失养均对本病产生重要影响，内因多为肾气不足、肝肾衰退，外因则属劳役伤肾、寒湿入络，即与反复遭受外伤、慢性劳损、风寒湿外邪侵袭有关。本病病理机制在于肾虚不固为本，经络痹阻为标。气滞血瘀，痰瘀互阻，营卫不调，以致腰腿痛势缠绵难愈。

【中医辨证要点、治则与处方】

（1）风寒痹阻。腰部冷痛重着，拘急不舒，遇冷加重，得热痛缓；舌苔白腻，脉沉紧；遇阴雨天疼痛发作或加重，静卧时腰痛不减甚或加重。治则：祛风散寒，蠲痹止痛。处方：主穴，百会、风池、腰阳关、命门；配穴，环跳、承扶、委中。

（2）气虚血瘀。疼痛缠绵，面色少华，神疲无力；舌质瘀紫，脉涩；腰痛不耐久坐，下肢麻木。治则：补气活血，强腰止痛。处方：主穴，气海俞、血海；配穴，肾俞、大肠俞、委中。

（3）肝肾亏虚。腰腿酸痛，腿膝无力，遇劳更甚，卧则减轻，手足不温；舌苔少，脉细弱；五心烦热，失眠多寐，肌肉瘦削，口燥咽干。治则：补益肝肾，壮腰止痛。处方：主穴，气海俞、肾俞、肝俞、中膂俞；配穴，太溪、复溜、昆仑。

【主穴定位】

（1）气海俞。

［标准定位］在腰部，当第三腰椎棘突下，旁开1.5寸。见图7-66-1。

［刺灸法］直刺0.5~1寸。

（2）百会见图1-3-3，风池见图1-6-2，腰阳关见图4-36-4，命门见图5-46-1，血海见图1-5-4，肝俞见图1-3-6，肾俞见图1-3-7，中膂俞见图7-65-1。

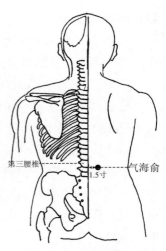

第三腰椎　　　气海俞
　　　1.5寸

图7-66-1　气海俞

【病例】 陈某，男，52岁，司机。初诊：2007年7月3日。主诉：腰腿窜痛一年余，近两周加重。

1年前，病人长时间开车（持续开6小时以上）后，自觉腰正中、两侧及骶部酸楚胀痛，在当地诊所按摩后缓解。以后行走时间过长或久坐之后，腰腿痛反复发生。近半个月前，钓鱼时被雨淋袭，腰下部及骶部、双大腿后侧疼痛，以右侧为主，站立或行走时加重。有时出现间歇性跛行，下蹲后缓解，继续行走时疼痛又发作。腰部拔罐或频谱治疗仪照射后疼痛可缓解，但遇冷后加重，骑自行车未见疼痛。服用壮腰健肾丸、云南白药、虎力散等未见有效。病人腰部后伸活动范围受限，即背伸试验阳性（当背后伸时腰骶部及小腿后疼痛）。跟腱反射减弱，直腿抬高试验阴性。MRI检查显示椎体后缘骨质增生，椎管前后径变小，椎管呈三叶形，双侧侧隐窝狭窄，黄韧带肥厚。腰背后伸时FPS为4分，静止时FPS为2分。舌淡紫，苔白腻，脉濡而涩。

［诊治经过］西医诊断：腰椎椎管狭窄症。中医诊断：腰腿痛。主症：腰正中及两侧、骶部、臀部、双大腿后侧痛，右侧为重。次症：遇热缓解，遇冷加重，间歇性跛行，舌淡紫，苔白腻，脉濡而涩。兼症：行走时间过长或久坐之后腰痛发生。证型：寒湿阻络，筋肉失养。治则：祛寒除湿，濡养筋肉。处方：主穴，腰阳关、命门、大肠俞、中膂俞；配穴，环跳、承扶、委中、昆仑。刺灸法：腰阳关、命门针刺得气后通以电针，负极连腰阳关、正极连命门，疏密波留针20分钟，然后加温针灸10分钟；大肠俞、中膂俞针刺得气后加温针灸10分钟；配穴以迎随补泻的泻法刺入，得气后，以中等强度刺激手法行针，留针30分钟，每10分钟行针1次。针刺后，病人即感疼痛酸楚诸症减轻，腰部僵硬感消失。嘱其回家后不要在空调房间睡卧，避免腰部过度后伸，可用护腰保护，使用家庭红外线频谱治疗仪自行照射腰腿部，每天2次，每次20分钟。

二诊：2007 年 7 月 5 日。疼痛虽减轻，但仍有间歇性跛行，舌淡紫，苔薄白，脉缓涩。继续按初诊方法治疗。

三诊：2007 年 7 月 7 日。腰骶部及臀腿部疼痛消失，FPS 为 0 分，腰背伸试验阳性，FPS 为 2 分。今晨起后头颞部涨痛，究其原因，昨日饮酒过多，夜寐不佳，血压为 150/90mmHg。诊断为高血压 1 级，神经性头痛。加太阳、曲池、合谷，行提插捻转的泻法。病人疼痛迅速消失，留针 30 分钟，出针后，血压为 130/85mmHg。其余治法同前。

四诊：2007 年 7 月 9 日。间歇性跛行消失，腰后伸时稍有疼痛，余症消失。继续按初诊方法治疗。嘱其明日可停止针灸，继续用家庭红外线频谱治疗仪照射治疗，避免过度行走或站立，避免寒湿外袭腰部。

[诊治思路分析] 本病诊断为腰椎椎管狭窄症，辨证为寒湿阻络、筋肉失养。故治疗时，局部取穴腰阳关、命门、大肠俞、中膂俞，用电针及温针灸，以达振奋阳气、祛寒除湿、濡养筋肉之目的。配穴取委中以治腰背痛；取昆仑以温通经络散寒，祛瘀消肿；环跳、承扶为治腰腿痛之要穴。以上配穴可加强温经散寒、除湿止痛、强筋壮骨之力。温针灸及家庭红外线频谱治疗仪自行照射均可起到温通经络、散寒除湿之功，从而加强治疗作用。

二诊，效果良好，继续按初诊方法治疗。

三诊，"曲池与合谷，头面病可彻"，故加合谷、曲池以治头颞部涨痛，加太阳属局部取穴以通窍止痛。病人疼痛迅速消失。

四诊，嘱病人继续用家庭红外线频谱治疗仪照射治疗，以巩固疗效；避免过度行走或站立，避免寒湿外袭腰部，以去除诱因。

67. 腰背部肌筋膜炎

腰背部肌筋膜炎是指因寒冷、潮湿、慢性劳损而使腰背部肌筋膜及肌组织发生水肿、渗出及纤维性变，以腰背部疼痛为主要临床症状的疾病。潮湿之地或寒冷的气候环境是最常见的原因之一，湿冷最易导致腰背部肌肉的血管收缩、局部缺血、出现水肿，引起局部纤维浆液渗出，最终形成纤维织炎。长期慢性劳损引起腰背部肌肉、筋膜受损后发生纤维化改变，使该处软组织经常处于较高张力状态。微小的撕裂性损伤，进一步使纤维样组织增多、收缩，挤压局部的毛细血管和末梢神经而出现疼痛。缺少相应的活动、久坐计算机前、病毒感染、风湿症的肌肉变态反应等都能诱发或加重该病。

【中医辨证要点、治则与处方】

（1）寒湿痹阻。腰部冷痛或重痛，痛有定处，日轻夜重，遇寒痛重，得热则减；舌淡，苔白或白腻，脉弦紧或弦缓；或痛处肿胀，皮色不红，触之不热，或屈伸不利。治则：祛寒除湿，通络止痛。处方：主穴，命门、太溪、阴陵泉、阿是穴、委中；配穴，承山、肾俞、膀胱俞、腰阳关。

（2）瘀血阻络。腰部刺痛，有固定压痛点，痛而拒按；舌淡紫或暗，脉细涩；腰部活动十分困难，不能翻身，或昼轻夜重，仰俯不便，经久不愈，或见面色黧黑，肌肤甲错。治则：活血化瘀，通络止痛。处方：主穴，血海、三阴交、阿是穴；配穴，委中、委阳、悬钟、肾俞、志室、气海俞。

（3）肾精匮乏。腰部隐痛，反复发作，不能久坐、久卧；舌淡而润，脉沉迟或尺弱；或畏寒肢冷，面色苍白，小便清长，尿频尿多；或伴有潮热盗汗，失眠多梦。治则：温肾壮阳，祛寒止痛。处方：主穴，命门、腰阳关、肾俞、阿是穴；配穴，委中、膀胱俞、交信、悬钟、关元俞。

【主穴定位】

命门见图 5-46-1，太溪见图 1-4-6，阴陵泉见图 1-4-4，委中见图 4-36-2，血海见图 1-5-4，三阴交见图 1-1-4，腰阳关见图 4-36-4，肾俞见图 1-3-7。

【病例】 吴某，女，29 岁，职员。初诊：2004 年 3 月 28 日。主诉：间断性腰背酸楚痛 2 年，加重 1 周。

病人 2 年前因用计算机工作时间过长，引起腰正中疼痛，在某按摩诊所按摩后疼痛消失。以后每当久坐或久立或弯腰时间过长时即感腰部肌肉酸楚疼痛，下背部也有类似症状，休息后缓解，但晨起时腰及下背部疼痛剧烈，活动数分钟后疼痛才缓解，傍晚有时出现疼痛。病人曾先后接受按摩、理疗，服用镇痛药和中药七厘散、沈阳红药等治疗，腰痛时发时止。此次发作是 1 周前适值气温突变、寒冷加剧，病人衣服单薄，久居室外，返回室内后即感觉腰骶及下背部僵硬、冷痛，自行使用周林频谱治疗仪照射后，疼痛稍缓解，次日又加重。平素畏寒肢冷，有时腹泻，小溲清长。病人形体肥胖，动作稍迟缓，触之双侧腰部肌肉僵硬感。左侧第四腰椎棘突旁 2cm 处有压痛，但无放射痛。VAS 为 4 分。腰椎 CT 平扫未见异常，抗链球菌溶血素 O（抗 "O"）为阴性，类风湿因子检查阴性，红细胞沉降率及 C 反应蛋白正常。舌淡紫，苔薄白，脉紧涩，双尺弱。

[诊治经过] 西医诊断：腰背部肌筋膜炎。中医诊断：腰背痛。主症：腰骶、下背部僵硬冷痛。次症：晨痛较重，活动后疼痛缓解，遇温痛减，畏寒肢冷，舌淡紫，苔薄白，脉紧涩，双尺弱。兼症：有时腹泻，小溲清长。证型：

肾阳不足，寒客筋肉。治则：温肾壮阳，祛寒止痛。处方：主穴，命门、腰阳关、肾俞、阿是穴；配穴，委中、膀胱俞、水泉、悬钟。刺灸法：命门、腰阳关、肾俞顺经刺入，得气后，行提插捻转的补法；阿是穴直刺，得气后，行提插捻转的强刺激手法；膀胱俞、委中、交信、悬钟顺经刺入，得气后，行提插捻转的补法。腰骶局部针刺中给予红外线频谱照射治疗。留针 30 分钟，每 15 分钟行针 1 次。隔日治疗，10 天为 1 个疗程。嘱其避风寒，宜保暖，适当活动腰部。

二诊：2004 年 3 月 30 日。昨日及今日晨起腰背部痛明显减轻，VAS 为 2 分。余症同前。治疗方法同初诊。

三诊：2004 年 4 月 1 日。治疗方法同二诊。

四诊：2004 年 4 月 3 日。晨起腰背痛明显减轻，VAS 为 1 分。傍晚腰痛消失，畏寒肢冷、小溲清长消失。舌淡红，苔薄白，脉缓。治疗方法继续同初诊。

五诊：2004 年 4 月 5 日。腰背痛消失，感觉腰部轻度僵硬感，第四腰椎棘突旁压痛点消失。舌淡红，苔薄白，脉缓。本次针灸治疗后停止针灸治疗，嘱病人每晚将手心搓热后上下摩擦腰部皮肤，以腰部感觉到温热为佳，并按揉足心涌泉穴 3~5 分钟。告知病人需长期自我按摩，以巩固疗效。

[诊治思路分析] 该病诊为腰背部肌筋膜炎，因病人平素晨痛重、畏寒、有时腹泻、小溲清长，故辨证为肾阳不足、寒客筋肉。

初诊顺经刺入督脉的命门、腰阳关及足太阳膀胱经之肾俞，以补肾强腰、温阳止痛。阿是穴直刺行强刺激，局部取穴治其标，可缓解局部疼痛。因病人晨痛重，遇温痛减，腹泻，小溲清长，故配以足太阳膀胱经腧穴膀胱俞以及该经合穴委中，以疏调腰背部膀胱经之气血；加足少阴肾经郄穴水泉，可疏调膀胱和肾经气血，温肾补阳，治疗小便清长和腹泻。胆经悬钟乃八会穴中的髓会，加此穴可达补肾填精、益髓止痛之效。诸穴相配，共奏温肾壮阳、祛寒止痛之功。

初诊见效，故二诊至四诊继续使用初诊方法。

五诊嘱病人每晚将手心搓热后温暖腰部，按揉足心涌泉穴，起到壮腰健肾、补益元阳的作用，以巩固治疗。

68. 强直性脊柱炎

强直性脊柱炎是一种病因不明的常见关节疾病，呈独立性、进行性、全身性关节损伤的特征性临床表现，多侵犯骶髂关节、髋关节、椎间关节、胸椎关节，以侵犯中轴关节及四肢大关节为主，进一步波及其他关节及内脏，造成人体畸形及残疾，严重危害人类身体健康。

本病一般属于中医学"骨痹""腰背痛"等范畴。

【中医辨证要点、治则与处方】

（1）寒湿阻滞。腰背拘急疼痛，腰背觉冷，遇寒则重，得温痛减；脉紧，苔薄白；疼痛或连髋股，或引膝胫，或见寒热。治则：温经散寒，祛湿止痛。处方：主穴，风府、大椎、三阴交、阴陵泉；配穴，腰阳关、腰俞、命门、肾俞、大肠俞、膀胱俞、身柱、委中。

（2）肾虚失养。腰背疼痛酸软。肾阳虚者，畏寒肢冷，遇冷痛重，得温则舒，面色㿠白，手足不温，舌淡，脉沉迟而弱；肾阴虚者，心烦失眠，手足心热，足跟疼痛，舌质红，脉细数。治则：补肾填精，强腰止痛。处方：主穴，血海、悬钟、阳陵泉、太溪；配穴，腰阳关、腰俞、命门、肾俞、大肠俞、膀胱俞、地五会、中渚。

（3）瘀血阻络。腰背刺痛，夜间剧痛；舌淡紫，苔薄白，脉细涩。治则：活血行气，祛瘀止痛。处方：主穴，血海、梁丘；配穴，腰阳关、腰俞、命门、肾俞、大肠俞、膀胱俞、三阴交、太溪。

（4）湿热浸淫。腰背疼痛；口干不欲饮，恶热，舌红，苔黄厚腻，脉濡数。治则：清热利湿，活血止痛。处方：主穴，三阴交、阴陵泉、地机；配穴，腰俞、命门、肾俞、大肠俞、膀胱俞、筋缩、至阳、神道。

【主穴定位】

（1）风府。

［标准定位］在项部，当后发际正中直上 1 寸，枕外隆突直下，两侧斜方肌之间凹陷中。见图 7-68-1。

［刺灸法］伏案正坐，使头微前倾，项肌放松，向下颌方向缓慢刺入 0.5~1 寸。针尖不可向上，以免刺入枕骨大孔，误伤延髓。

［特异性］督脉、阳维脉交会穴。

（2）地机。

［标准定位］在小腿内侧，当内踝尖与阴陵泉的连线上，阴陵泉下 3 寸。见图 7-68-2。

［刺灸法］直刺 1~1.5 寸。

［特异性］足太阴脾经郄穴。

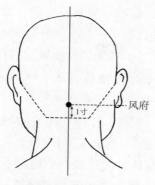
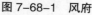

图 7-68-1　风府

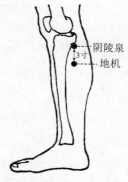

图 7-68-2　地机

（3）大椎见图 1-2-1，三阴交见图 1-1-4，阴陵泉见图 1-4-4，血海见图 1-5-4，悬钟见图 2-17-1，阳陵泉见图 1-8-5，太溪见图 1-4-6，梁丘见图 4-39-2。

【病例】乐某，37 岁，男，船员。初诊：2008 年 11 月 2 日。主诉：腰骶痛间断性发作 3 年余，加重 1 周。

病人 3 年前因脊柱和臀部等处疼痛而在当地医院诊为风湿性关节炎，进行治疗，未见明显好转；以后多方求医，每日服用小剂量阿米替林 30mg 而疼痛减轻，并在韧带肌腱交接处局部注射类固醇皮质激素，疼痛缓解，但腰骶部和四肢关节每因劳累受凉等原因反复发作；1 周前不慎感受风寒而感冒发热、咳嗽、流涕，服用氨咖黄敏胶囊、双黄连口服液等药后，感冒消失，但下背部和腰骶部的脊柱明显疼痛。每日晨起腰骶关节僵硬疼痛明显，活动受限，持续 30 分钟左右，活动后缓解，但停止活动后又恢复到僵硬的状态。平素心烦、焦虑、便秘、溲赤、脱发。红细胞沉降率大于每小时 30mm；胸腰段脊柱后突，腰椎屈曲及伸展时脊柱疼痛加重；X 线显示脊椎关节周围骨质有侵蚀硬化，部分强直，腰椎冠状面和矢状面活动受限；类风湿因子阴性；MRI 检查发现椎体骨质疏松，关节强直；双手、双膝、双腕、双踝关节红肿，VAS 为 5 分，舌暗红紫，苔黄少津，脉数尺弱。

[诊治经过]西医诊断：强直性脊柱炎。中医诊断：骨痹，热痹。主症：腰骶痛，晨僵。次症：手关节、足关节、腕关节、膝关节红肿热胀，舌暗红紫，苔黄少津，脉数尺弱。兼症：心烦、焦虑、便秘、溲赤、脱发。证型：瘀热伤筋，髓亏失养。治则：化瘀清热，补髓止痛。处方：主穴，血海、悬钟、阳陵泉、太溪；配穴，腰阳关、腰俞、命门、肾俞、大肠俞、膀胱俞、地五会、中渚。刺灸法如下。病人仰卧位，血海、阳陵泉逆经刺入，得气后行捻转提插强

刺激；悬钟、太溪顺经刺入，得气后行提插捻转轻刺激；中渚、地五会逆经刺入，得气后行提插捻转强刺激。每 15 分钟行针 1 次，留针 30 分钟后出针。病人俯卧位，暴露腰骶部腧穴，直刺 0.7~1.5 寸，得气后行提插捻转中强度刺激，留针 30 分钟，每 15 分钟行针 1 次，以局部酸麻胀重为度。嘱其服尪痹颗粒，每次 1 袋，每日 3 次口服。

二诊：2008 年 11 月 3 日。病人主诉：心烦、焦虑、疼痛减轻，余症及舌脉同前，但便秘严重。加合谷，得气后强刺激，行针、留针同前。

三诊：2008 年 11 月 4 日。病人告知昨日大便通畅，今晨起复便一次，便质正常，无溲赤，无心烦，晨僵时间缩短，腰骶痛减轻，腰骶部及手关节、腕关节、足关节、踝关节红肿热胀减轻，VAS 为 3 分，手关节、足关节热胀感减轻。但脱发较重，求治脱发。以梅花针叩打足少阳胆经、足太阳膀胱经、督脉等经络之穴位，以局部皮肤发红为度。叩打时头皮微出血，用消毒干棉球按压即可，约 20 分钟。叩打结束后病人自觉腰痛及手关节、足关节痛消失，关节热感消失。VAS 为 0 分。

四诊、五诊：2008 年 11 月 5 日、6 日。继续同三诊治疗，晨痛 VAS 为 0~1 分，腰部活动较前改善，晨僵时间缩短到 10 分钟左右，手关节、足关节、腕关节、踝关节肿痛消失。舌红，苔薄黄，脉缓涩。

建议继续服用尪痹颗粒，适当按摩，学练八段锦、易筋经。

[诊治思路分析] 病人经查体及问诊，诊断患有强直性脊柱炎，因病人平素心烦、便秘、脱发等，并根据舌脉辨证为瘀热伤筋、髓亏失养。

初诊逆经针刺足太阴脾经血海、足少阳胆经合穴阳陵泉，可有活血清热之功。足少阳胆经悬钟，足少阴肾经输穴、原穴太溪顺经刺入，可达补肾填精、益髓止痛之效。配属督脉的腰阳关与命门，共起宣导经气之功，从而祛全身瘀热之邪，使经脉气血畅通。肾俞、腰俞为肾气出入之所，配以大肠俞及膀胱俞可调和大肠、膀胱二腑，通络止痛。诸穴相合，标本兼治，扶正祛邪，骨痹可除。因病人有心烦、焦虑、便秘、溲赤、脱发等兼症，故配以足少阳胆经地五会与手少阳三焦经输穴中渚，可有清热除烦之功效。尪痹颗粒可除痹止痛。

初诊见效后故二诊继续使用初诊方法，因便秘较重故加双侧合谷以通便化瘀、清热止痛。

三诊用梅花针叩打足少阳胆经、足太阳膀胱经、督脉等经络之穴位。叩打后病人自觉腰痛及手关节、足关节痛消失，实为经络通畅所致。

因病人诸症减轻，故四诊、五诊继续同三诊治疗，病人症状明显缓解。后嘱病人继续服尪痹颗粒，适当按摩，学练八段锦、易筋经，以巩固治疗。

69. 增生性脊柱炎

增生性脊柱炎是一种以椎体边缘及关节软骨的退行性变化增生为主的骨关节病，该病是临床常见的一种慢性腰背、骨和肌肉劳损病症，多见于中年以上的男性或肥胖病人。

本病属中医学"腰背痛""骨痹"等范畴。发病原因为久病日虚，房劳过度，精亏血少，肝肾两虚，筋骨失养；或风湿寒邪外侵，久客腰背、骨与筋肉；或气行不畅，瘀血阻滞筋骨。

【中医辨证要点、治则与处方】

（1）肝肾两虚。腰背酸痛，绵绵不休，下肢酸软无力，久行久立则加重，夜卧痛减，喜揉喜按。偏阳虚则畏寒喜暖，少腹拘急，手足不温，舌淡，脉沉细；偏阴虚则心烦失眠，口干咽燥，手足心热，舌质红，脉细数。治则：滋补肝肾，濡养筋骨。处方：主穴，肝俞、肾俞、胆俞；配穴，大杼、悬钟、阳陵泉、委中。肾阴虚，加太溪；肾阳虚，加命门、腰阳关。

（2）风寒湿阻。腰部冷痛重着，强硬拘急，俯仰转侧不便，时轻时重，夜卧及阴雨天痛重，活动后痛减，舌淡红，苔薄白，脉沉迟或浮紧。治则：祛风除湿，温阳止痛。处方：主穴，腰阳关、命门、三焦俞、地机、阴陵泉；配穴，委中、太溪、志室、大椎。

（3）血瘀气滞。腰部剧痛如针刺刀割，痛有定处，按之则痛甚；舌质紫暗或有瘀斑，脉涩；或昼轻夜重，甚则痛引下肢兼有麻木。治则：化瘀健骨，行气止痛。处方：主穴，气海俞、血海、列缺、悬钟；配穴，太溪、申脉、昆仑、委中。

【主穴定位】

（1）三焦俞。

［标准定位］在腰部，当第一腰椎棘突下，旁开1.5寸。见图7-69-1。

［刺灸法］直刺0.5~1寸。

（2）肝俞见图1-3-6，肾俞见图1-3-7，胆俞见图6-61-1，腰阳关见图4-36-4，命门见图5-46-1，地机见图7-68-2，阴陵泉见图1-4-4，气海俞见图7-66-1，血海见图1-5-4，列缺见图1-6-3，悬钟见图2-17-1。

【病例】于某，56岁，女，工人。初诊：

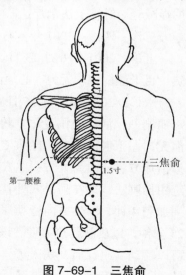

图 7-69-1　三焦俞

2001 年 6 月 5 日。主诉：间断性腰背酸楚痛 3 年，加重 2 周。

病人 3 年前劳累后感觉腰背酸楚钝痛，休息后缓解，但清晨起床时感觉胸腰部脊柱处僵硬感，并连带附近肌肉疼痛，活动后疼痛减轻，过度活动后疼痛加重。病人曾自行购买活血化瘀的膏药外部贴敷，自觉疼痛减轻。有时疼痛发作时服用止痛药（具体药名不详），有时自己煎服三七等中药，疼痛仍时发时止。此次发作，乃因乘坐长途公共汽车 5 小时左右，曾到某医院按摩、理疗，未见好转。病人平素膝软无力，口干咽燥，目干涩，五心烦热，有时心烦，生气后耳鸣，头晕，抑郁，有时嗳气，食少，舌红，少苔，脉沉弦数。背部第七胸椎以下至第五腰椎处散在压痛，脊柱两旁肌肉僵硬。按揉后，疼痛可一时缓解。双肾区无叩击痛，脊柱无叩击痛，无咳嗽冲击痛。X 线检查显示胸腰段脊椎骨质增生。VAS 为 4 分。

[诊治经过] 西医诊断：增生性脊柱炎。中医诊断：骨痹。主症：腰背酸楚痛。次症：膝软无力，口干咽燥，目干涩，五心烦热，舌红，少苔，脉沉弦数。兼症：有时心烦，生气后耳鸣，头晕，抑郁，有时嗳气，食少。证型：肝肾阴虚，筋骨失养。治则：滋补肝肾，濡养筋骨。处方：主穴，肝俞、肾俞；配穴，大杼、悬钟、阳陵泉、委中、太溪。刺灸法：肝俞、肾俞斜向脊柱刺入，得气后行提插捻转弱刺激；大杼、悬钟、阳陵泉、太溪皆顺经刺入，得气后行弱刺激手法；委中逆经刺入，引针感上传。留针 30 分钟，每 15 分钟行针 1 次。服用杞菊地黄丸，每次 2 丸，每日 3 次，隔日 1 次，10 次为 1 个疗程。

二诊：2001 年 6 月 7 日。疼痛未见减轻，但口燥咽干、目干涩、头晕症状明显减轻。继续上法治疗。

三诊、四诊：2001 年 6 月 9 日、10 日。治疗同二诊。

五诊：2001 年 6 月 13 日。病人主诉疼痛明显减轻，VAS 为 1~2 分。五心烦热、目干涩、膝软无力、心烦诸症消失。仍同前法治疗。

六诊：2001 年 6 月 15 日。病人今到医院途中不慎将腰扭伤。现左侧腰部疼痛剧烈，活动范围受限。检查显示左第四腰椎棘突旁肌肉僵硬，压痛明显，但无向左下肢放射痛。腰椎 CT 显示未见腰椎间盘突出。VAS 为 6 分。停用初诊治疗方法。改新处方：主穴，阿是穴；配穴，腰痛点穴。刺灸法如下。阿是定用扬刺法，即在阿是穴处直刺 1 针，得气后行提插捻转强刺激，后在该针四周加刺 4 针，针尖方向皆朝痛点而去，强刺激；加用艾条灸，每穴 5 分钟，共 25 分钟，以皮肤红热为度。该方法治疗后，病人疼痛大减，VAS 为 2 分，腰部可以活动。出针后，病人可自行站立行走。继而在左右 4 个腰痛点穴处刺入毫针，得气后嘱病人活动腰部，约 10 分钟后，腰痛基本消失。

七诊：2001 年 6 月 17 日。初诊处方加六诊处方（除腰痛点穴），继续治疗。

经过上述治疗，病人急性腰扭伤疼痛消失，腰背痛明显缓解。以后病人又陆续治疗 3 次，并要求给予中药治疗。病人舌红，少苔少津，脉略数，有时仍五心烦热、耳鸣。嘱其早晨服杞菊地黄丸 2 丸，中午服六味地黄丸 2 丸，晚上服壮腰健肾丸 2 丸，服用 3 周以上，以巩固疗效。

[**诊治思路分析**] 经查体及问诊，该病诊断为增生性脊柱炎，中医诊断为骨痹。因病人平素膝软无力、口干心烦、耳鸣、头晕、抑郁，故辨证为肝肾阴虚、筋骨失养。本病病位在腰，腰为肾之府，乃肾之精气所溉之域，故肾虚、血瘀及感受风寒湿邪日久不去，深入筋骨，久而形成骨痹。初诊时因病程久延，耗精伤血，而致肝肾两亏，故先取肝俞、肾俞补肝肾精血，以濡养筋骨为首要目的，其次可缓解病人心烦、抑郁等兼症。大杼为八会穴之骨会，配以八会穴之筋会阳陵泉及髓会悬钟，三穴均以补法刺入，共奏舒筋通络、填精益髓壮骨之功，亦可缓解病人耳鸣、头晕等症状。太溪顺经刺入，加强补肾之效。肾与膀胱相表里，足太阳膀胱经循腰脊，针刺委中可疏通膀胱经之气，以缓解病人腰背疼痛。嘱病人服用杞菊地黄丸，加强滋养肝肾的功效。

二诊时疼痛未见减轻，但头晕好转，考虑为未达到针刺累积效应，故继续按初诊方法治疗。

三诊至五诊，治同前法。

六诊时病人就诊途中意外将腰扭伤，疼痛加重，故以痛为腧，采用扬刺阿是穴方法，加强阿是穴止痛效果。配以艾条灸，达到通经活络、消肿散结的目的。而后针刺腰痛点穴，本穴为经外奇穴，左右各二，对急性腰扭伤疗效显著，针刺后腰痛基本消失。

后面治疗嘱病人口服中成药杞菊地黄丸、六味地黄丸、壮腰健肾丸，以巩固滋补肝肾、健腰止痛的治疗效果。

70. 骨质疏松症

骨质疏松症的特征是骨含钙量下降和骨的微细结构破坏，临床表现为骨的脆性增强，有时轻微的创伤或无外伤的情况下也易引起骨折。骨质疏松症是一种与年龄相关的慢性疾病，在骨折发生之前通常无特殊临床表现。该病女性多于男性，绝经后妇女和老年人常见。

中医学将此病归属为"骨痿"范畴。病因多为精亏体弱，脾虚不运，气血不能充养骨髓；或肾精不足，骨空失充；或气血两虚，不能化精生髓，髓虚失

养，不能荣骨而痛。

【中医辨证要点、治则与处方】

（1）脾气不足。腰背酸痛，纳少，肢体倦怠，双膝行走无力，甚则轻微运动即引起胸背剧痛；舌淡，苔白，脉缓弱；或腰弯背驼，腹胀，饭后尤甚，大便溏薄，少气懒言，面色萎黄或浮肿，或消瘦。治则：健脾益气，荣骨止痛。处方：主穴，脾俞、命门、气海、志室、阴陵泉、悬钟；配穴，委中、承山、公孙。

（2）肾阳亏虚。背及腰膝酸软而痛，畏寒肢冷，尤以下肢为甚；舌淡胖，苔白，脉弱；头目眩晕，精神萎靡，面色苍白或漆黑，男子阳痿，女子宫寒不孕，大便完谷不化，五更泄泻；或浮肿，腰以下为甚，按之凹陷不起。治则：温肾益精，补髓荣骨。处方：主穴，肾俞、命门、大杼、悬钟；配穴，委中、腰阳关、承山、曲池、环跳。

（3）肾精不足。腰背酸楚隐痛，筋骨痿弱无力；舌红，脉细或弱；或早衰，发脱齿摇，健忘恍惚。治则：滋肾填精，壮骨止痛。处方：主穴，肾俞、三阴交、命门、水泉；配穴，大钟、太溪、环跳、腰阳关、阴谷。

（4）气血两虚。腰背肿胀，沉重疼痛，有压痛，少气懒言，乏力自汗；舌淡白，脉细或弱；面色萎黄，食少便溏。治则：补气养血，濡骨止痛。处方：主穴，肝俞、脾俞、胃俞、腰阳关；配穴，复溜、三阴交、血海、百会。

【主穴定位】

（1）大杼。

［标准定位］在背部，当第一胸椎棘突下，旁开1.5寸。见图7-70-1。

［刺灸法］直刺0.5~0.8寸。

［特异性］骨会，手太阳小肠经、足太阳膀胱经交会穴。

（2）脾俞见图1-2-10，命门见图5-46-1，气海见图1-6-6，志室见图7-64-1，阴陵泉见图1-4-4，悬钟见图2-17-1，肾俞见图1-3-7，三阴交见图1-1-4，水泉见图2-11-2，肝俞见图1-3-6，胃俞见图1-6-4，腰阳关见图4-36-4。

【病例】 郝某，女，69岁，无职业。初诊：2008年7月2日。主诉：经常腰背疼痛3年。

3年前，病人逐渐出现腰痛、背痛，有时四肢疼痛，劳累后加重，休息后减轻，在当地医院诊断为：骨质疏松症。给予钙片、葡萄糖酸钙等药物治

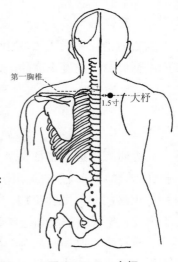

第一胸椎

1.5寸 大杼

图 7-70-1 大杼

疗，未见好转。病人自服龙牡壮骨颗粒、金匮肾气丸、壮腰健肾丸等药，仍经常感到上背部、下背部及腰部疼痛，背部肌肉酸楚、乏力。病人平素腰膝酸软，畏寒喜暖，每夜小便 6~8 次，影响睡眠，有时晨起腹泻。原身高 162cm，现身高 156cm。不愿活动，有时夜半耳鸣。病人 1 年前曾有第二腰椎压缩性骨折病史。脊椎 X 线平片示第二腰椎椎体呈楔形压缩性病变，骨密度减低，骨小梁减少，稀疏排列，呈栅状。血清钙离子较正常偏低。VAS 为 3~5 分。舌淡红，苔薄白，脉弱，双尺尤甚。

[诊治经过] 西医诊断：骨质疏松症。中医诊断：骨痿证。主症：腰背痛。次症：腰膝酸软，畏寒喜暖，夜尿频多，舌淡红，苔薄白，脉弱，双尺尤甚。兼症：有时四肢疼痛，劳累后加重，休息后减轻，有时晨起腹泻，身高变矮，背部肌肉酸楚、乏力。证型：阳虚精亏，骨髓失养。治则：温肾益精，补髓荣骨。处方：主穴，肾俞、命门、百会、大杼、悬钟；配穴，委中、腰阳关、承山、曲池、环跳。刺灸法：病人俯卧位，大杼、肾俞斜向脊柱刺入，得气后行提插捻转弱刺激；命门直刺，得气后行温针灸 15 分钟；百会、悬钟皆顺经刺入，得气后留针；委中、腰阳关、承山、曲池、环跳直刺，得气后留针，共留针 30 分钟，每 15 分钟行针 1 次，行提插捻转弱刺激。病人每隔 2 天针灸 1 次，并嘱晨起服金匮肾气丸 2 丸，中午服龙牡壮骨颗粒 1 袋，晚上服左归丸 2 丸。

二诊、三诊：2008 年 7 月 6 日、9 日。同初诊治疗。

四诊：2008 年 7 月 12 日。病人畏寒喜暖、腰膝酸软明显减轻。腰背痛虽然时有发生，但减轻，VAS 为 2~3 分。仍夜尿频多。舌淡红，苔薄白，脉缓尺弱。初诊处方加膀胱俞、太溪，直刺，行提插捻转弱刺激。

五诊、六诊：2008 年 7 月 15 日、18 日。同四诊治疗。

七诊：2008 年 7 月 21 日。病人时有腰背隐痛，VAS 为 0~1 分，但肌肉酸楚感消失，夜尿 2~3 次，无畏寒喜暖和腰脊乏力。舌淡红，苔薄白，脉缓尺弱。病人症状明显减轻，继续针灸 3 次后，嘱病人继续服金匮肾气丸、龙牡壮骨颗粒、左归丸 2 周，以巩固疗效，并建议参与太极拳锻炼、慢走、日光浴、沙疗等。

[诊治思路分析] 病人患有骨质疏松症，且平素腰膝酸软、畏寒、夜尿频多、耳鸣，故辨为阳虚精亏、骨髓失养的骨痿证。

初诊以肾俞、命门、百会、大杼、悬钟为主穴。大杼为八会穴之骨会，肾俞为肾之背俞穴，二者合用不仅可增强补骨益髓、濡养筋骨之功，还可缓解病人腰膝酸软、畏寒等症状。直刺命门并以温针灸，宣导阳气，从而充督脉之阳，使经脉气血通畅。百会为百脉之会，贯达全身，由于病人有晨起腹泻，故以补法刺入使达到升阳举陷止泻的目的。足少阳胆经悬钟乃八会穴中的髓会，此穴以补法刺入可达补肾填精、壮骨益髓止痛之效。足少阳胆经环跳、足太阳膀胱经承山及该经合穴委中，三穴相配可以疏调腰背部足太阳膀胱经之气血，使针感向上沿足太阳膀胱经传导，最终缓解疼痛。督脉腰阳关，可温阳止痛，补髓荣骨。曲池为手阳明大肠经合穴，可缓解病人晨起腹泻症状。金匮肾气丸、左归丸、龙牡壮骨颗粒，共奏温肾益精、补髓荣骨之功。

初诊见效后，二诊、三诊继续使用初诊方法治疗。

四诊时病人诸症减轻，但仍夜尿频多，故在初诊基础上加膀胱俞及太溪，以调和膀胱气化，扶固肾气。

五诊、六诊，治同四诊。

七诊时诸症明显好转，针灸 3 次后，嘱病人继续服金匮肾气丸、龙牡壮骨颗粒、左归丸 2 周，培补肾气、滋养肾精、充骨强筋，以巩固疗效，并且建议病人参与太极拳锻炼等以辅助治疗，预防该病复发。

71. 骶髂关节炎

骶髂关节炎是腰腿痛的常见原因之一，其病因与腰骶部长期劳损、局部缺血及代偿性反应有关。多数骶髂关节炎不是单独的疾病，而是由其他疾病引起的，如许多强直性脊柱炎的病人在发病初期表现为骶髂关节炎，所以仅仅诊断出骶髂关节炎还是不够的，应进一步检查是何种原因引起的。

中医学将其归属于"骨痹"和"肌痹"范畴。

【中医辨证要点、治则与处方】

（1）湿热瘀阻。腰骶关节热痛，有沉重感；舌质红，苔黄腻，脉濡数或滑数；伴有发热，口渴不欲饮，心烦闷，小便赤黄，关节屈伸不利，步履艰难，或有红斑结节。治则：清热除湿，祛瘀止痛。处方：主穴，阴陵泉、膀胱俞、关元俞；配穴，环跳、居髎、承扶、地机、阿是穴。

（2）瘀血阻络。腰骶肌肉、关节刺痛，痛处不移，久痛不已；舌质紫暗或有瘀斑，舌苔薄白或薄黄，脉沉弦涩；或痛处拒按，局部肿胀或有硬结，或肌肤干燥无光泽，口干不欲饮。治则：活血化瘀，通络止痛。处方：主穴，腰阳关、秩边、阿是穴；配穴，环跳、承扶、悬钟、阳陵泉、昆仑。

【主穴定位】

（1）膀胱俞。

［标准定位］在骶部，当骶正中嵴旁 1.5 寸，平第二骶后孔。见图 7-71-1。

［刺灸法］直刺 0.8~1.2 寸。

（2）关元俞。

［标准定位］在腰部，当第五腰椎
棘突下，旁开 1.5 寸。见图 7-71-1。

［刺灸法］直刺 0.5~1.2 寸。

（3）阴陵泉见图 1-4-4，腰阳关见
图 4-36-4，秩边见图 4-36-5。

【病例】高某，女，39 岁，教师。
初诊：2008 年 7 月 16 日。主诉：左腰
及左臀部反复痛半年，近一天加重。

病人半年前在旅游途中不慎滑倒，
臀部着地后出现左臀部、左尾骨、左
腰骶部胀痛，当时 X 线检查显示骶髂
关节正常。经骨科治疗后，诸症痊愈，

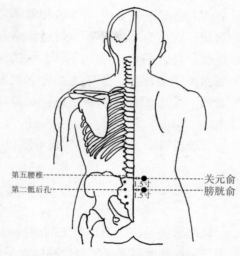

图 7-71-1　膀胱俞、关元俞

但每遇姿势不正，或运动过度，如游泳、跑步后，即感觉左臀部闷痛、胀痛，
服用跌打丸、云南白药、布洛芬等药后可以缓解，但经常复发。现病人左臀部、
左腰骶及左大腿后侧酸楚胀痛，发作前曾与友人在江边长坐垂钓。VAS 为 4 分。
X 线检查显示可能为骶髂关节炎。侧卧位髂骨挤压试验阳性。髋关节外展、前
屈、内收时，左臀部疼痛加重。舌淡紫，苔薄白，脉缓涩。

［诊治经过］西医诊断：骶髂关节炎。中医诊断：肌痹。主症：腰骶
及臀部痛。次症：舌淡紫，苔薄白，脉缓涩。兼症：大腿后侧酸楚胀痛。证
型：气虚血瘀，骨肉失养。治则：益气活血，荣肌养骨。处方：主穴，腰阳
关、秩边（左）、阿是穴；配穴，环跳、承扶、悬钟、阳陵泉（皆取左侧）。
刺灸法：腰阳关、秩边、阿是穴直刺，得气后连以电针，疏密波，留针 20 分
钟；环跳、承扶逆经刺入，得气后行提插捻转强刺激；悬钟、阳陵泉顺经刺
入，得气后行提插捻转弱刺激。每穴留针 30 分钟，每 15 分钟行针 1 次。出针
后，病人自觉疼痛明显减轻，VAS 为 2 分。嘱其注意休息，避免长坐、久立、
久行。

二诊、三诊：2008 年 7 月 18 日、20 日。治疗同初诊。

四诊：2008 年 7 月 22 日。左腰、左臀部、左大腿后侧疼痛基本消失。大
腿外展时，左臀部隐痛。舌淡红、微紫，苔薄白，脉略弦。仍按初诊处方治疗
1 次，停针后 1 个月回访，疼痛未见发作，正常工作。

［诊治思路分析］病人经诊断患有骶髂关节炎，辨证为气虚血瘀，骨

肉失养。故初诊采用电针强刺激腰阳关及秩边。腰阳关为督脉所辖经穴阳气最盛的穴位之一，是补充下焦和腰部阳气的要穴，具有壮阳补肾、散寒止痛的功能；秩边有壮腰补肾、疏通经络、培补元气之功效；加阿是穴可增强活血止痛、益肾强督之功。环跳、承扶逆经刺入，此为局部取穴治其标，可缓解骶髂关节处疼痛；悬钟为八会穴之髓会、阳陵泉为八会穴之筋会，顺经刺入二穴，可增强益筋填髓之效，二者均是足少阳胆经腧穴，此为循经取穴治其本。

二诊至四诊，症状好转，故治同初诊。

72. 骶尾部痛

骶尾部痛是由于骶尾椎之间连接薄弱，在日常生活和体育活动中骶尾部易受损伤，出现骶尾部关节错位和尾骨脱位，甚至尾骨骨折，从而引起的疼痛。

骶尾部痛，在中医学属于"痹证"范畴中的"肢体痹"或"痛痹"。

【中医辨证要点、治则与处方】

（1）风邪外袭。骶部酸痛，游走不定；苔薄白，脉浮；或见恶风。治则：祛风通络。处方：主穴，阿是穴、秩边、腰俞；配穴，膈俞、血海。

（2）寒邪客络。骶部疼痛较剧，痛有定处，得热痛减，遇寒痛增，局部皮肤不红，触之不热；苔薄白，脉弦紧。治则：散寒通络。处方：主穴，阿是穴、秩边、腰奇；配穴，肾俞、关元、委中、申脉。

（3）湿浊痹阻。骶部重着肿胀，痛有定处，活动不便，肌肤麻木不仁；苔白腻，脉濡缓。治则：除湿通络。处方：主穴，阿是穴、秩边、小肠俞；配穴，阴陵泉、足三里、三阴交、丰隆。

（4）气滞血瘀。骶部疼痛随劳累加重，部位较固定；苔白腻，脉弦涩。治则：理气活血。处方：主穴，阿是穴、秩边、气海俞；配穴，委中、后溪、照海。

【主穴定位】

（1）腰俞。

［标准定位］在骶部，当后正中线上，适对骶管裂孔。见图 7-72-1。

［刺灸法］向上斜刺 0.5~1 寸。

（2）腰奇。

［标准定位］在骶部，当尾骨端直上 2 寸，骶角之间凹陷中。见图 7-72-2。

［刺灸法］向上平刺 1~1.5 寸。

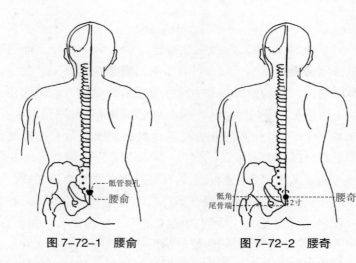

图 7-72-1 腰俞　　　　　　图 7-72-2 腰奇

（3）秩边见图 4-36-5，小肠俞见图 6-59-2，气海俞见图 7-66-1。

【病例】吴某，女，41 岁，教师。初诊：2007 年 8 月 19 日。主诉：骶尾骨疼痛 3 天。

病人 1 年前曾有尾骨骨折病史，治疗后疼痛消失。3 天前，病人久坐硬物之后突然骶部、尾骨部及周围弥漫性酸痛，在某医院接受按摩及经皮电刺激疗法治疗，但未见好转。病人自服云南白药、外贴膏药后，弥漫性痛减轻，但坐时仍疼痛，故来我院求治。病人因有骶尾部疼痛，对排大便有恐惧感（因排便时疼痛加重），平素有时腹胀，纳呆，腰冷重坠感。骶尾部 X 线片提示尾骨仍有陈旧性骨折。病人形体肥胖，坐时自带海绵软垫，以防骶尾部受压，表情痛苦，在左侧第四骶椎旁有压痛，但无放射痛，VAS 为 5 分，舌淡紫，苔白腻，脉弦缓涩。

[诊治经过] 西医诊断：骶尾部痛。中医诊断：痛痹。主症：骶尾骨疼。次症：舌淡紫，苔白腻，脉弦缓涩。兼症：有时腹胀，纳呆，腰冷重坠感。证型：气滞血瘀，湿阻筋肉。治则：行气活血，祛湿止痛。处方：主穴，阿是穴、秩边、腰俞；配穴，委中、后溪、申脉、丰隆。刺灸法：病人俯卧位，阿是穴得气后扬刺，即在阿是穴四周各 0.5 寸处向针尖方向各刺 1 针，得气后留针；直刺秩边、腰俞，直刺后行提插捻转强刺激；委中、后溪、申脉、丰隆皆逆经刺入，得气后行提插捻转强刺激。每穴留针 30 分钟，每 15 分钟行针 1 次。留针时，用艾条灸骶尾部诸穴，以局部皮肤发红为度。嘱病人注意卧床休息，坐时改用大腿坐，减少臀部承重，隔日 1 次针灸。

二诊：2007 年 8 月 20 日。病人疼痛减轻，VAS 为 3~4 分，继续按初诊方法治疗。

三诊：2007 年 8 月 21 日。疼痛明显减轻，VAS 为 1~2 分。排便时疼痛时有加重，但对排便已无恐惧感。昨日过食玉米后自觉脘腹胀闷，呃逆。诊其腹部柔软，舌脉同初诊。在初诊针灸处方施术完成后，嘱病人取仰卧位，加针足三里、内关，逆经刺入，强刺激捻转。病人自觉脘腹胀闷和呃逆消失。

[诊治思路分析] 本病例辨证为气滞血瘀，筋肉湿阻。以理气活血、祛湿荣筋为治疗原则。以局部阿是穴、秩边、腰俞为主穴。阿是穴"以痛为腧"，可治疼痛；秩边为足太阳膀胱经腧穴，具有健腰腿、利下焦的功效，可治疗腰骶痛等疾病，此穴又在足太阳膀胱经臀部外散水湿之气的位置，可祛湿，恰适用于本病人；腰俞为督脉腧穴，为腰的输气之所，有调肾气、强腰脊的功效，主治腰髋疼痛。配穴委中，足太阳膀胱经的湿热水汽在此聚集，针刺此穴可治疗腰背痛、下肢痿痹等腰及下肢病症；后溪通经活络止痛；申脉补阳益气，疏导水湿；丰隆和胃气，化痰湿。申脉、丰隆二穴可以治疗兼症。

二诊时病人疼痛症状明显减轻，继续按前法治疗。

三诊时疼痛症状明显好转，但病人自觉脘腹胀闷，呃逆，遂针刺足三里、内关以调脾胃之气。后病人自觉症状消失。

八、泌尿系统疾病疼痛

73. 尿道炎与膀胱炎

尿道炎与膀胱炎是指细菌感染而引起的下尿路感染的病变。临床特点为尿频、尿急、尿痛、尿血、脓血和尿意不尽。尿道感染是最常见的泌尿系统疾病，男女老少均可发病，女性常见。

本病属中医学"淋证"范畴。中医学认为该病的病机是下阴不洁，秽浊湿热之邪由下向上侵入机体，上犯膀胱而为病；或由小肠瘀热、心经邪热、下肢丹毒等热邪传入膀胱，发为淋证；或恣食辛热肥甘，或嗜酒太过，导致脾胃运化失常，湿聚热生，下注膀胱，乃成淋证；或情志郁闷不舒，肝气郁结不畅，膀胱气机不利，或肝郁化火，气火郁于膀胱，导致淋证；或先天禀赋不足，或病久不愈，劳伤过度，房事不节，多产多育，或久淋不愈，耗伤正气，或妊娠、产后脾肾气虚，膀胱气化失职，而致本病。

【中医辨证要点、治则与处方】

（1）膀胱湿热。小便灼热涩痛，尿急尿频，滴沥不畅，尿色黄赤浑浊；舌红，苔黄腻，脉濡数或滑数；小腹拘急胀痛，口苦心烦，脘闷，大便不爽。治则：清热利湿，通淋止痛。处方：主穴，中极、膀胱俞、阴陵泉；配穴，三阴交、行间、丰隆。

（2）小肠实热。小便热涩刺痛，尿频尿急，小便短少，色黄赤或尿血；心烦，口渴；舌尖红，苔黄，脉滑数；口舌生疮，便秘。治则：清心泻火，凉血通淋。处方：主穴，前谷、中极、膀胱俞、三阴交、阴陵泉；配穴，曲泽、血海、膈俞。

（3）肝郁化热。小便短涩，点滴难下，小腹胀痛难忍；面红目赤，急躁易怒；舌红，苔薄白，脉弦数；胸胁胀闷，口干苦。治则：疏肝化热，清热通淋。处方：主穴，太冲、水泉、膀胱俞、三阴交；配穴，阴陵泉、肝俞、太冲。

（4）肝肾阴虚。小便短涩，灼热刺痛，淋漓不爽，尿黄浊或带血；口干咽燥，头晕耳鸣，腰膝酸软；舌红，少苔，脉细数；时轻时重，反复发作，烦热、失眠。治则：滋阴降火，利湿通淋。处方：主穴，太溪、太冲、中极、膀胱俞；配穴，肝俞、肾俞、关元。

（5）脾肾阳虚。小便频数，淋漓不已，尿液浑浊，小腹坠胀，气短神疲，畏寒肢冷，食少便溏，稍劳则甚，腰腿酸软；舌淡胖、边有齿痕，苔白润，脉细或弱。治则：益气健脾，温肾助阳。处方：主穴，中极、膀胱俞、脾俞、肾俞；配穴，三阴交、阴陵泉、足三里、大巨、水道。

【主穴定位】

（1）中极。

［标准定位］在下腹部，前正中线上，当脐中下4寸。见图8-73-1。

［刺灸法］直刺1~1.5寸，需在排尿后进行针刺。孕妇禁刺。

［特异性］膀胱募穴，任脉、足三阴经交会穴。

（2）膀胱俞见图7-71-1，阴陵泉见图1-4-4，前谷见图4-30-2，三阴交见图1-1-4，太冲见图1-2-6，水泉见图2-11-2，太溪见图1-4-6，脾俞见图1-2-10，肾俞见图1-3-7。

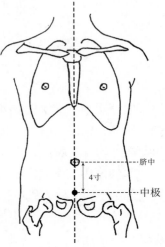

图8-73-1　中极

【病例】张某，女，39岁，经理。初诊：2002年3月6日。主诉：反复发作尿道涩滞热痛3年，加重3天。

病人3年前在江中游泳后出现尿痛、尿急、尿涩滞、尿热感等症状，在当地医院诊为急性膀胱炎。给予青霉素静脉滴注，约1周症状消失。尔后每遇情绪激动，夜不能寐，或寒冷潮湿，或梅雨季节，皆能诱发上症。病人平素喜食腥辣之物，尤喜川味火锅之辛麻辣，便秘，心烦，焦虑，有时腹胀、乏力，有时牙龈肿痛。此次发病，因3天前与友人过食羊肉及辛辣之品，并饮生冷啤酒过量，晨起后发生尿道涩滞热痛，小便急迫，小便频数，尿量少，小便黄赤，小腹胀痛。曾静脉滴注头孢氨苄、环丙沙星，症状稍有缓解。为求进一步诊治而来我处。病人现痛苦面容，表情焦虑，已3日未大便。一日可小便十余次，尿道痛，VAS为5分。舌红、胖大、有齿痕，苔黄腻，脉数。尿常规检查示尿蛋白阴性，尿白细胞＞5个/高倍视野，每毫升尿含菌量＞105。

［*诊治经过*］西医诊断：急性膀胱炎。中医诊断：热淋。主症：尿道涩滞热痛。次症：小便急迫，小便频数，尿量少，小便黄赤，舌红、胖大、有齿痕，苔黄腻，脉数。兼症：便秘，心烦，焦虑，有时腹胀、乏力，有时牙龈肿痛。证型：湿热下注膀胱。治则：清热利湿，通淋止痛。处方：主穴，中极透曲骨、水道透大巨；配穴，昆仑、上巨虚、血海、期门。刺灸法：中极透曲骨、水道透大巨皆为逆经泻法，得气后强刺激；昆仑、上巨虚、血海、期门逆经刺入，得气后行捻转提插强刺激。留针45分钟，每15分钟行针1次。在中极透曲骨留针15分钟

后行针时，病人即感觉小腹胀痛消失，尿道涩热痛感减轻，VAS 为 3 分。嘱病人服用三金片，禁食腥辣食物，多饮温水，注意休息。抗生素静脉滴注照常进行。

二诊：2002 年 3 月 7 日。病人告知，昨日针灸后，小便 5 次，但尿道热痛感明显减轻，VAS 为 2~3 分。心烦、焦虑减轻，但仍未大便，舌脉同前。处方加合谷，得气后提插捻转强刺激，出针后，病人即临厕，回来后告知，大便通畅而尿道涩痛基本消失。

三诊：2002 年 3 月 8 日。病人已无尿急、尿频、尿涩滞热痛等症状，心情愉快。无口臭，但纳呆、倦怠乏力，舌红、胖大、有齿痕，苔薄黄、少津，脉略数。继续同二诊治法针灸 1 次。耳压选穴膀胱、尿道、脾、交感、神门、肾，贴王不留行籽并用胶布固定，每穴每天按压 2 回，每回按压 30 次，5 天为 1 个疗程。嘱病人调节饮食结构，以清淡食物为主，参加太极拳、八段锦、五禽戏等体育锻炼，避免寒冷潮湿环境。

[诊治思路分析] 病人经诊断患急性膀胱炎，辨证为湿热下注。故初诊时采用中极透曲骨、水道透大巨。中极为膀胱之募穴，可疏利膀胱气机，中极和曲骨均为任脉之穴，均可治疗泌尿系统疾病；水道和大巨均可治疗小便不利等水液输布排泄失常性疾患。病人尿道涩滞热痛，属于实证，故以上诸穴用强刺激手法以止痛。配穴选用足太阳膀胱经经穴昆仑，治疗小腹胀痛；足太阴脾经血海，凉血止血；由于病人平素心烦、焦虑，故选用肝之募穴期门，疏肝除烦；病人有时便秘、牙龈疼痛，故选用足阳明胃经之上巨虚，上巨虚为大肠下合穴，可治疗便秘等胃肠病证，且胃经走行"人上齿，环绕口唇"，故可治疗牙痛。嘱病人禁食腥辣食物，口服三金片以配合治疗。

初诊效果显著，但二诊病人仍未大便，因该病人病属实热，故加针刺合谷。合谷为手阳明大肠经原穴，具有泻热之奇效。热属实证，故合谷针刺得气后行提插捻转强刺激，出针后病人即临厕，大便通畅，而尿道涩痛基本消失。

三诊治疗方法发挥了通利膀胱、清热利湿的作用。

74. 尿潴留

尿潴留是指膀胱内充满尿液而不能自行流出的病症。根据排尿程度分为完全性尿潴留和不完全性尿潴留，根据病理表现分为急性尿潴留和慢性尿潴留。

本病属于中医学"癃闭"范畴。中医学将小便不利，点滴而短少，病势较缓者称为"癃"；小便闭塞，点滴全无，病势较急者称为"闭"；"癃"和"闭"虽有区别，但皆为排尿困难，只是疾病发展阶段和病情程度上有不同，临床有时先癃后闭，因此合称为"癃闭"。癃闭的病变部位是膀胱和肾，病理机制为膀胱气化功能失调。该病的病因主要有中焦湿热蕴结，下注膀胱；或热聚于肺，肺失肃降，津液敷布失常，三焦水道通调不利；或肝气郁结，疏泄不能；或瘀血败精，癥瘕结石阻塞尿路；或年老体衰或久病肾阳不足；或劳倦太过，饮食不节，致脾虚不运，清阳不升，浊阴不降，小便不能排出。

【中医辨证要点、治则与处方】

（1）膀胱湿热。小便点滴不通，或量极少而短赤灼热；小腹胀满，口苦口黏；舌苔黄腻，舌质红，脉数；或口渴不欲饮，或大便不畅。治则：清热利湿，通利小便。处方：主穴，三阴交、阴陵泉、膀胱俞；配穴，中极、行间、足临泣、合谷。

（2）肺热壅盛。小便涓滴不通，或点滴不爽；咽干，烦渴，呼吸短促；舌红，苔薄黄，脉数；或有咳嗽，咳痰，胸闷。治则：清泻肺热，通利水道。处方：主穴，尺泽、合谷、阴陵泉、膀胱俞；配穴，列缺、孔最、水道、归来。

（3）肝气郁滞。小便不通或通而不畅；情志抑郁，多烦善怒，胁腹胀满；舌淡红，苔薄白，脉弦。治则：疏利气机，通利小便。处方：主穴，肝俞、太冲、阴陵泉、膀胱俞、中髎；配穴，三阴交、足临泣、阳陵泉。

（4）尿路阻塞。小便点滴而下，或尿如细线，甚则阻塞不通；小腹胀满疼痛；舌质紫暗，或有瘀点，脉弦涩。治则：行瘀散结，通利小便。处方：主穴，次髎、膀胱俞；配穴，中膂俞、气海。

（5）中气不足。时欲小便而不得出，或量少而不畅；小腹坠胀，精神疲惫，纳呆，乏力，气短；舌淡红，苔薄白，脉细或弱。治则：补中益气，健脾利水。处方：主穴，关元、气海、百会；配穴，膀胱俞、阴陵泉、足三里、三阴交。

（6）肾阳虚衰。小便不通或点滴不爽，排出无力；畏寒，腰膝冷而酸软无力，面色㿠白，神气怯弱；舌质淡，苔白，脉沉而尺弱。治则：温补肾阳，化气利水。处方：主穴，肾俞、膀胱俞、关元、气海；配穴，三阴交、太溪、曲泉、百会。

【主穴定位】

（1）中髎。

［标准定位］在骶部，当髂后上棘内下方，适对第三骶后孔处。见图8-74-1。

［刺灸法］直刺1~1.5寸。

（2）次髎。

［标准定位］在骶部，当髂后上棘内下方，适对第二骶后孔处。见图8-74-1。

［刺灸法］直刺0.8~1寸，使骶部酸胀。治疗妇女经带疾病，应使针尖刺入2寸，使小腹内有热感；治疗淋证、遗精、阳痿，应使针感放散到会阴部；治疗肛肠疾病，应使针感向尾骶部放散。

（3）三阴交见图 1-1-4，阴陵泉见图 1-4-4，膀胱俞见图 7-71-1，尺泽见图 1-2-3，合谷见图 1-2-2，肝俞见图 1-3-6，肾俞见图 1-3-7，太冲见图 1-2-6，关元见图 5-52-3，气海俞见图 7-66-1，百会见图 1-3-3。

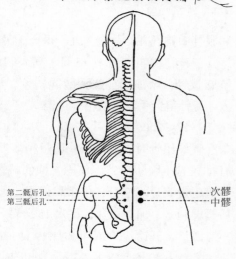

第二骶后孔
第三骶后孔

次髎
中髎

图 8-74-1　中髎、次髎

【病例】商某，男，29 岁，警察。初诊：2006 年 8 月 13 日。主诉：小腹坠胀而痛，小便不畅 3 个月余。

病人 3 个月前因工作过度劳累而 3 个昼夜未眠，进而出现小腹下坠感明显，伴胀痛，每日需临厕小便 20 余次。小便时量少而不畅通，小腹胀坠痛感加重，尿不尽，尿后痛胀更甚。在当地医院住院治疗，给予膀胱镜检查，未发现异常，但残余尿较多，诊断为尿潴留。给予理疗、针灸、中药、抗抑郁药、解痉药等治疗，症状未见缓解，病人因排尿困难而间断性留置导尿管导尿。现病人非常痛苦，先后求治于各家医院，小腹胀坠痛、排尿困难仍不见改善，经友人介绍，来我处治疗，来诊时仍留置导尿。该病人平素多思多虑而用脑过度，夜寐多梦，呓语，周身乏力，纳呆，有时气短心悸，动则尤甚。因恐惧排尿而不欲饮水。双腰部平时有下坠感，若不导尿则排尿时下坠感尤其明显。形体较瘦，面白无华，因其病而焦虑、疑虑，时有自杀倾向。查汉密尔顿抑郁量表显示 17 分，汉密尔顿焦虑量表显示 12 分。VAS 为 3~4 分。舌淡红，苔白花剥，脉缓涩。

［诊治经过］西医诊断：神经性尿潴留，混合性神经症（抑郁、焦虑、疑虑）。中医诊断：癃闭，郁证。主症：小腹坠胀而痛，小便不畅。次症：双腰部有下坠感，排尿时尤其明显，周身乏力，面白无华，纳呆，舌淡红，苔白花剥，脉缓涩。兼症：多思多虑，焦虑，疑虑，有时气短心悸，动则尤甚，因恐惧排尿而不欲饮水。证型：中气下陷，水蓄膀胱。治则：补益中气，通利膀胱。处方：主穴，百会、命门、次髎、膀胱俞；配穴，四神聪、中髎、中膂俞、太溪、委中。刺灸法：百会顺经刺入，得气后行头针常规刺激手法（即每秒捻转 6 转，每分钟 200 转以上）；命门顺经刺入，得气后加灸 15 分钟，以温热感传导到腰腹部为度；膀胱俞、中膂俞直刺，次髎、中髎斜刺，沿第二、三骶后孔刺入，得气后强刺激，留针；太溪、委中顺经刺入，得气后行弱刺激，留针；针刺四神聪时，针尖皆向百会平刺，得气后行常规头针手法留针。隔日针灸，10 次为 1 个疗程。嘱

其服补中益气丸，每次 1 丸，每日 3 次。

二诊：2006 年 8 月 15 日。病人四肢乏力、纳呆症状明显减轻。排尿时腰下坠感减轻，余症同前。舌脉同初诊。加上髎、下髎，分别沿第一、四骶后孔刺入，行针留针手法同次髎、中髎。

三诊：2006 年 8 月 17 日。病人昨日自行将导尿管摘除，自觉排尿比来诊前未配置导尿管时较为通畅，尿量稍多，次数由每天的 20 余次减为 10 余次，但仍有排尿时小腹坠痛感。焦虑、抑郁减轻，汉密尔顿抑郁量表显示 12 分，汉密尔顿焦虑量表显示 9 分，仍多思多虑，舌脉同初诊。加肾俞，斜向脊柱刺入，得气后行弱刺激，加艾条灸，每穴 15 分钟。

四诊、五诊：2006 年 8 月 19 日、21 日。治疗同三诊。

六诊：2006 年 8 月 23 日。排尿时腰部下坠感消失，小腹坠胀痛明显减轻，VAS 为 2~3 分。病人自觉心悸气短活动后加重等症已无，仍多思多虑，有时烦躁，有时抑郁，但生活信心已恢复，无自杀倾向。舌淡红，苔薄白、少津，脉缓。本病已明显好转，在此基础上加神门、间使，顺经刺入，得气后留针。

七诊、八诊：2006 年 8 月 25 日、27 日。治疗同六诊。

九诊：2006 年 8 月 29 日。病人告知排尿通畅，正常饮水，排尿时小腹坠胀痛有时发生，每日排尿已恢复到病前，查汉密尔顿抑郁量表显示 7 分，汉密尔顿焦虑量表显示 5 分，其余诸症消失。舌淡红，苔薄白，脉缓。嘱其每日将手摩擦热后按揉小腹部 5~10 分钟，用双手心摩擦上髎、次髎、中髎、下髎 5~10 分钟，巩固疗效。

[诊治思路分析] 本病辨证为中气下陷，水蓄膀胱。故初诊选用百会配四神聪升举中气、醒脑开窍、宁心安神；命门为督脉腧穴，督脉乃诸阳之会，故可升阳举陷；膀胱俞可治疗小便不利等泌尿系统疾病；次髎可通利小便，助膀胱气化；病程日久有化热趋势，故又选用中髎清泻下焦之热，除膀胱湿热之邪；中膂俞加强通利小便之功；太溪为足少阴肾经之原穴，有补肾固肾之功；委中为膀胱之下合穴，可通利小便。嘱病人口服补中益气丸，升举清阳之气，健脾而通淋。

二诊时加上髎、下髎，以加强利尿通淋之功效。

三诊时加肾俞以补肾固气、调整膀胱气化，并用艾条灸以温肾助阳，效果显著，故四诊、五诊治疗同三诊。

六诊时加神门、间使，以宁心安神、解郁除烦，效果显著，遂七诊、八诊同法治之。

九诊治疗方法为加强膀胱气化功能，巩固疗效。

75. 肾与输尿管结石

肾与输尿管结石是发生于肾盂、肾盏或输尿管部位的结石，其特点是间歇性腰部或腹部绞痛，伴有血尿。肾位于腹腔的后上部、脊柱的两侧，前面有腹膜覆盖。右肾上端平第十一胸椎下缘，下端平第二腰椎下缘；右肾上方因有肝，故比左肾略低约半个椎体的高度。左侧第十二肋斜过左肾后面的中部，右侧第十二肋斜过右肾后面的上部。肾门约平第一腰椎体平面，距正中线约 5cm。临床上常将竖脊肌外侧缘与第十二肋之间的部位称肾区，当叩击或触压肾病病人该区时，可引起震痛或压痛。

本病属于中医的"石淋""尿血""血淋"范畴。中医认为，本病多为肾气不足，肾阳受损，下焦湿热蕴蒸，气滞血瘀所致。病变部位在肾和膀胱。湿热蕴结，煎熬尿液，与尿中沉积物结聚而成砂石，其中肾虚、湿热、气滞、瘀阻是关键。本病病机为湿热内蕴，砂石阻滞肾和膀胱，气机不畅，或瘀血阻滞。治疗以清热化湿、活血祛瘀、通淋排石为主。

【中医辨证要点、治则与处方】

（1）下焦湿热。小便刺痛艰涩，尿色黄赤带血，或见尿中有砂石；腰腹胀痛，尿频急迫，伴淋漓涩痛；舌红，苔黄腻，脉滑数或弦数；或伴腰痛如绞，牵引少腹，连及外阴。治则：清热通淋，排石止痛。处方：主穴，肾俞、膀胱俞、中极、水道；配穴，次髎、中髎、委阳、阴陵泉。

（2）脾肾两虚。腰痛如绞，痛引腹部及外阴；伴有下肢酸软，纳呆，乏力，头晕，耳鸣，面色不华，腰酸痛坠胀，尿频；舌质淡胖，苔薄白，脉弱涩。或见五心烦热，盗汗，舌红，脉弦数；或见畏寒喜暖，自汗，舌质淡胖，脉沉迟。治则：健脾补肾，利尿排石。处方：主穴，脾俞、肾俞、命门、关元；配穴，中极、太溪、三阴交、足三里。

（3）气血瘀滞。平素腰痛不著，发作时腰痛如针刺刀割，痛引腹部、外阴；舌质紫暗或有瘀斑，脉弦紧或细涩；或尿中夹有血块。治则：行气化瘀，通淋排石。处方：主穴，肾俞、血海、曲泉；配穴，气海、委中、三阴交、通里。

【主穴定位】

（1）水道。

［标准定位］在下腹部，当脐中下 3 寸，距前正中线 2 寸。见图 8-75-1。

［刺灸法］直刺 1~1.5 寸。

（2）肾俞见图 1-3-7，膀胱俞见图 7-71-1，中极见图 8-73-1，脾俞见图 1-2-10，命门见图 5-46-1，关元见图 5-52-3，血海见图 1-5-4，曲泉见图 4-39-3。

【病例】曲某，男，23 岁，教师。初诊：2001 年
11 月 3 日。主诉：间断性右腰、小腹绞痛，向外阴
部放射 1 天。

病人昨夜约 10 点夜寐中突感腰部、小腹部绞痛
难忍，并向外阴部放射，速到当地医院接受缓解肌肉
痉挛等方法治疗。今日上午询问病史，病人 1 年前曾
有类似情况发生，曾用体外震波碎石方法治疗，治
疗后，B 超检查显示双肾及输尿管未见结石。该病人
就诊前又发生 1 次腰腹绞痛，并尿急、尿赤。B 超检
查显示肾盂内可见 0.2cm×0.3cm 大小结石，输尿管
中上段可见 0.3cm×0.5cm 大小的结石。尿常规检查
显示红细胞增多，麦氏点无压痛，腹肌柔软，无反
跳痛，排除阑尾炎。病人痛苦面容，疼痛时痛不可

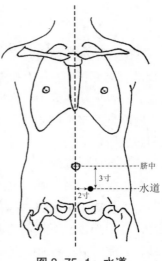

图 8-75-1　水道

耐，VAS 为 8~10 分。烦躁不安，面色苍白，额部冷汗出，舌暗红、微紫、有瘀点，
脉弦涩。血肌酐及尿素氮检查在正常范围。

[**诊治经过**] 西医诊断：肾与输尿管结石。中医诊断：石淋。主症：腰腹
绞痛、放射痛。次症：尿急、尿赤，舌暗红微紫、有瘀点，脉弦涩。兼症：痛
苦面容，疼痛时痛不可忍，烦躁不安，面色苍白，额部冷汗出。证型：气滞血
瘀，浊石阻窍。治则：行气活血，排石通窍。处方：主穴，肾俞、膀胱俞、气
海俞；配穴，耳穴中的肾、膀胱、输尿管、交感、神门。刺灸法：肾俞、膀胱
俞、气海俞针刺得气后，行强刺激，留针 30 分钟，每 15 分钟行针 1 次；耳压
穴位肾、膀胱、输尿管、交感、神门，每天按压 3 回，每回每穴位按压 30 次。
中药处方：金钱草 20g，海金沙 15g，鸡内金 15g，延胡索 20g，葛根 20g，白
芍 30g，丹参 15g，红花 15g，茯苓 20g，滑石 20g，猪苓 20g，冬葵子 20g，王
不留行 20g，炙甘草 10g。共 7 剂，每剂水煎 600ml，每 8 小时温服 200ml。鼓
励病人多饮水，每日饮水要在 2000ml 以上。

二诊：2001 年 11 月 4 日。病人告知，昨夜 11 点左右腰腹部绞痛发生，小便
后疼痛消失，自觉有砂石物尿出，希望进行 B 超检查，B 超回报输尿管上段结石
消失。仍用初诊方法治疗。

三诊：2001 年 11 月 5 日。病人腰部胀痛，但未发生绞痛，有时尿急，无尿
赤，但夜寐多梦，睡眠浅，舌脉同初诊。加神门、百会、四神聪调理睡眠。

四诊：2001 年 11 月 6 日。耳压穴位肾、膀胱、尿道、交感、神门、心、脾，
按压法同前，继服汤药。

五诊：2001 年 11 月 7 日。病人现无腰绞痛症状，尿急、尿频症状消失，因工作需到外地，请求单纯中药和耳压治疗。B 超检查显示肾盂结石仍存在。舌暗红微紫，苔薄白，脉弦涩，双尺弱。初诊中药处方加怀牛膝 15g、杜仲 15g、泽兰 15g，共 7 剂，煎服法同初诊。病人经中药加减调治及配合耳压治疗，约 1 个月后排出结石，尿石症消失。嘱病人饮食清淡，不宜进食过多肥甘厚味。

[诊治思路分析] 病人经诊断患肾与输尿管结石，即"石淋"，辨证为气滞血瘀、浊石阻窍。因病位主要在肾与膀胱，故取肾的背俞穴肾俞配膀胱的背俞穴膀胱俞，以利膀胱气化，通淋排石；气海俞可调和气血，以畅达下焦气机；配合耳穴中的肾、膀胱、输尿管、交感、神门，以巩固疗效；结合中药活血化瘀、排石止痛，效果显著。二诊续用此法治疗。

三诊时腰腹绞痛好转，但夜寐多梦，故在初诊处方中加神门、百会、四神聪以调理睡眠。

四诊时根据病情调换耳压穴位，嘱继服汤药，共达排石目的。

五诊时诸症改善，故复加怀牛膝、杜仲、泽兰补肾利尿，耳压配合以缓急止痛而使石出病愈。

76. 前列腺炎

前列腺炎的特点是尿频、尿急，余沥不尽或伴有白浊黏腻，尿道不适，及小腹、睾丸、会阴等部位疼痛，该病是中青年男性的常见病、多发病，常与尿道炎、精囊炎、睾丸炎并发，发病年龄的高峰期为 40~50 岁。现代医学认为前列腺炎有特异性和非特异性的不同，临床又有急性和慢性的区别，根据有无感染又将慢性前列腺炎分为细菌性和非细菌性。

本病属于中医学"淋证""癃闭""小腹痛"范畴。发病原因多为下焦湿热蕴结，膀胱泌别清浊失司；肾阴不足，相火内生，热移膀胱，清浊不分；脾虚不运，清阳不升，精微下渗；肾阳亏虚，失于温养固摄，膀胱气化不利。本病病位在下焦，主要涉及脏腑为肾、膀胱、脾等。

【中医辨证要点、治则与处方】

（1）湿热蕴结。尿道灼热涩痛，尿频，尿急，排尿不畅，小便浑浊，尿道溢出物较多，如脂如膏，多脓，会阴胀痛或压痛；舌质红，苔黄腻，脉滑数；或畏寒畏热，口干苦，脘腹满闷。治则：清热利湿，分清化浊。处方：主穴，关元、三阴交、秩边、阴陵泉；配穴，中极、曲骨、次髎、丰隆。

（2）瘀血阻络。尿道涩痛或刺痛，排尿不畅，尿道有浊物溢出或尿液浑浊，伴会阴及肛周坠胀明显；舌质紫暗或有斑点，脉沉涩或弦涩；前列腺指检或表面不规则，按压时可有白色分泌物自尿道口溢出，时轻时重，反复发作，或癃闭。治则：活血通络，化浊止痛。处方：主穴，关元透中极、外陵透大巨、血海；配穴，膈俞、三阴交、昆仑。

（3）阴虚内热。小便时清时浑，频数余沥，尿道热涩疼痛，腰膝酸软，头晕耳鸣，口干咽燥，五心烦热；舌红，少苔，脉细数；或失眠多梦，或潮热盗汗，或便秘，或尿末时有白色分泌物溢出或见血精。治则：滋阴清热，益精化浊。处方：主穴，三阴交、阴陵泉、次髎、中髎、膀胱俞；配穴，曲泉、中泉、秩边。

（4）肾阳亏虚。小便浑浊或频数清长，余沥不已，尿道白色分泌物较多，伴腰腿酸软，四肢不温，阳痿早泄，五更泄泻；舌淡胖，苔薄白，边有齿痕，脉沉尺弱。治则：温肾助阳，敛精固涩。处方：主穴，关元、气海、三阴交、水道；配穴，腰阳关、太溪、次髎。

（5）脾虚不运。尿道隐痛，小便时清时浊，尿意频而排尿不畅，神疲乏力，小腹下坠，气短懒言，纳少腹胀；舌淡，苔白，脉缓而弱；或浑如泔浆，尿道较多浊物或尿中有沉淀如积粉，或腹泻。治则：健脾益气，升清固摄。处方：主穴，脾俞、肾俞、次髎、百会；配穴，气海、足三里、三阴交。

【主穴定位】

（1）大巨。

［标准定位］在下腹部，当脐中下 2 寸，距前正中线 2 寸。见图 8-76-1。

［刺灸法］直刺 1~1.5 寸。

（2）关元见图 5-52-3，三阴交见图 1-1-4，秩边见图 4-36-5，阴陵泉见图 1-4-4，中极见图 8-73-1，外陵见图 6-58-1，血海见图 1-5-4，中髎、次髎见图 8-74-1，膀胱俞见图 7-71-1，气海见图 1-6-6，脾俞见图 1-2-10，肾俞见图 1-3-7，百会见图 1-3-3。

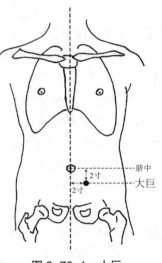

图 8-76-1 大巨

【病例】周某，男，57 岁，教师。初诊：2004年 6 月 9 日。主诉：尿道灼热疼痛、尿浑浊 4 天。

4 天前，病人在诱因不清楚的情况下突然出现小便时尿道热痛，尿来急迫，频欲临厕，每次临厕时因尿道刺痛加剧而有恐惧感，小溲黄赤，尿液中有浑浊物排出，排尿时淋漓，时有间断，每次小便需 30 分钟左右，头汗出，心烦，焦虑，少腹及前阴部坠胀疼痛。病人在当地某医院泌尿科被诊断患急性前列腺炎，静脉滴注头孢氨苄等抗生素治疗，症状减轻不明显，故邀余诊治。病人表情痛苦，两颧红赤，发热（体温：38.2℃），恐惧排尿。舌红，苔黄厚腻，脉弦数。VAS 为 4~6 分。尿常规检查显示尿沉渣中白细胞＞30 个 / 高倍视野。镜下血尿。B 超检查显示前列腺轻度增生。

[诊治经过] 西医诊断：急性前列腺炎。中医诊断：热淋。主症：尿道灼热疼痛、尿浑浊。次症：尿频，尿急，溲赤，舌红，苔黄厚腻，脉弦数。兼症：尿时过长，头汗出，心烦，焦虑，少腹及前阴部坠胀疼痛。证型：湿热蕴结，尿道阻滞。治则：清热祛湿，利尿止痛。处方：主穴，次髎、中髎；配穴，蠡沟、曲泉、血海。刺灸法如下。病人俯卧位，次髎、中髎，沿第二、三骶后孔刺入得气后，提插捻转强刺激，使针刺感达到会阴部，留针，每 10 分钟捻转 1 次，30 分钟后出针。出针后，病人立即去厕所小便，回来后告知，排尿时尿热痛明显减轻，整个排尿时间缩短为 15 分钟左右，仍溲赤，尿浑浊和其余症状未见减轻。病人取仰卧位，针刺蠡沟、曲泉、血海，皆逆经刺入，行提插捻转强刺激，得气后留针 30 分钟，每 10 分钟刺激 1 次。出针后 3 小时，病人电话告知，少腹、会阴坠胀痛减轻，VAS 为 2 分。排尿痛 VAS 为 3 分，体温为 37.2℃。焦虑、心烦等消失。

二诊：2004 年 6 月 10 日。病人因尿痛、尿急、尿频诸症明显减轻而停用抗生素治疗，要求单用针灸施治。舌红，苔淡黄、微厚，脉数。加中极透曲骨，使针感向会阴部传导。

三诊：2004 年 6 月 11 日。排尿时尿道通畅，无尿液浑浊，无头汗出，但仍有隐痛，VAS 为 1~2 分。尿微黄，少腹及前阴部胀痛感消失。舌红，苔薄黄，脉略数。继续按二诊方法治疗 3 天。

1 年后回访，未见上症发生。

[诊治思路分析] 该病辨证为湿热蕴结，尿道阻滞。初诊选用次髎、中髎，因此二穴均为足太阳膀胱经腧穴，且《铜人腧穴针灸图经》指出次髎可治"小便赤淋，心下坚胀"，深刺中髎可清泻下焦之热。针刺后病人即可如厕，但仍溲赤，尿浑浊。足厥阴肝经循行络阴部，故继续针刺该经络穴蠡沟及合穴曲泉，以疏调肝气、通畅膀胱；针刺血海以清血热、消除淋浊。出针后 3 小时，病人少腹会阴坠胀痛减轻，焦虑、心烦等消失。

二诊时加中极透曲骨，使针感向会阴部传导。中极为膀胱之募穴，有清利湿热之功，曲骨可通利尿道。

经针刺治疗后三诊时病人告知排尿时尿道通畅，无尿液浑浊，无头汗出，但仍有隐痛，尿微黄，少腹及前阴部胀痛感消失，继续按二诊方法治疗 3 天。

1 年后回访，未见上症发生。

九、妇科疾病疼痛

77. 痛经

痛经，又称经行腹痛，是指妇女在经期或前后出现的周期性小腹或腰部疼痛，或痛引腰骶。疼痛随月经周期变化，痛剧者伴恶心呕吐、头痛、腹泻、四肢厥冷、冷汗淋漓，甚至昏厥，影响工作和生活。痛经分为原发性和继发性两种。原发性痛经多指生殖器官无器质性病变而痛经者，又称功能性痛经，多见于青春期、未婚及已婚未育者。原发性痛经在正常分娩后可缓解或消失。继发性痛经为生殖器官器质性病变所致，如子宫内膜异位症、子宫腺肌病、盆腔炎等。

中医学认为，该病多因气血运行不畅，冲任经络不利，胞宫失于濡养所致。痛在经前者属实，痛在经后者属虚。按之痛甚为实，按之痛减为虚。绞痛为寒，刺痛、钝痛、闷痛为血瘀，隐痛为血虚；时痛时止为气滞，持续作痛为血瘀；胀痛为气滞血瘀，气滞为主则胀甚于痛，瘀血为主则痛甚于胀。

【中医辨证要点、治则与处方】

（1）气滞血瘀。经期或经前小腹胀痛拒按，月经量少、紫暗有块，痛感随血块下而减，伴乳房胀痛；舌紫暗，或有瘀点，脉弦涩。治则：祛瘀活血，行气止痛。处方：主穴，次髎、三阴交；配穴，太冲、血海、阳陵泉、足三里、中膂俞。

（2）肾气亏虚。经期或经后小腹隐痛，喜暖喜按，伴腰骶酸痛，经血量少，经色淡，质稀，伴头晕耳鸣，面色晦暗，小便清长；舌淡，苔薄白，脉尺弱。治则：补肾填精，养血止痛。处方：主穴，足三里、三阴交；配穴，太溪、肾俞、悬钟。

（3）气血虚弱。经期或经后小腹隐痛喜按，经血量少，色淡质稀，乏力懒言，头晕心悸，神疲倦怠，失眠多梦，面色苍白；舌淡，苔薄，脉细或弱。治则：调补气血，和中止痛。处方：主穴，三阴交、足三里、气海；配穴，脾俞、胃俞。

（4）寒凝血瘀。经前或经期小腹冷痛拒按，得温痛减，或周期后延，月经量少、色暗有块，畏寒肢冷，面色青白；舌暗，苔白，脉沉紧。治则：温经散寒，祛瘀止痛。处方：主穴，中极、次髎；配穴，三阴交、归来。

【其他疗法】

（1）耳针法。用穴包括内生殖器、内分泌、交感、神门、肝、肾、腹。每次选 2~4 个穴位，用王不留行籽刺激所选穴位，快速捻压数分钟，每日 1 次。

（2）穴位注射法。选中极、关元、次髎、关元俞，每穴每次注入 2% 普鲁卡因或当归注射液约 2ml，隔日 1 次。

【主穴定位】

次髎见图 8-74-1，三阴交见图 1-1-4，足三里见图 1-1-3，气海见图 1-6-6，中极见图 8-73-1。

【病例】尹某，女，19 岁，学生。初诊：2007 年 8 月 9 日。主诉：经行小腹和腰痛 1 年。

病人 1 年前月经来潮时因情绪紧张激动，出现小腹痛、腰骶痛，月经经期 7~10 天，量多，色黑有块，就诊于当地医院妇科，经服洛索洛芬钠片（乐松）及经皮电神经刺激等治疗，疼痛消失。以后每次经前心烦或腰腹痛，月经时、月经后腰腹痛，月经周期不定，或提前 1 周，或延后 7~10 天。此次月经前，因生气而致双乳房胀痛，小腹正中呈痉挛痛、胀痛，腰骶部酸楚痛，影响睡眠，月经已 4 天，但仍然量少，色黑红有块，小腹及腰骶部热敷后疼痛可以稍缓解。平素情绪易激动，有时胸闷气短，善太息，周身乏力，有时纳食不香，有时多梦，手足不温。VAS 为 5 分。曾做妇科 B 超检查，排除子宫内膜异位症、子宫肌瘤、膀胱炎等。舌淡红、有瘀点，苔薄白，脉弦。

[**诊治经过**] 西医诊断：痛经。中医诊断：经期腹痛。主症：经期小腹痛，腰骶痛。次症：月经量多，色黑有块，经期长，双乳房胀痛，腹正中呈痉挛痛、胀痛，腰骶部酸楚痛，小腹及腰骶部疼痛，热敷后疼痛可以稍缓解，心烦易怒。兼症：有时胸闷气短，善太息，周身乏力，有时纳食不香，有时多梦，手足不温。证型：气滞血瘀，寒客冲任。治则：行气活血，温通冲任。处方：主穴，次髎、中膂俞；配穴，三阴交、太冲、足三里、血海。刺灸法：次髎、中膂俞斜刺，强刺激加雀啄灸；余穴皆在得气后行平补平泻刺激手法，留针 30 分钟，每 15 分钟行针 1 次。

二诊：2007 年 8 月 10 日。病人仍有腰骶痛、小腹痛，但痉挛痛消失，VAS 为 3 分，舌脉同前，继续按初诊方法治疗。针刺治疗后，病人疼痛消失。嘱病人用红枣 5 枚、当归 15g 水煎开后，每日当茶饮，共饮 3 天。

三诊：2007 年 8 月 11 日。小腹痛及腰骶痛基本消失，月经基本已无，乳胀诸症消失。舌淡红、有瘀点，苔薄白，脉缓。停止针灸，改用耳压子宫、肝、脾、心、交感、神门。每穴每次按压 30 次，共按压 3 天。告知病人下次月经来潮前一周，可来接受针灸治疗。共治疗 3 个月经周期后，电话回访，病人经行腹痛一直未发作。

[**诊治思路分析**] 病人经诊断患有痛经，中医辨证为气滞血瘀、寒客冲任。其主症为小腹痛及腰骶痛，《灵枢·卫气》云："气在腹者，止之背俞。"故初诊主

穴取次髎、中膂俞，用提插捻转强刺激手法疏通局部经脉、络脉及经筋之气血，通经止痛，并加雀啄灸法以温经散寒。因寒性凝滞而主收引，针刺时不易得气，故应留针候气；加艾灸更能助阳散寒，使阳气得复，寒邪乃散。疼痛缓解后直刺配穴，行平补平泻手法。三阴交乃足三阴经交会穴，调理足三阴之气血，调经而止痛。又病人病程较长，平素易怒，善太息，古语有云"病时甚者，取之输"，故取足厥阴肝经之输穴太冲，活血通络，疏肝而通调气机，使通则不痛。足三里补益气血，健脾胃，使经血化生有源，培补后天之本。血海调营血，活血养血。诸穴相配，共奏行气活血、温通冲任之功。

初诊见效后，二诊继续使用初诊方法治疗。因病人仍有痛感，加红枣、当归代茶饮，以补血活血、温经散寒、行气止痛。

三诊见疗效明显，病人痛感基本消失，诸症减轻，故改耳压以巩固疗效。

78. 经行乳痛

经行乳痛主要特点是经前2周之内或经期或经后发生乳房胀痛或乳头痒痛，部分病人可有经前小腹胀满、疼痛或情志郁闷不舒现象。严重的经行乳痛病人，双乳胀满似硬结肿块，经后肿块散去，胀痛消失。

女子乳房属足阳明胃经循行之处，乳头属足厥阴肝经循行之处。冲任为气血之海，妇人以冲任为本，若失之将理，则气壅不散，结聚乳间，或硬或肿，或疼痛，故冲、任二脉与乳房疾病相关。平素性情抑郁，或郁怒伤肝，疏泄失司，每遇经前或经期冲任二脉气血充盛之时，即肝脉气血郁结，肝脉挟于乳，乳络不通，引起乳房胀痛或乳头痒痛；或因多思多虑，饮食不节，脾胃两虚，痰湿内生，或久郁不解，怒伤肝脏，肝郁克脾，脾失运化，湿聚成痰，经前或经期冲气偏盛，挟痰湿阻络，乳络郁滞不畅，而致乳房胀痛或乳头痒痛。

现代医学经前期综合征或乳腺结构不良引起的乳房胀痛若与上述病机相符者，可参照本病辨证治疗。

【中医辨证要点、治则与处方】

（1）肝气郁滞。经前乳房胀痛，或乳头痒痛，痛甚不可触衣，疼痛拒按；经前小腹胀痛，胸胁胀满，烦躁易怒，经行不畅，色暗红；舌红，苔薄，脉弦。治则：疏肝解郁，通络止痛。处方：主穴，膻中、足临泣、曲泉；配穴，膈俞、肝俞、心俞、膈关。

（2）气虚痰凝。经前或经期乳房胀痛，痛甚不可触衣；胸闷痰多，月经量少，色淡；舌淡胖，苔白腻，脉缓滑；食少纳呆，平素带下量多，色白稠黏。治则：补气祛痰。处方：主穴，膻中、气海、气户；配穴，丰隆、足三里、三阴交、合谷、丘墟。

【**主穴定位**】

（1）气户。

［标准定位］在胸部，当锁骨下缘，距前正中线4寸。见图9-78-1。

［刺灸法］斜刺或平刺0.5~0.8寸。

（2）膻中见图5-46-2，足临泣见图1-3-5，曲泉见图4-39-3，气海见图1-6-6。

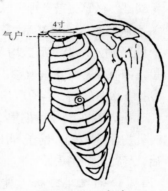

图9-78-1　气户

【**病例**】某女，37岁，公司职员。初诊：2007年4月1日。主诉：经前乳房胀痛3年余，近3个月加重。

3年前，病人因家庭琐事而郁怒不舒，每次经前3~5天即乳房胀痛，月经之后疼痛减轻或消失，症状逐渐加重。曾前往妇科就诊，接受药物治疗，具体药名不详，疗效不显著。后求治于中医，病人服用柴胡疏肝散加减，经前乳痛基本消失，但3个月前又因情绪激动、心情郁闷不舒数日而引起经前双乳房胀痛，不能触摸，经时疼痛稍减，月经量少，色深红有瘀块。月经后1周乳房疼痛消失。此次经前1周又出现上症，为求诊治而来我处。现双乳胀痛，硬感，戴乳罩时疼痛加重，腹胀，嗳气，心烦，易怒，胸闷气短，善太息，夜寐多梦，易醒，小腹胀微痛，便秘。舌淡紫，苔薄白，脉弦缓。VAS为5分。病人曾做过乳腺钼靶X线检查，未见乳房肿块。红外热成像检查显示血流丰富，温度偏高。

［诊治经过］西医诊断：经前期综合征。中医诊断：经行乳痛。主症：经前乳胀、硬、痛。次症：心烦，易怒，胸闷气短，善太息，舌淡紫，苔薄白，脉弦缓。兼症：腹胀，嗳气，夜寐多梦，易醒，小腹胀微痛，便秘。证型：肝气犯胃，冲任失和。治则：疏肝清胃，调和冲任。处方：主穴，膻中、太冲、内关、足三里、公孙；配穴，内庭、丘墟、神门、梁丘。刺灸法：病人取仰卧位，膻中逆经刺入，得气后行提插捻转强刺激5~10秒，将针尖提起，朝左右分别平刺向乳房，各捻转提插数次，以乳房胀痛减轻为度（该病人行此手法后即觉乳房胀痛明显减轻，VAS为2~3分）；太冲、内关、足三里、公孙逆经刺入，得气后行泻法；内庭、丘墟、神门、梁丘直刺，得气后留针。共留针30分钟，每15分钟行针1次。口服逍遥丸，每次1丸，每日3次。

二诊：2007年4月2日。针刺同前。

三诊：2007年4月3日。病人告知乳痛明显减轻，VAS为1~2分，可佩戴乳罩。心烦诸症减轻，但今日呃逆较重，处方加攒竹，针刺后，呃逆立即停止。

四诊：2007年4月4日。病人月经已至，乳痛消失，但腰痛、小腹痛较明显，舌淡红、微紫，苔薄白，脉弦。主穴，气海、关元；配穴，三阴交、血海。气海、关元逆经刺入，得气后，每穴提插捻转中等刺激，约15秒后出针。血海、三阴交顺经刺入，得气后，均匀提插捻转，15秒左右出针。告知病人观察经色、经量，如有异常可速来就诊；平素调节情志，心情舒畅，经期避免足部及腰腹部受冷；下次月经前，若有乳房胀痛，速来诊治。

病人曾在治疗后的第2个月经周期和第3个月经周期前来我处诊治，因当时乳房胀痛较轻，给予耳压子宫、内分泌、交感、神门、肝、心等穴治疗。治疗后，经行乳痛消失。

[诊治思路分析] 乳房主要为肝胃两经经脉所过，主治所及，故初诊时主穴取气之会穴膻中及太冲、内关、足三里、公孙，以宽胸理气，疏调气机，调气通络。因病人乳房胀痛属实证，故膻中逆经刺入，提插捻转强刺激，泻实理气。提起针尖朝左右分别平刺向乳房，各捻转提插数次，以乳房胀痛减轻为度。配穴取足阳明胃经荥穴内庭、足少阳胆经之原穴丘墟、手少阴心经原穴神门、足阳明胃经郄穴梁丘，直刺得气后留针，诸穴相配，共奏疏肝理气、和胃降逆、调和冲任之功。给予中成药逍遥丸，加强疏肝解郁之效。

初诊治疗有效，故二诊继续沿用初诊治疗方案。

三诊时病人自诉乳痛及余症明显减轻，但呃逆较重，故加足太阳膀胱经之穴攒竹。其经走行挟脊，与膈、脾、胃相连，有调整气机升降出入、降逆止呃的显著功效。

四诊时病人月经已至，乳痛等症消失，但腰痛、小腹痛较明显。故取主穴气海、关元，配穴三阴交、血海，以益肾固本，通调冲任，缓急止痛。嘱病人慎起居，调情志，避风寒，以防病情反复。

病人此后两个月经周期均来就诊，乳痛症状较轻，给予耳压子宫、内分泌、交感、神门、肝、心等穴治疗，起到疏肝解郁、调和冲任、通络止痛、和胃降逆的作用，以巩固疗效。

79. 乳腺小叶增生症

乳腺小叶增生症是乳房内有形状大小不一的肿块并疼痛，是与月经周期相关的乳腺组织良性增生性疾病。《疡科心得集·辨乳癖乳痰乳岩论》云："有乳中结核，形如丸卵，不疼痛，不发寒热，皮色不变，其核随喜怒消长，此名乳癖。"

病人由于情志不舒，或受到精神刺激，导致肝郁气滞，气机不畅；或思虑过度，损伤心脾，脾失健运，痰浊内生，痰气搏结，气血瘀滞，阻于乳络而发；或因七情不和，冲任失调，痰浊凝结，上阻乳房而发病，下扰胞宫则经水逆乱而月经失调。临床上同时或相继在乳房内发生大小不一、形态不规则的肿块，分散于乳房内，或局限在乳房的一处。30~50 岁妇女多发，约占全部乳腺疾病的 75%，有癌变危险。

乳腺小叶增生症属于中医的"乳癖"范畴。

【中医辨证要点、治则与处方】

（1）肝郁痰结。乳房胀痛，乳房肿块随喜怒消长；伴胸闷胁胀，善郁易怒；舌质淡红，苔薄白，脉弦或涩；失眠多梦，青年妇女多见，或乳房刺痛。治则：疏肝解郁，化痰散结。处方：主穴，乳根、膻中、太冲、丰隆；配穴，足三里、三阴交、内关、足临泣。

（2）冲任失调。乳房肿块胀痛，经前加重，经后缓减；腰酸乏力，月经先后失调，量少色淡，甚或经闭；舌淡，苔白，脉沉缓涩；神疲倦怠，头晕，中年妇女多见。治则：调和冲任，理气和血。处方：主穴，公孙、内关、关元、三阴交；配穴，中极、气海、太溪、血海、列缺、照海。

【主穴定位】

乳根见图 5-47-1，膻中见图 5-46-2，太冲见图 1-2-6，丰隆见图 1-1-5，公孙见图 4-34-1，内关见图 1-5-1，关元见图 5-52-3，三阴交见图 1-1-4。

【病例】杨某，女，33 岁，文秘。初诊：2008 年 4 月 3 日。主诉：间断性双乳胀痛 3 年余。

3 年前，病人因工作劳累紧张而经常夜不能寐，出现情绪低落，焦虑、抑郁，心烦易怒。月经前乳房胀痛，经后缓解。经中药、针灸等多方治疗后，有一定缓解，但又因情绪激动而复发。虽经各种治疗，乳房胀痛时轻时重，并发现乳房内有小肿块，以右侧为多。曾做乳房钼靶 X 线片和超声波检查，发现乳腺呈颗粒样增生，大小不一，1cm 左右的颗粒较多。病人平素即有腰酸乏力、精神萎靡。生气时或经前乳房肿块自觉增大变硬，心情舒畅或月经后缩小变软。月经周期不准，经量少，颜色淡红。病人平素有时嗳气或胃脘胀，失眠，多梦，口苦。病人曾服用乳增宁片、小金丹等药，症状不见缓解。舌淡红，苔薄白，左脉弦，右脉弱。VAS 为 2~4 分。

[诊治经过]西医诊断：乳腺小叶增生症。中医诊断：乳癖。主症：乳房胀痛，内有肿块。次症：经前或生气后疼痛加重，腰酸乏力，月经不调，经量少，颜色淡红。兼症：精神萎靡，有时嗳气或胃脘胀，失眠，多梦，口苦。证型：冲

任失调，气郁痰凝。治则：调和冲任，行气化痰。处方：主穴，公孙、内关、列缺、照海；配穴，内庭、膻中、丰隆、三阴交。刺灸法：公孙、内关、照海直刺，得气后行中等强度刺激；列缺顺经刺入，得气后行中等强度刺激；内庭、丰隆、三阴交直刺，得气后行中等强度刺激；膻中逆经刺入，得气后行中等强度刺激。嘱病人保持心情舒畅、心情稳定。隔日 1 次针灸。

二诊：病人用该处方针灸 7 次后，月经已至，经前期乳房胀痛加重症状较上次月经来时明显减轻，VAS 为 1~2 分。月经色仍淡红，量少，腰膝酸痛，畏寒肢冷，小腹冷痛，舌脉同前。初诊处方加腰阳关、次髎、中膂俞，直刺得气后加雀啄灸，以局部皮肤发红为度，留针 30 分钟，每 15 分钟行针 1 次。

三诊：经上述方法治疗，此次月经经期 5 天，经量较以往每次为多，色转鲜红，瘀块减少。经期第 3 天，乳房胀痛消失。月经过后，病人每周针灸 2 次，并在下次月经到来之前，随症加减。如经前小腹痛，加水道、归来；经前心烦、易怒，加太冲；经时若有头痛，加太阳、印堂、玉枕、率谷等。病人共治疗 4 个月余，乳房胀痛基本消失，乳内肿块触之减少，月经周期及经量、经色皆已恢复正常。腰膝酸软诸症消失，情绪乐观。乳房钼靶 X 线片显示乳腺增生数量明显减少，散在 3 个 0.3cm×0.5cm 大小的增生灶、肿块。嘱病人今后要调节情志，饮食有节，起居有常，定期复查。

[诊治思路分析] 病人冲任失调，生气后，肝气不舒，气郁痰凝，不通则痛，故经前或生气后疼痛加重，冲为血海，任主胞胎，故应调和冲任。所以初诊主穴取八脉交会穴公孙配内关、列缺配照海。公孙、内关相配，调和冲任、宽胸理气。列缺、照海相配，理气化痰。配穴取足阳明胃经之内庭，因乳房属足阳明胃经，针刺内庭可缓解乳房疼痛；取气之会膻中行气；足阳明胃经络穴丰隆化痰；足三阴经交会穴三阴交，健脾祛湿化痰而调和气血，治疗月经不调。病人属本虚标实，故针刺手法补泻兼施。嘱病人保持心情愉快，隔日针灸。

二诊时病人针灸 7 次后至月经期，乳痛症状明显减轻，但仍有月经量少，腰膝酸痛，畏寒肢冷，小腹冷痛，此乃经来之时，阳气不足，寒凝血瘀。故初诊处方加督脉穴腰阳关，温阳止痛；次髎，调和月经；中膂俞，局部用穴，调和胞宫。加雀啄灸，温经散寒，调和气血。

三诊，经二诊治疗后，病人经量较以往每次为多，疗效明显，乳房胀痛消失。待病人月经期后针灸改为每周 2 次，随症加减。如经前小腹痛，加水道、归来行气止痛；经前心烦、易怒，加太冲理气除烦；经时若有头痛，加太阳、印堂、玉枕、率谷通络止痛。治疗 4 个月后，诸症基本消失，治疗效果很好。

80. 产后关节痛

产后关节痛，表现为产妇在产褥期间出现肢体和（或）关节酸痛、麻木、重着，俗称"产后风"。

本病属于中医学"痹证"范围。《素问·长刺节论》曰："病在骨，骨重不可举，骨髓酸痛，寒气至，名曰骨痹。"本病多由素体血虚，加之产后失血，阴血亏虚，四肢筋脉关节失养，不荣则痛；或产后恶露去少，瘀血留滞经络筋骨之间，气血运行不通，不通则痛；或产后百节空虚，卫表不固，腠理疏松，起居不慎，风寒湿邪乘虚而入，客于经络关节，经络痹阻，气血不畅，瘀滞作痛。

【中医辨证要点、治则与处方】

（1）气血两虚。产后关节酸楚疼痛，肢体麻木；面色无华，头晕心悸；舌淡，苔少，脉细。治则：益气养血，荣肉止痛。处方：主穴，气海、血海、膻中；配穴，三阴交、足三里。

（2）血瘀型。产后关节刺痛，按之痛甚；恶露量少色暗，小腹疼痛拒按；舌紫暗，苔薄白，脉弦涩。治则：活血化瘀，通络止痛。处方：主穴，血海、气海、关元；配穴，太冲、阴郄、尺泽。

（3）肾虚型。产后腰脊酸痛，小便短黄，五心烦热，潮热盗汗；舌淡红，苔薄，脉沉尺弱；腿脚无力，或足跟痛，头晕、耳鸣。治则：益肾补髓，荣筋止痛。处方：主穴，太溪、膻中、气海、复溜；配穴，水泉、大钟、阴谷。

【主穴定位】

（1）复溜。

［标准定位］在小腿内侧，太溪直上 2 寸，跟腱的前方。见图 9-80-1。

［刺灸法］直刺 0.5~1 寸。

［特异性］足少阴肾经经穴。

（2）气海见图 1-6-6，血海见图 1-5-4，膻中见图 5-46-2，关元见图 5-52-3，太溪见图 1-4-6。

【病例】严某，女，27 岁，职员。初诊：2003 年 6 月 1 日。主诉：周身关节窜痛 3 个月余。

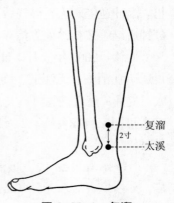

图 9-80-1　复溜

病人 3 个月前因产后不慎受风，出现周身关节窜痛。因处于哺乳期，病人畏惧使用药物治疗而未系统诊治。曾用艾叶熏洗、局部拔罐、推拿、理疗等方法治疗，但未见疗效。为求诊治而来我处。病人形体较胖，面白无华，有时心慌、心悸、头晕，有时胸闷气短，动则尤甚。白天额头及手足汗出较重，稍活动汗出尤甚，畏风寒，天气稍有变化，或外出被风侵袭，则立即咳嗽、打喷嚏，出现感冒症状。现值炎热夏季，病人仍穿长衣长裤，头戴丝巾，戴手套，穿袜子。周身关节无红肿热痛。自带膝、肘、腕、踝关节 X 线片，显示关节骨质正常。风湿系列检查显示，抗"O" < 400，类风湿因子阴性，C 反应蛋白及红细胞沉降率正常。VAS 为 3~4 分。舌淡红，苔薄白，脉弱。

[诊治经过] 西医诊断：产后关节痛，自汗。中医诊断：骨痹，汗证。主症：周身关节窜痛，手足头汗出。次症：心悸，气短，面色无华，舌淡红，苔薄白，脉弱。兼症：外出被风侵袭即感冒，胸闷。证型：气血两虚，风邪阻络。治则：益气养血，祛风通络。处方：主穴，气海、血海、风门透大杼；配穴，复溜、内关、足三里。刺灸法：病人取俯卧位，风门透大杼，得气后强刺激，不留针；病人仰卧位，气海直刺，得气后局部加以雀啄灸，以小腹部温热为度；血海、复溜、内关、足三里皆顺经刺入，得气后行提插捻转轻刺激，留针 30 分钟，15 分钟行针 1 次。嘱病人调整饮食，以清淡为主，避免腥、辣、热等食物。室内宜通风，但要避风寒。平时用拇指背互相搓热后按揉鼻旁迎香穴，每次 1~3 分钟。

二诊：2003 年 6 月 3 日。病人仍有四肢关节窜痛、汗出，但畏风症状减轻，虽穿长衣长裤，但已不佩戴纱巾，不戴手套，不穿袜子，舌脉同前。继续按初诊方法治疗。

三诊：2003 年 6 月 5 日。今晨起因琐事而生气，食后腹胀呃逆频作，舌淡红，苔薄白，脉弦。加太冲、攒竹。病人取仰卧位，攒竹刺入，得气后，呃逆立即停止。太冲逆经刺入，得气后，行提插捻转强刺激，腹胀、胸闷诸症消失，留针 15 分钟后继续按初诊处方治疗。

四诊：2003 年 6 月 7 日。周身关节窜痛基本消失，VAS 为 1 分，但仍汗出，畏风诸症消失。无呃逆、胸闷、气短、腹胀。舌淡红，苔薄白，脉缓。处方：主穴，复溜；配穴，气海、关元、膻中。雀啄灸，每天 1 次，以局部皮肤发红为度。病人可回家自我灸疗。2 周后随访，病人自汗消失，自觉精力充沛，已能身着夏日服装。

[诊治思路分析] 该病人产后受风，出现周身关节窜痛，且关节无红肿热痛，X 线检查显示无异常，风湿系列检查指标在正常范围内；白天额汗及手足汗出较重，稍活动汗出尤甚。故可诊断为产后关节痛，自汗。又面白无华，有时心慌、心悸、头晕，有时胸闷气短，动则尤甚，辨证当属于气血两虚、风邪阻络。

初诊主穴采用气海、血海，以补气益血。因妇人新产感受风寒，恐其胞宫气血瘀滞，故气海采用雀啄灸，以小腹部温热为度，从而温补益气，以散寒邪。病人感受风寒，骨节疼痛，为风寒客于关节，选用风门逆经透刺骨会大杼，可促在骨之风寒外出。复溜为足少阴肾经经穴，肾主骨生髓，补复溜不仅可以调营卫止汗且可补肾壮骨止痛。内关为手厥阴心包经的络穴，可益气行血通络，配合复溜，更增止汗之力。足三里为足阳明胃经合穴，胃为水谷之海，气血生化之源，《通玄指要赋》曰："三里却五劳之羸瘦。"补足三里可补益气血。局部按揉迎香穴，为局部取穴，通利鼻窍。

二诊继续按初诊方法治疗。

三诊因情志不遂，肝气瘀滞，横逆犯胃，气机逆乱，故食后腹胀、呃逆频频。故加用足厥阴肝经原穴太冲以疏肝理气，配合治疗呃逆的验穴攒竹以止呃逆。

四诊周身关节窜痛基本消失，以汗出为主症，依然选用复溜止汗、气海益气，加用"女子蓄血之处"的关元，以及气之会膻中，且用灸法，共奏补益气血、止汗之效。

十、癌性疼痛

针灸是中医治疗疼痛的有效手段之一，具有安全、有效、操作简便、不良反应少等优势，对各种癌性疼痛均有很好的疗效。

中医认为无论何种疼痛，其病机的共同特点都是经络气血瘀滞不通，所谓"不通则痛，不荣亦痛"。引起疼痛的原因主要是邪气浸淫和情志抑郁，导致气机失调，运行不畅，气滞血瘀或癌瘤阻滞压迫经脉；或病久致脏腑虚衰，气化无力，鼓动无力，气血运行不利而瘀滞；或痰浊内生，阻滞经脉。痰浊、毒滞既是癌瘤产生的病理基础，又是疼痛产生的主要原因。病久必虚，病久入络，癌性疼痛总为本虚标实之证，治疗当以疏经通络、化瘀止痛为总则，视其虚实、原发病，灵活应用针灸、中药，方能达到缓解疼痛的目的。

针灸治癌性疼痛大体通过三个途径：病因治疗、病机治疗和症状治疗。三者常相辅相成，共同发挥作用。其中"通经络、调气血"是解除疼痛的关键一环，"不通则痛"，"通"指气血运行流畅，无阻滞现象。针灸能行气行血，起到"通"的作用，故可以达到鼓舞气血运行的目的。当脉道不滑利、气血运行受阻时，针灸可以通调脉道，促进气血运行。当气血瘀滞不行时，针灸可以活血化瘀，恢复气血运行，使气血达到"通"的状态，改善致癌的病理条件，起到治癌的作用。总之，针灸可以消除使气血运行障碍的因素，并养神宁心，阻断恶性循环，从而解除疼痛。

81. 脑肿瘤性头痛

脑肿瘤是颅内原发性和转移性肿瘤的总称，临床特征性表现是头痛、喷射状呕吐、视觉障碍等颅内压增高症状和神经系统的定位体征。

古代中医文献中无该病的明确记载，但却散在地提到类似的症状，脑肿瘤属于中医学"头痛""脑岩""头风""眩晕""青盲""中风"等范畴。中医治疗以通为主要原则。中医认为，情志不遂，痰郁相结，或气血阻络，肝火上扰，痰热交织，日久皆可形成癥积而成瘤；术后体虚，放化疗之后，肾精亏虚，清空不荣则产生头痛。

【中医辨证要点、治则与处方】

（1）痰浊内阻。全头昏痛，头晕，喉中痰鸣；舌淡胖，苔白腻，脉滑；或视物昏蒙，恶心呕吐，身重倦怠或半身不遂。治则：涤痰开窍，化瘀止痛。处方：主穴，丰隆、百会；配穴，足三里、外关、阴陵泉。

（2）气血瘀滞。头呈刺痛，痛处固定；舌质暗紫，有瘀点，脉涩；或抽搐癫狂。治则：活血行气，通窍止痛。处方：主穴，通天、神庭；配穴，血海、膻中。

（3）肝火扰窍。头部烘热涨痛，口苦，易怒；舌红，苔薄黄，脉弦数；每因恼怒而头痛加剧，呕吐，头晕耳鸣，失眠多梦。治则：清肝泻火，安神止痛。处方：主穴，蠡沟、太冲；配穴，大敦、行间。

（4）肾精亏虚。全头空痛，耳鸣耳聋，腰膝酸软；舌淡，脉细；耳目干涩，视力减退。治则：补肾填精，荣脑止痛。处方：主穴，百会、水泉；配穴，三阴交、足三里、太溪。

【主穴定位】

（1）神庭。

［标准定位］在头部，当前发际正中直上 0.5 寸。见图 10-81-1。

［刺灸法］平刺 0.3~0.5 寸。

［特异性］督脉、足太阳膀胱经、足阳明胃经交会穴。

（2）丰隆见图 1-1-5，百会见图 1-3-3，通天见图 2-13-1，蠡沟见图 5-50-2，太冲见图 1-2-6，水泉见图 2-11-2。

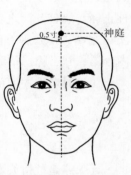

图 10-81-1 神庭

【病例】王某，男，62 岁，退休。初诊：2011 年 1 月 25 日。主诉：左颞部跳痛、刺痛持续 1 周。

病人 1 周前情绪激动后，出现左颞部跳痛、刺痛，痛连左目，痛剧时伴有恶心、欲吐。去年 8 月份曾在肿瘤医院诊断为肺癌，接受放疗，而后又发现结肠癌，接受手术。术后先后进行了 5 个疗程的化疗。化疗结束后，曾做颅脑 CT 未见脑部有肿瘤转移。现排大便时间较长，排尿时淋漓、中断，曾诊断为前列腺增生。病人形体消瘦，血压为 138/85mmHg，右侧轻度中枢性面舌瘫，左颞部痛但按压后疼痛不减轻，右掌颏反射轻度阳性，四肢肌力 5 级，痛温觉对称存在，巴宾斯基征阴性。立即给予 MRI 检查，回报：左颞枕区长 T_1、T_2。磁共振成像液体衰减反转恢复序列（FLAIR）显示高信号，提示肺癌脑转移，少量出血。VAS 为 4 分。舌淡紫，苔黄厚，脉弦涩。

［诊治经过］西医诊断：脑肿瘤性头痛。中医诊断：脑岩。主症：左颞部跳痛、刺痛，痛连左目。次症：痛剧时伴有恶心、欲吐，舌淡紫，苔黄厚，脉弦涩。兼症：排大便时间较长，排尿时淋漓、中断。证型：气滞血瘀，痰浊蕴结。治则：

行气活血，化痰止痛。处方：主穴，耳穴交感、脑干、颈椎；配穴，耳穴神门、内分泌、肝、脾。按压过程中病人即感觉头痛明显减轻，VAS 为 0~1 分。嘱其每天耳部按压 3 回，每回每穴按压 30 次。

二诊：2011 年 1 月 28 日。病人左颞部仍疼痛，VAS 为 2~3 分。加耳穴颞，余同初诊。疼痛明显减轻，VAS 为 0~1 分。

[诊治思路分析] 该病人经诊断患脑岩（脑肿瘤性头痛）。中医学认为"邪之所凑，其气必虚"，肿瘤是正气虚极、痰浊毒邪聚积、营卫壅塞所致。脑居身巅而掌管全身，头痛为脑肿瘤所致，病机主要是气滞血瘀、痰浊蕴结。急则治其标，故治头痛应行气活血、化痰止痛。耳穴交感、神门能调节自主神经功能，起到通经止痛之功；内分泌能调节人体内分泌；脑干、颈椎属分部取穴，有镇静安神止痛、醒脑开窍之功，提示机体有内源性止痛作用；耳穴肝有养肝益血、舒筋止痉之功；耳穴脾有健脾化痰之效。故主穴选交感、脑干、颈椎，配穴选神门、内分泌、肝、脾，共奏行气活血、化痰止痛之作用。

二诊时病人左颞部仍疼痛。加耳穴颞，行气止痛而获效。

82. 乳腺癌术后痛

乳腺癌是危害妇女健康的最常见的恶性肿瘤。中医学对乳腺癌的认识在东晋时代就有记载，至元、明、清各代又有进一步的发挥。常用病名有"乳岩""乳石痈""石榴翻花""石奶"等。元代以后，对乳岩的文献记载逐渐丰富，对疾病发生、发展的过程及治则方药也有充分的认识。中医学对乳岩病机的认识多从整体出发，根据脏腑经络学说进行辨证分析，强调情志因素的重要性，认为乳岩病人多数有情志抑郁或情志刺激史，致肝气郁滞、横逆犯脾、经络不通而发生乳岩。

【中医辨证要点、治则与处方】

（1）肝气郁结。乳房及两胁胀痛，心烦易怒；舌苔薄黄或薄白，舌红有瘀点，脉弦或实；术前可有乳房结块如石。治则：疏肝解郁，通络止痛。处方：主穴，曲泉、太冲、行间；配穴，三阴交、血海、中渚、悬钟。

（2）冲任失调。乳痛及身痛，腰膝酸软，月经不调，五心烦热；舌淡，无苔，脉细数；术前乳肿结块，坚硬如石。治则：调理冲任，理气和血。处方：主穴，关元、血海、内关；配穴，三阴交、太溪、足三里。

（3）毒热蕴结。乳痛及身热，身疼痛或发热成痈；舌红绛，苔呈花剥状，脉濡数；术前乳房结块，已溃破，状如山岩。治则：清热解毒，通络止痛。处方：主穴，曲池、合谷、大椎；配穴，血海、内庭、间使。

（4）气血亏虚。周身或局部隐痛，日久不愈，头晕耳鸣，形体消瘦，五心烦热，面色苍白，夜寐不安；舌无苔或黄白，脉弱；术前乳房结块溃烂，色紫暗。治则：补气养血，养络止痛。处方：主穴，气海、关元、血海；配穴，足三里、肾俞。

【主穴定位】

曲泉见图 4-39-3，太冲见图 1-2-6，行间见图 1-3-5，关元见图 5-52-3，血海见图 1-5-4，内关见图 1-5-1，曲池见图 4-27-2，合谷见图 1-2-2，大椎见图 1-2-1，气海见图 1-6-6。

【病例】 慧某，女，43 岁，会计。初诊：2006 年 5 月 7 日。主诉：周身酸楚疼痛 3 个月余。

病人半年前体检中发现，左乳房内有肿块，边界不清，表面不光滑，不易推动，质地坚硬，钼靶 X 线检查显示左乳呈现肿块阴影 2cm×2.5cm，1.2cm×1.3cm，形状不规则，密度不均匀，边缘有毛刺状、散在的钙化点，并伴有血管影增多、增粗。B 超检查显示实质性占位性病变，血流丰富。经病理切片检查，确诊为乳腺癌。手术后给予定期化疗。化疗后逐渐出现脱发，形体逐渐消瘦。时有恶心，食欲缺乏，倦怠乏力，腹泻每日 5~7 次。病人 3 个月前出现周身肌肉和关节酸楚疼痛，影响睡眠。病人左侧躺卧时左半身痛，右侧躺卧时右半身痛，仰卧时腰背下肢痛，俯卧时胸腹部及下肢前面痛，深感痛苦。平素抑郁、焦虑，近日自汗较重，动则尤甚。术后切口恢复良好，面色萎黄，四肢轻度水肿，按之凹陷不明显。汉密尔顿抑郁量表显示 23 分，汉密尔顿焦虑量表显示 21 分。舌质淡白，苔薄白、少津，脉细。VAS 为 3~4 分。

［诊治经过］西医诊断：乳腺癌术后痛，抑郁症。中医诊断：痹证，郁证。主症：周身酸楚疼痛。次症：压卧后疼痛加重，食欲缺乏，倦怠乏力，腹泻，抑郁，焦虑，面色萎黄，舌质淡白，苔薄白、少津，脉细。兼症：时有恶心，自汗，四肢轻度水肿，疼痛导致失眠。证型：脾胃两虚，筋肉失养。治则：补益脾胃，濡养筋肉。处方：主穴，中脘、足三里、阳陵泉、悬钟；配穴，复溜、间使、上巨虚、三阴交、水泉。刺灸法：所有穴位皆顺经刺入，得气后行提插捻转弱刺激，每穴刺激 5~10 秒即可出针。

二诊：2006 年 5 月 8 日。病人心情较愉快，余症和舌脉同初诊，针灸继续同初诊治疗。加耳压交感、神门、内分泌、脾、胃、心，每穴按压 30 次，每天按压 2~3 回，3 天后换穴。

三诊：2006 年 5 月 10 日。病人 2 日未经毫针治疗，但耳压疗法已起作用。病人现躺卧时虽然有压卧痛，但明显减轻，VAS 为 1~2 分。每夜可入睡 4 小时左右。焦虑、抑郁消失，对治疗疾病充满信心。面色较前红润，但腹泻等余症同前。处方去间使，加天枢、气海、水分，雀啄灸，每穴 5 分钟。耳压交感、神门、脾、胃、肾、内分泌，按压法同前。嘱病人回家后继续每日将腹部诸穴（天枢、气海、水分、中脘）艾灸 1~2 次。

四诊：2006 年 5 月 13 日。病人主诉周身酸楚痛、压卧痛基本消失，VAS 为 0~1 分。大便正常，四肢轻度水肿消失。汉密尔顿焦虑量表显示 12 分，汉密尔顿抑郁量表显示 10 分。夜寐 5~6 小时。查其面色红润，无恶心，纳食香，但仍自汗。舌淡红，苔薄白，脉缓。停止针刺及耳压治疗。改灸腹部诸穴及复溜、足三里。每穴以灸时皮肤发红为度。嘱其回家后，按照肢体上的腧穴标记，自行艾灸保健，并用麦冬、天冬、白术各 10g，煎水代茶饮。

[诊治思路分析] 脾胃为后天之本，脾胃两虚，不能濡养筋肉，不荣则痛，故周身肌肉和关节酸楚疼痛，影响睡眠加重抑郁、焦虑，使病情反复，缠绵难愈，但病机关键为脾胃两虚。故选取足阳明胃经合穴足三里、腑会中脘，补益脾胃；选筋会阳陵泉濡养经筋、髓会悬钟壮筋益髓。以上四穴为主穴，既可以补益脾胃，又可以濡养筋骨肌肉，标本兼治，使筋骨荣、气血旺则不痛。配穴取足少阴肾经经穴复溜、郄穴水泉，补益先天之本，使肾强则骨坚；选手厥阴心包经经穴间使、大肠之下合穴上巨虚、足三阴经交会穴三阴交，以宁心安神。

二诊，症状缓解，故效不更方，另加耳压交感、神门、内分泌、脾、胃、心。耳压交感、神门能起到调节自主神经功能、通经止痛之功；耳压内分泌能调节人体内分泌功能；心属分部取穴，有宁心安神之功；耳压耳穴脾、胃，有健脾和胃、增强补益之功。

三诊，症状明显缓解，焦虑、抑郁消失。故去手厥阴心包经经穴间使，加天枢、气海、水分，雀啄灸，每穴 5 分钟，以增强补益作用，调畅脏腑，祛湿利水，使正胜邪退。耳压换穴，并嘱病人回家后继续每日艾灸腹部诸穴，以温补中下二焦、调整肠胃功能。

四诊，改灸腹部诸穴及复溜、足三里，增补正气，调和荣卫以止汗；并嘱病人自行艾灸保健，以巩固疗效；用麦冬、天冬、白术，煎水代茶饮，具有健脾养阴、通络止痛的作用。

83. 胃癌术后痛

胃癌术后痛，属于中医学"胃脘痛"范畴。胃脘痛是指心窝部以下、脐部以上的胃脘部发生的疼痛，可伴有腹胀、纳呆、泛酸、恶心呕吐等症，《伤寒杂病论》称为"心下痛""心下痞硬"。

【中医辨证要点、治则与处方】

（1）寒邪犯胃。胃痛突发，恶寒喜热，得温则减，遇寒则剧；苔薄白，脉弦紧；口淡不渴，或喜热饮。治则：暖胃祛寒。处方：主穴，足三里、下脘、中脘；配穴，三阴交、公孙、太溪。

（2）饮食滞胃。胃脘胀满疼痛，食后尤甚，嗳腐吞酸；苔厚腻，脉滑；或呕吐不消化食物，吐食或矢气后痛减，大便不爽。治则：消食导滞。处方：主穴，足三里、建里、中脘；配穴，梁门、内庭。

（3）肝郁克胃。胃脘胀闷，攻撑作痛，脘痛连胁；嗳气频作，每因情志因素而痛作；苔薄白，脉弦；大便不畅。治则：疏肝和胃。处方：主穴，行间、太冲、足三里；配穴，公孙、足临泣。

（4）脾胃湿热。胃脘灼热疼痛，嘈杂纳呆，泛泛欲吐，渴不欲饮；舌苔黄腻，脉滑数；口干口苦，身体困重。治则：清热化湿。处方：主穴，足三里、梁丘、内庭；配穴，曲池、公孙、丰隆、阴陵泉。

（5）瘀血阻络。胃脘刺痛，痛有定处，按之痛甚，食后加剧；舌质紫暗或有瘀斑，脉涩；或见吐血，便黑。治则：化瘀通络。处方：主穴，血海、合谷、足三里；配穴，中脘、阴郄。

（6）阴虚失荣。胃痛隐隐，口干咽燥；舌红少津，脉细数；大便干结。治则：滋阴养荣。处方：主穴，解溪、关元；配穴，足三里、三阴交。

（7）脾胃阳虚。胃痛隐隐，空腹痛甚，喜温喜按，得食则减，泛吐清水，手足欠温；舌淡，或边有齿印，苔白，脉虚或弱；体倦乏力，大便溏薄。治则：健脾养胃。处方：主穴，足三里、关元；配穴，中脘、上巨虚、水分。

【其他疗法】

（1）穴位注射法。用穴包括足三里、中脘、肝俞、胃俞、脾俞、三阴交。每次选2个穴位，交替使用。采用黄芪、丹参或当归注射液，每穴注入药液1ml，每日或隔日1次。

（2）耳针法。取穴胃、肝、脾、交感、神门、内分泌、十二指肠，毫针刺，用中等强度刺激，或用王不留行籽贴压。

【主穴定位】

（1）建里。

［标准定位］在上腹部，前正中线上，当脐中上3寸。见图10-83-1。

［刺灸法］直刺1~1.5寸。

（2）解溪。

［标准定位］在足背与小腿交界处的横纹中央凹陷处，当踇长伸肌腱与趾长

伸肌腱之间。见图 10-83-2。

　　[刺灸法] 直刺 0.5~1 寸。

　　[特异性] 足阳明胃经经穴。

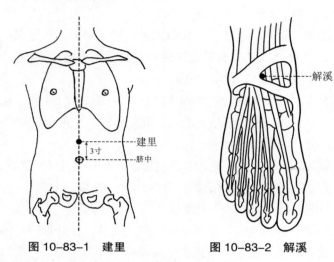

图 10-83-1　建里　　　　　　　　图 10-83-2　解溪

　　（3）足三里见图 1-1-3，下脘见图 6-56-1，中脘见图 1-2-8，行间见图 1-3-5，太冲见图 1-2-6，梁丘见图 4-39-2，内庭见图 1-1-1，血海见图 1-5-4，合谷见图 1-2-2，关元见图 5-52-3。

　　【病例】姜某，男，47岁。初诊：2007年3月6日。主诉：胃脘隐痛1个月余。

　　病人3个月前曾因胃癌在某医院行胃次全切除术后接受 5- 氟尿嘧啶（5-FU）等进行化疗1个疗程，1个月前病人自觉胃脘部隐隐作痛，时轻时重，有时呕吐清水样或白色痰涎，周身乏力，饮食乏味，每日大便 5~10 次，便质稀薄，甚至有不消化食物夹杂于内，有时脘腹胀满。病人曾在某医院求治中医，接受补气养血的人参、黄芪、白术、茯苓、当归等药物治疗，胃脘隐痛诸症仍存在，又去做手术的医院复查，术后情况良好，未见转移，而来我院求治于针灸。病人形体较瘦，面白无华，时有忧郁，担心病情加重，有时心慌、心悸，失眠多梦，自服香砂养胃丸，胃脘隐痛可缓解。VAS 为 1~2 分。舌淡红，苔白微腻，左脉濡，右脉滑。上腹部可见术后刀口留有瘢痕。

　　[诊治经过] 西医诊断：胃癌术后痛。中医诊断：胃脘痛。主症：胃脘隐痛。次症：呕吐清水样或白色痰涎，大便稀薄，脘腹胀满，纳呆，舌淡红，苔白微腻，左脉濡，右脉滑。兼症：完谷不化，心慌，心悸。证型：脾胃两虚，痰湿中阻。治则：健脾益胃，化痰利湿。处方：主穴，足三里、阴陵泉、丰隆；配穴，上巨虚、中脘（灸）、水分（灸）、百会、神庭。刺灸法：足三里、阴陵泉顺经刺

入，得气后行平补平泻手法，留针；丰隆逆经刺入，得气后行强刺激；上巨虚顺经刺入，得气后留针；百会、神庭顺经刺入，得气后行头针常规刺激手法（即每秒捻转6转，每分钟200转以上）。每15分钟行针1次，共留针30分钟。艾灸中脘、水分各15分钟，以温热感传到腹内为度。治疗后病人告知胃脘隐痛消失。

二诊：2007年3月7日。主诉：晨起后呕吐痰涎多，舌苔白，胃脘仍隐痛，稍饮冷水后症状加重，舌脉同前。加灸梁门、太乙、滑肉门，每穴采用雀啄灸，以局部皮肤发红为度，灸至一半时，病人自觉腹部温暖，痰涎及隐痛消失，有饥饿感。

三诊：2007年3月8日。昨日治疗后至今，隐痛及呕吐等症未发生，食欲转佳，但大便溏薄，有时含有不消化食物。加天枢，雀啄灸，以皮肤发红为度。

四诊：2007年3月9日。病人昨日步行过多，夜半睡眠中被风邪外袭，自觉右腓肠肌痉挛，今日来诊时仍有腓肠肌酸楚痛。触之腓肠肌僵硬，肌腹处有压痛点，但胃脘隐痛诸症基本消失，微有大便稀溏，不寐，多梦。病人胃癌术后疼痛诸症已经消失，但不寐和腓肠肌痉挛成为主症。舌淡红，苔薄白，脉缓略涩。处方：百会、四神聪、承山、阿是穴。承山、阿是穴进针得气后，腓肠肌痉挛消失。继续调整针刺外方，治疗失眠多梦。

[诊治思路分析] 病人原发病为胃癌，经脉所过，主治所及，故取足阳明胃经之合穴足三里，"合治内腑"，疏调胃腑气机，和胃止痛；足太阴脾经合穴阴陵泉，化湿健脾。因病人术后3个月，化疗1个疗程，体质虚弱，需扶正补虚，故两穴顺经刺入，为补。上巨虚顺经刺入，可健脾益气。又病人痰湿中阻，《玉龙赋》云："痰多宜向丰隆寻。"丰隆逆经刺入并加强刺激，加强除湿豁痰化浊作用。病人大便稀溏，故取督脉穴百会配神庭，振奋阳气，升阳举陷止泻。艾灸六腑之会中脘配合水分，健脾胃而化湿邪。治疗后病人告知胃脘隐痛消失。

二诊时病人胃脘部仍隐痛，遇冷加重，故在初诊治疗方案上加灸足阳明胃经之梁门、太乙、滑肉门，以期温阳散寒止痛，治疗后效果明显。

三诊时病人隐痛、呕吐等症状消失，但仍有大便稀溏、完谷不化等症状。故加灸天枢，通调肠胃气机，腑气通则大肠传导功能复常。

四诊时病人胃脘隐痛等症基本消失，但不寐及腓肠肌痉挛成主症。针对主症，针刺百会配四神聪，镇静宁神安眠；局部取承山、阿是穴，缓解痉挛止痛。

十一、其他疼痛

84. 帕金森病疼痛

帕金森病是一种常见的锥体外系原发性慢性退行性疾病，震颤、肌强直、运动减少及姿势与平衡障碍是本病的主要症状。帕金森病疼痛即为无明显躯体病因的疼痛，主要是肌肉疼痛或肌紧张及痛性张力障碍持续不断，呈波动状，逐渐加剧，累及脸、头、上腹部、腹部、骨盆、直肠和生殖器、咽等部位。

【中医辨证要点、治则与处方】

（1）肝肾阴虚。幻肢痛，头及四肢颤动，耳鸣，腰酸腿软，动作笨拙，筋脉拘急；舌暗红，少苔，脉细；头目眩晕，失眠多梦。治则：滋养肝肾，活血息风。处方：主穴，太溪、三阴交、百会；配穴，风池、合谷、太冲。

（2）气滞痰凝。肢体震颤，口流涎液，四肢拘急，咽有异物，吞咽不下；舌体胖，苔白，脉弦滑；胸胁满闷。治则：行气化痰，息风通络。处方：主穴，风池、百会、丰隆、前顶；配穴，合谷、太冲、天突。

【主穴定位】

（1）前顶。

［标准定位］在头部，当前发际正中直上 3.5 寸（百会前 1.5 寸）。见图 11-84-1。

［刺灸法］平刺 0.3~0.5 寸。

（2）太溪见图 1-4-6，三阴交见图 1-1-4，百会见图 1-3-3，风池见图 1-6-2，丰隆见图 1-1-5。

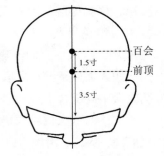

图 11-84-1　前顶

【病例】 林某，女，63 岁，退休。初诊：2003 年 9 月 1 日。主诉：周身窜痛半年余，四肢及头不自主震颤 5 年余。

病人 5 年前左手不自主颤动，4 年前左下肢颤动，2 年前右上肢及右下肢和头不自主颤动，在上海某医院诊断为帕金森病，接受多巴丝肼片等药物治疗，初期尚能控制，但后来症状逐渐加重。半年前感冒后四肢疼痛，逐渐成为周身窜痛，每逢阴雨天或风寒侵袭后加重，9 月份仍穿绒衣绒裤以避风邪，焦虑，抑郁多梦，汗出，易外感，便秘（5~7 天如厕 1 次）。表情淡漠，双手搓丸样动作，左手为重，步态慌张，肌张力增高呈齿轮样，四肢腱反射活跃，痛温觉对称存在，巴宾斯基征阴性，舌淡紫，苔薄白，脉弦涩，FPS 为 2~4 分。

[诊治经过] 西医诊断：帕金森病继发性疼痛。中医诊断：行痹，颤证。主症：周身窜痛。次症：周身震颤，易外感，畏风寒，舌淡紫，苔薄白，脉弦涩。兼症：焦虑，抑郁多梦，汗出，便秘。证型：风寒客络，脑神失司。治则：祛风散寒，宁神止痛。处方：主穴，风府、百会、合谷、太冲；配穴，前顶透曲鬓。刺灸法：百会、风府行迎随补泻的泻法，留针 45 分钟，每 10 分钟行针 1 次，中等强度刺激，以针感传到大椎为度；其余诸穴直刺，每 15 分钟行提插捻转强刺激手法 1 次，加灸，每穴 1~3 分钟，以局部皮肤发红为度。针灸后病人自觉周身温热而不欲穿厚衣，改穿短袖衣服。

二诊：2003 年 9 月 2 日。今日双下肢重痛，FPS 为 4 分，昨日右腓肠肌痉挛，初诊处方基础上加承山、三阴交并灸，行针 30 分钟后双下肢疼痛消失，FPS 为 0 分。

三诊：2003 年 9 月 3 日。同二诊治疗。

四诊：2003 年 9 月 4 日。双下肢疼痛消失，所以停止针灸承山。病人告知今日晨起脐周痛，胃脘胀，加内关、天枢。

五诊：2003 年 9 月 5 日。晨起大便通畅，烦躁、抑郁、多梦、恶风寒诸症减轻，时有头汗出，四肢颤及头颤同前，昨日上午针灸后至今未见四肢窜痛发生，继续使用上述处方治之。

六诊至八诊：2003 年 9 月 6 日至 8 日。治疗方法同五诊。

九诊：2003 年 9 月 9 日。病人窜痛、恶风寒等症消失，大便每日晨起 1 次，便秘消失，但颤证同前，嘱其继续服用抗震颤麻痹药物。舌淡红、胖大有齿痕，苔薄白，脉缓涩尺弱。给予黄芪、天麻、僵蚕等中药巩固治疗。

[诊治思路分析] 中医学认为久病多虚，病人又因外感风寒而病情加重。病人畏寒肢冷，偏阳虚，故加艾灸以温阳散寒、活血止痛。百会位于巅顶部，通过督脉内入络脑，且百会为诸阳之会，具有醒脑、宁神、定惊之效；风府祛风、宁神定惊；合谷属手阳明大肠经原穴，可通经络、行气血；太冲乃足厥阴肝经原穴，可平肝息风。太冲与合谷相配为"四关"穴，可通行气血、调和阴阳。前顶透曲鬓在震颤麻痹区，具有息风止颤的作用。

二诊时因病人双下肢重痛、腓肠肌痉挛，故加承山疏通经络、活血止痛；三阴交为足三阴经的会穴，具有调理肝脾肾气机的作用。

三诊时病人与二诊无明显区别，故治疗同二诊。

四诊时双下肢疼痛消失，故去承山；因有脐周痛、胃脘胀，故加内关、天枢。内关为手厥阴心包经之络穴，沟通三焦，功擅理气降逆，又为八脉交会穴，通于阴维脉，"阴维为病苦心痛"，取之可畅达三焦气机、和胃降逆止痛；天枢是足阳明胃经的腧穴,《针灸甲乙经》谓:"腹胀肠鸣,气上冲胸,不能久立,腹中痛濯濯,冬月重感于寒则泄,当脐而痛,肠胃间游气切痛,食不化,不嗜食,身肿,侠脐急,天枢主之。"

五诊至八诊,治同前法。

九诊时除震颤外其他诸症消失,给予黄芪、天麻、僵蚕等中药,以补中益气、息风止颤,继续巩固治疗。

85. 多发性硬化

多发性硬化是中枢神经系统的获得性炎性脱髓鞘性疾病。特点是病程经过呈现反复缓解与复发,中枢神经系统中有多发性病灶。病理特征为中枢神经系统白质脱髓鞘和继发性胶质增生的炎性病灶,并在脑和脊髓的白质中形成散在多发性不规则髓鞘性硬化斑块。病变涉及大脑、脑干、小脑、脊髓及视神经等。

【中医辨证要点、治则与处方】

(1)肝肾阴虚。躯干、四肢或手足肌肉发作性痉挛痛,腰膝酸软,肢体麻木;舌红,少苔,脉细数;急躁易怒,步态不稳,肢体拘挛。治则:补养肾精,养血柔肝。处方:主穴,太冲、太溪、三阴交;配穴,复溜、肝俞、肾俞。

(2)痰热动风。头和躯干、四肢或手足肌肉发作性痉挛痛,肢体疼痛,头晕头涨,胸脘痞闷,口黏;舌胖大,苔黄腻,脉弦数;心悸。治则:平肝息风,清热化痰。处方:主穴,风池、丰隆;配穴,合谷、太冲、曲泉、大杼。

(3)气血亏虚。头和躯干、四肢或手足肌肉发作性痉挛痛,肢体痛,四肢麻木,神疲乏力,动则气短;舌体胖大,质淡红,苔白,脉细或弱;心悸健忘。治则:益气养血,濡养筋脉。处方:主穴,三阴交、血海、膈俞;配穴,阴陵泉、气海、足三里。

【主穴定位】

太冲见图1-2-6,太溪见图1-4-6,三阴交见图1-1-4,风池见图1-6-2,丰隆见图1-1-5,血海见图1-5-4,膈俞见图1-6-4。

【病例】于某,女,62岁,退休。初诊:2007年9月1日。主诉:项背及左上肢痉挛痛20余天。

病人20余天前因左眼复视、左上肢活动无力等症状,在北京某医院就诊,当时医院诊断为多发性硬化(视神经脊髓型),给予丙种球蛋白和甲基泼尼松龙治疗。经治后病人左上肢瘫消失,左眼视力基本恢复,但发作性项背剧痛,放射到左肩、上肢至小臂,并伴有肌肉痉挛,当地医生给予卡马西平100mg,每天3

次，口服，症状虽有减轻，但仍每天疼痛发作 3~5 次，每次 1~3 分钟，加入镇痛药物，仍控制不了疼痛发作。病人于今日来我院诊治，诉先后 3 次出现右下肢瘫、语言不利、左半身偏瘫等症状，在北京用上法治疗，病情好转，曾用 β-干扰素治疗，2 年前患多发性硬化之后留有夜尿频数，甚至失禁，经常头痛，头晕，心烦，恶心，睡眠障碍。双下肢巴宾斯基征阳性，左上肢过度背伸或高举、颈过度后伸时可诱发左背阔肌、斜方肌、冈上肌、冈下肌、肱三头肌、三角肌等肌肉痉挛，并有放射样电击样疼痛发生，自带 MRI 显示头颈髓、腰髓多发长 T_1、长 T_2 信号。舌淡红、有瘀斑，苔白厚腻，脉缓涩，FPS 为 8 分。

[诊治经过]西医诊断：多发性硬化（痛性强直性发作），睡眠障碍。中医诊断：痉痛证，不寐。主症：项背及左上肢痉挛痛。次症：舌淡红、有瘀斑，苔白厚腻，脉缓涩。兼症：头痛，头晕，心烦，恶心，视物模糊，不寐，夜尿频数，甚至失禁。证型：气虚血瘀，湿浊阻络。治则：益气活血，祛湿止痛。处方：主穴，大椎、陶道、大杼、心俞；配穴，肩井（左）、天宗（左）、肩贞（左）、臑俞（左）、天井（左）、支沟（左）、内关（左）、百会。刺灸法：大椎、陶道针尖逆督脉循行而刺入；心俞针尖朝陶道斜刺；大杼向大椎方向斜刺，针刺后，局部得气感较强；其余诸穴行常规刺法。留针 45 分钟，每 15 分钟行中等强度刺激手法。西药卡马西平继服同前。

二诊：2007 年 9 月 2 日。痉挛痛发作频率、疼痛程度未见缓解，仍按上法治疗。

三诊：2007 年 9 月 3 日。痉挛痛发作频率、疼痛程度仍未缓解，诊其舌脉同初诊，加三阴交、手三里。三阴交用迎随补泻的补法，手三里用迎随补泻的泻法。

四诊：2007 年 9 月 4 日。疼痛减轻，头痛、恶心诸症也见缓解，昨日针后至今发作 1 次，时间 40~60 秒，FPS 为 4 分。按三诊方法治疗。

五诊至七诊：2007 年 9 月 5 日至 7 日。仍按上述方法治疗。

八诊：2007 年 9 月 8 日。病人告知疼痛每天发作 1~2 次，每次 5~20 秒缓解，睡眠好转，可夜寐 5~6 小时，FPS 为 2~4 分，舌淡红，苔白微厚，脉缓涩，夜尿频数消失，但偶有尿失禁。加腰阳关，停服卡马西平。

九诊、十诊：2007 年 9 月 9 日、10 日。治疗同八诊。

十一诊：2007 年 9 月 11 日。疼痛已两日未发作，病人左上肢活动、头后仰时均未见疼痛发作，心烦及尿失禁诸症消失，舌淡红，苔薄白，脉缓涩。三七 3g，葛根 3g，白芍 3g，天麻 3g，白术 3g，每日 2 次，冲服，共服 10 天，以巩固疗效。嘱其适当进行体育锻炼，避免颈部后伸，避免感冒。

[诊治思路分析]中医认为，病久则气虚，气为血帅，气行则血行，病人气

虚导致血瘀，气机不畅，不通则痛，故病人项背及左上肢痉挛痛。取局部腧穴治其标，而且大椎、陶道都为督脉穴位，督脉为阳脉之海，与脑相通，逆督脉而刺，具有止痛之效。大杼为足太阳膀胱经腧穴，具有疏通经络之效。气虚血瘀，不能荣养清空，故头晕，头痛，恶心，睡眠障碍。心俞也为足太阳膀胱经腧穴，不仅有疏通经络止痛之效，还有养心安神之功。左侧肩井、天宗、肩贞、臑俞、天井则为局部取穴；胁肋之病，故取支沟；内关、百会与心俞配合则养心安神，益气活血。

三诊时发作频率、疼痛程度都未见缓解，加三阴交，给予补法，以补益肝肾、健脾利湿；因病人苔腻，加手三里，用泻法，加强祛湿通络止痛之功。

四诊至七诊，治同三诊。

八诊时疼痛好转，但偶尔有尿失禁，故加腰阳关。腰阳关位于第四腰椎棘突下方凹陷中，为督脉的穴位，具有补肾固涩止尿的作用。

九诊、十诊，治同八诊。

十一诊时疼痛已消失，给予三七、葛根、白芍、天麻、白术活血化瘀，健脾利湿，柔肝缓急，以巩固疗效。

86. 脊髓空洞症

脊髓空洞症是一种慢性的、进行性发展的脊髓退行性变性疾病，其病理特征是脊髓内有空洞形成及空洞壁胶质细胞增生，空洞病变可累及多个脊髓节段，以脊髓颈段多见，可向上发展至延髓或向下至胸髓、腰髓。主要症状是受损节段的一侧或双侧分离性感觉障碍、肌肉萎缩、下运动神经元障碍以及传导束型感觉障碍和神经营养障碍。脊髓空洞症疼痛特点：①疼痛多为不对称性，限于一侧上肢和胸部；②疼痛为撕裂样、紧缩性钝痛，烧灼样或持续性隐痛，疼痛不因咳嗽、用力等原因加剧，区别于根性痛；③疼痛多为持续性；④疼痛区可伴有麻木、针刺感或虫爬等感觉异常，正常的轻微刺激如触摸可引起疼痛的加剧。

本病归属中医学"痿证""痹证"范畴，根据临床主要表现的不同又有"风痱""虚劳""肾劳"等名称。该病的病因病机多由肝、脾、肾三脏亏虚，气血不足，髓海不充，肌肉筋脉失养所致，或以此为病理基础兼有血瘀痰阻的临床表现。

【中医辨证要点、治则与处方】

（1）湿热浸淫。肌肉关节红肿胀钝痛，烦闷不安，小便赤黄；舌质红，苔黄腻，脉濡数；关节屈伸不利，肌肉萎缩。治则：清热祛湿，通经止痛。处方：主穴，曲池、支沟、大椎；配穴，后溪、阴郄、少海、肘髎、肩髃、肩髎、曲垣。

（2）瘀阻脉络。肌肉关节刺痛，痛处不移；舌质紫有瘀斑，舌苔薄白，脉涩。治则：活血化瘀，通络止痛。处方：主穴，膈俞、大椎、合谷；配穴，后溪、阴郄、曲泽、曲池、尺泽、肩髃、肩髎、曲垣。

（3）肝肾亏虚。肢体、关节隐痛，肌肉萎缩，肢体屈伸不利，筋脉拘急，腰膝酸软；舌红绛，少苔，脉细数；头晕耳鸣，两目干涩。治则：补益肝肾，荣筋止痛。处方：主穴，三阴交、太溪、大椎、合谷；配穴，后溪、阴郄、前谷、曲池、手三里、肩髃、肩髎、阴谷。

【主穴定位】
曲池见图4-27-2，支沟见图5-46-3，大椎见图1-2-1，膈俞见图1-6-4，合谷见图1-2-2，三阴交见图1-1-4，太溪见图1-4-6。

【病例】李某，女，39岁，农民。初诊：2006年10月15日。主诉：右上肢持续性、拘急性疼痛半年余。

病人2年前在北京某医院被诊断患有脊髓空洞症，接受神经营养药和改善血液循环药物治疗，但病变没有得到控制。半年前出现右上肢肌肉轻度萎缩和疼痛，以钝痛、隐痛为特点，并伴有蚁行感、麻木感，呈持续性，影响睡眠，但咳嗽或用力时疼痛未见加重，今用针灸、推拿、理疗等方法治疗未见好转，而来我处诊治。病人平素腰痛膝软，耳鸣，畏寒肢冷，腹泻，乏力，寐中头汗出。形体较瘦，右手骨间肌、右前臂尺侧肌肉轻度萎缩，右上肢及右胸背部痛温觉减退，左侧胸背部痛温觉稍减退，双手有烫伤后留下的瘢痕，MRI示颈4至胸6脊髓空洞症，舌淡红，苔薄白，脉缓涩，双尺弱，FPS为4分。

[诊治经过] 西医诊断：脊髓空洞症，手臂肌肉萎缩。中医诊断：肌痹，痿证。主症：右上肢疼痛。次症：腰痛膝软，畏寒肢冷，舌淡红，苔薄白，脉缓涩，双尺弱。兼症：耳鸣，腹泻，乏力，寐中头汗出，手、臂相关肌肉萎缩。证型：脾肾阳虚，肌肉失养。治则：温补脾肾，荣肌止痛。处方：主穴，三阴交、阴谷；配穴，后溪（右）、阴郄（右）、少海（右）、曲池（右）、肘髎（右）、肩髃（右）、肩髎（右）、曲垣（右）、大椎。刺灸法：三阴交、阴谷采用迎随补泻的补法刺入1~1.5寸，得气后每穴行针10秒左右，以针感向上传导为佳；大椎针尖沿棘突向上刺入0.5~0.7寸；后溪、阴郄、少海、曲池、肘髎、肩髃、肩髎、曲垣皆用迎随补泻的泻法刺入。留针45分钟，每15分钟行针1次。留针15分钟，行针后病人自觉拘急性疼痛明显减轻，FPS为2分；45分钟后，病人告知疼痛消失，FPS为0分。

二诊：2006年10月16日。昨日针刺后疼痛消失，约40分钟后疼痛又出现，现疼痛时轻时重，FPS为2~4分。畏寒肢冷，腹泻较重，上穴针刺时加灸大椎、阴谷、三阴交、命门、足三里，每穴1~3分钟，以局部皮肤发红为度。

三诊、四诊：2006年10月17日至18日。同二诊治疗。

　　五诊：2006 年 10 月 19 日。疼痛减轻，FPS 为 0~2 分，腹泻、腰痛、耳鸣、乏力诸症缓解，但肌肉萎缩仍未改善，仍头汗出，加复溜、交信。

　　六诊至八诊：2006 年 10 月 20 日至 22 日。治疗同五诊。

　　九诊：2006 年 10 月 23 日。右上臂痛基本消失，有时偶见隐痛，睡中头汗出诸症明显减轻，右手仍萎缩，舌淡红、有瘀点，脉缓涩，尺弱。中药治疗，以益髓填精、濡养肌肉。处方：何首乌 20g，黄精 20g，杜仲 20g，桑寄生 20g，石斛 20g，桑椹 20g，桂枝 10g，女贞子 20g，菟丝子 20g，白术 20g，黄芪 15g，当归 20g。每日 1 剂，水煎服，早、晚各温服 200ml，共服 2 周，以巩固疗效。以后辨证加减，做成丸药治疗，疼痛未见发生。

　　[诊治思路分析] 脾肾阳虚，不能温养肌肉，阳虚内寒，寒主收引，故病人拘急疼痛，畏寒肢冷，腹泻，乏力。肾精亏虚，则腰痛膝软，耳鸣。三阴交为足少阴肾经、足厥阴肝经、足太阴脾经的交会穴，可健脾益气、补益肝肾，又可清热利湿、疏调气机。阴谷为足少阴肾经的合穴，具有补益肾精的作用。后溪、阴郄、少海、曲池、肘髎、肩髃、肩髎、曲垣、大椎，为局部取穴治其标，疏通局部气血，濡养肌肉，通则不痛。

　　二诊时畏寒肢冷，腹泻较重，故针刺上穴时加灸大椎、阴谷、三阴交、命门、足三里，以温中散寒、祛风止痛。

　　三诊、四诊病人病情稳定，故治疗方法同二诊。

　　五诊时仍头汗出，故加复溜、交信。复溜为足少阴肾经的经穴，为补肾止汗要穴，《针灸甲乙经》云："骨寒热无所安，汗出不休，复溜主之。"交信为阴跷脉的郄穴，取补肾止痉之效。阴跷循行于阴面，经下肢内侧，故病见内侧面痉挛、拘急，外侧面迟缓。

　　六诊至八诊，治疗方法同五诊。

　　九诊时所用方剂益髓填精、濡养肌肉，以巩固疗效。

87. 中风后丘脑痛

　　中风后丘脑痛相当于西医学的丘脑综合征，多因丘脑膝状体血管病变所致，可见病灶对侧持续性或发作性剧烈的、难以忍受的疼痛，常伴患肢无力、麻木等。梗死或出血涉及丘脑后外侧部时出现，特点为感觉减退或过敏伴有触痛，细微刺激引起激烈疼痛的过敏感觉。由于病灶在丘脑，故在感觉障碍的基础上，感觉刺激阈增高，达到阈值时可产生一种强烈的定位不明确的不适感，且持续一段时间才消失。

中风后丘脑痛属于中医学"痹证"范畴，以肢体筋骨、关节或肌肉的疼痛、酸楚、麻木、重着、屈伸不利等为主要表现。本病的内因是正气虚弱，腠理疏松，卫外不固；外因是风寒湿热等外邪入侵。或因久病不愈，气血匮乏，以致筋肉失养所致；治宜补气生血，濡养筋肉。或因久居炎热之地，外感风湿热邪，壅于经络，滞留于关节筋骨，以致外邪郁阻，日久化热，灼伤经络，发生疼痛；治宜清热利湿，通络止痛。或因七情内伤，气机紊乱，水湿停蓄，聚液为痰，以致经脉闭阻，气血运行不畅，发生疼痛；治宜化痰除湿，活络止痛。

【中医辨证要点、治则与处方】

（1）血痹。四肢关节疼痛，日久不愈，甚者筋肉挛缩；自汗，便溏；舌淡，苔薄白，脉细；伴形体消瘦，气短，头晕。治则：补气生血，濡养筋肉。处方：主穴，血海、膈俞、足三里；配穴，气海、三阴交、合谷、曲鬓、阳交。

（2）热痹。肢体关节疼痛，痛不可触；疼痛为烧灼感、热感，遇冷缓解，遇热加重；舌红、有瘀斑，苔薄黄，脉弦数；伴口干，口苦，发热，心烦。治则：清热利湿，通络止痛。处方：主穴，百会透曲鬓、血海、阳陵泉、筑宾、曲池；配穴，神门、丘墟、太冲、合谷。

（3）着痹。肢体关节酸痛，重着，固定不移；胸闷，咳嗽，痰色白；舌紫，苔白腻，脉滑；伴身重，乏力，体倦。治则：化痰除湿，活络止痛。处方：主穴，丰隆、足三里、阴陵泉、阳陵泉、地机；配穴，上巨虚、三阴交、公孙、梁丘。

【主穴定位】

（1）筑宾。

［标准定位］在小腿内侧，当太溪与阴谷的连线上，太溪上5寸，腓肠肌肌腹的内下方。见图11-87-1。

［刺灸法］直刺1~1.5寸。

［特异性］阴维脉郄穴。

（2）血海见图1-5-4，膈俞见图1-6-4，足三里见图1-1-3，百会见图1-3-3，曲鬓见图4-45-1，阳陵泉见图1-8-5，曲池见图4-27-2，丰隆见图1-1-5，阴陵泉见图1-4-4，地机见图7-68-2。

【病例】邱某，男，51岁，干部。初诊：2009年6月17日。主诉：左半身疼痛4周。

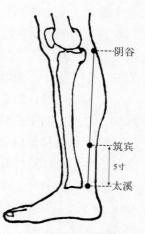

图11-87-1 筑宾

病人2个月前因左半身活动障碍伴轻度言语不利而在当地医院诊断为"脑梗死"，接受溶栓、降纤、抗凝、扩血管、营养脑神经等治疗，半个月后左半身恢复正常，语言清晰，出院后自觉左半身有时无力、酸楚、麻木。4 周前因有亲人身故而悲伤过度，夜半睡眠中突然感觉左半身烧灼痛，并痛醒。第二天又到曾经就诊的医院诊治，脑 MRI 平扫显示在右丘脑处长 T_1、T_2 信号，该片与之前入院时的脑 MRI 对比未见明显扩大，故诊断为中风后遗症、丘脑痛。病人口服卡马西平 200mg，每日 2 次，疼痛稍有缓解，但每因情绪激动、焦虑抑郁时疼痛加重。故又合用氟哌噻吨美利曲辛片（黛力新），每次 1 片，早、午服。病人疼痛经常发作，有时呈烧痛，有时呈隐痛、跳痛，轻度麻木，但多数时以灼痛、热痛为主。灼痛剧时病人有自杀倾向。病人为求进一步诊治而来我院检查。表情焦虑，心情烦躁，口苦，咽干，便秘，上下肢自觉冷敷后症状减轻，故晚间睡眠时左半身不覆衣被，露出被外，疼痛难忍时用空调吹拂后稍缓解，血压为 150/100mmHg，躯体感觉诱发电位显示运动与感觉神经传导速度正常，VAS 为 5~8 分，汉密尔顿焦虑量表显示 16 分，汉密尔顿抑郁量表显示 18 分，舌红、有瘀斑，苔薄黄，脉弦数。

[诊治经过] 西医诊断：中风后丘脑痛、神经症、高血压 1 级（高危）。中医诊断：肌痹，郁证。主症：左半身灼热痛。次症：遇冷缓解，遇热加重，舌红、有瘀斑，苔薄黄，脉弦数。兼症：便秘，口苦，咽干，抑郁。证型：郁热烁肉，经络瘀滞。治则：清热解郁，通络止痛。处方：主穴，百会透曲鬓、血海（左）、阳陵泉（左）、阳交（左）、筑宾（左）、曲池（左）；配穴，神门、间使、丘墟（左）、太冲（左）、肩髃（左）、肩髎、合谷。刺灸法：百会透曲鬓，用丛刺法，即逆经刺入百会，得气后留针，双侧曲鬓向率谷方向平刺，得气后留针，百会与曲鬓连线上 4 等分，各分刺 1 针，向后平刺，左右共 9 针，形成"人"字刺法，刺入得气后行快速捻转刺激法，每穴约 30 秒后留针。血海、阳陵泉、阳交、筑宾、曲池逆经刺入，得气后行强刺激泻法，留针。神门、间使、丘墟、太冲、肩髃、肩髎、合谷直刺，得气后行均匀捻转提插刺激，留针。共留针 45 分钟，每 15 分钟行针 1 次。

二诊至四诊：2009 年 6 月 18 日至 20 日。病人疼痛未见改善，但半身麻木感减轻，口苦、咽干症状减轻，抑郁、焦虑减轻，简易汉密尔顿焦虑量表显示 12 分，汉密尔顿抑郁量表显示 13 分，舌脉同前。加神庭透前顶，逆经刺入，其余穴位刺法、留针同初诊。

五诊：2009 年 6 月 21 日。病人灼热痛由每天 5~8 次减少至 3~5 次，程度减轻，VAS 为 3~5 分，便秘消失，舌红、有瘀点，苔薄黄，脉弦数。继续治疗，方法同四诊。

六诊至八诊：2009 年 6 月 22 日至 24 日。病情与五诊相似，故治疗亦不变。

九诊：2009 年 6 月 25 日。灼热痛变为热痛，次数由每天 3~5 次减少至 1~2 次，VAS 为 2~3 分，其余诸症减轻或消失。舌淡红、有瘀点，苔薄白，脉弦略数。汉密尔顿抑郁量表显示9分，汉密尔顿焦虑量表显示10分，继续按五诊方法治疗。治疗期间，病人胃脘胀加中脘，胁痛加支沟，背痛加后溪，头晕加后顶，前额痛加印堂。经上述方法加强治疗2个月左右，左半身灼热痛诸症消失，舌淡红、有瘀点，苔薄白，脉缓涩，血压为135/89mmHg。现每天服厄贝沙坦氢氯噻嗪片（依伦平）1片、芪蛭胶囊2粒，每日3次，饭前服；银杏叶片1粒，每日3次，饭后服。长期服用，定期复查，以巩固疗效。

[诊治思路分析] 初诊选取百会透曲鬓，且用丛刺法，能疏通局部气血，行气活血止痛，主治腰腿痛、麻木、感觉异常等；血海为足太阴脾经腧穴，具有行气活血之功效，《针灸甲乙经》曰："若血闭不通，逆气胀，血海主之。"阳陵泉为筋会、足少阳胆经之合穴，能协调阴阳，调和气血，以除筋疾；阳交为阳维脉之郄穴，具有行气止痛之功效；筑宾为阴维脉之郄穴，具有散热降温、行气止痛之功效；曲池为手阳明大肠经之合穴，具有转化脾土之热、燥化大肠经湿热之作用，能清热止痛。以上穴位均逆经刺入，得气后行强刺激泻法以泻热止痛。神门为心经原穴，可解郁除烦；间使为心包经经穴，可宁神解郁；丘墟为胆经原穴，可通络止痛；太冲为肝经输（原）穴，可清热止痛；肩髃配肩髎、合谷能疏经通络，缓急止痛。

二诊至四诊时，病人疼痛未见改善，但半身麻木感减轻，口苦、咽干症状减轻，抑郁、焦虑减轻，加神庭透前顶，逆经刺入，以疏泄人体阳热之气，且神庭具有安神止痛之功效。

五诊至八诊，根据效不更方原则，宗四诊治疗方法。

九诊时，病人症状基本改善，继续按五诊方法治疗。胃脘胀加中脘，和胃健脾；胁痛加支沟，《四总穴歌》有载"胁肋支沟取"；背痛加后溪，后溪为八脉交会穴，通于督脉，能疏通后背阳气，使通则不痛；头晕加后顶，疏通局部气血而止眩晕；前额痛加印堂，宁心益智、疏风止痛、通经活络。

治疗2个月后，病人疼痛诸症基本消失，口服厄贝沙坦氢氯噻嗪片以降压，芪蛭胶囊益气活血、防止再梗死，银杏叶片以改善血供。

88. 痛性眼肌麻痹

痛性眼肌麻痹是发生在海绵窦眶上裂的特发性炎症，是一种可以缓解和复发的一侧性第Ⅲ、Ⅳ、Ⅵ脑神经之一受累或三者同时受累，造成眼肌麻痹，并伴有眼眶部疼痛的综合征，疼痛是因为累及三叉神经。

中医学将此病归于"目眶病""目痛""阳明头痛"等范畴。本病多因夏季炎热，风热外袭，客于目系；或因饮食肥甘，酗酒生湿，脾虚不运，湿热阻络，气血不畅；或因久病体虚，气血不足，目肌失养，不荣则痛。

【中医辨证要点、治则与处方】

（1）风热阻络。眼眶疼痛，突然发生，压之痛甚，并且疼痛走窜；发热恶风，鼻塞，流涕；舌红，苔黄，脉浮数。治则：疏风清热，散邪止痛。处方：主穴，大椎、阳白、攒竹、丝竹空、四白；配穴，申脉、昆仑、飞扬、睛明、颧髎、光明。

（2）气阴两虚。目眶疼痛，颜面麻木；气短乏力，目干涩，心悸，易汗出；舌胖大、少津、有裂纹，苔薄白，脉沉细；或肌肉酸楚，指甲淡白，筋肉挛缩，形体瘦弱，低热，头晕。治则：益气养阴，活血止痛。处方：主穴，阳白、攒竹、印堂、膻中；配穴，列缺、三阴交、阴陵泉、足三里、太溪。

（3）肝胆湿热。目眶热痛；心烦，焦虑，口苦，两胁胀痛；舌暗红，苔黄中部厚腻，脉弦缓；颜面自觉麻木，复视，便秘，有时头晕，纳呆。治则：清肝利胆，荣养目系。处方：主穴，阳白透丝竹空、攒竹透阳白、太阳透下关、四白透巨髎、足临泣、太冲；配穴，照海、申脉、夹承浆、颧髎透颊车、地仓透下关。

（4）精亏失荣。目眶疼痛日久不愈；腰膝酸软，盗汗，肌肉瘦削，口渴不欲饮；舌质微红，苔薄白，脉沉细或尺弱。治则：补肾填精，荣筋止痛。处方：主穴，阳白、攒竹、丝竹空、阳陵泉、悬钟；配穴，照海、太溪、水泉、大钟、光明。

【主穴定位】

（1）丝竹空。

［标准定位］在面部，当眉梢凹陷处。见图 11-88-1。

［刺灸法］平刺 0.5~1 寸。

（2）巨髎。

［标准定位］目正视，瞳孔直下，平鼻翼下缘处。见图 11-88-2。

［刺灸法］斜刺或平刺 0.3~0.5 寸。

［特异性］足阳明胃经与阳跷脉交会穴。

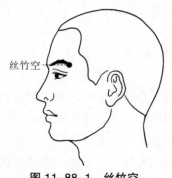

图 11-88-1　丝竹空

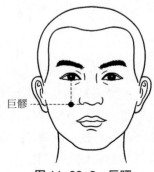

图 11-88-2　巨髎

（3）大椎见图1-2-1，阳白见图2-12-2，攒竹、四白见图1-6-1，印堂见图1-2-7，膻中见图5-46-2，太阳见图2-10-1，下关见图1-5-3，足临泣见图1-3-5，太冲见图1-2-6，阳陵泉见图1-8-5，悬钟见图2-17-1。

【病例】王某，女，32岁，工人。初诊：2010年9月15日。主诉：左额及左目痛2个月余。

2个月前，病人患感冒后出现左额、左面、左眼眶疼痛，疼痛较剧烈，视物重影，在当地医院诊断为动眼神经麻痹，接受激素、神经生长因子、改善血液循环等药物治疗，未见好转；求助于某针灸师，接受电针治疗，仍未见好转；为求进一步诊治，而来我处。病人现左眼眶上痛，痛连左目，痛剧时流泪，左颜面自觉麻木，复视，口苦，便秘，有时头晕，纳呆。病人形体适中，表情焦虑，有时烦躁，左眼球不能外展，且上下不能垂直运动，颜面痛温觉对称存在，眼球无突出，眼睑无水肿和结膜充血。头部MRI平扫未发现眼球后肿瘤及脑部病灶。VAS为4~5分。舌红，苔黄厚，脉数。

［诊治经过］西医诊断：痛性眼肌麻痹。中医诊断：目眶痛。主症：左眼眶疼痛。次症：痛剧时流泪，左颜面自觉麻木，复视，口苦，舌红，苔黄厚，脉数。兼症：便秘，有时头晕，纳呆，焦虑，有时烦躁。证型：肝胆湿热，灼伤目系。治则：清肝利胆，荣养目系。处方：主穴，阳白透丝竹空、攒竹透阳白、太阳透下关、四白透巨髎、足临泣、太冲；配穴，照海、申脉、夹承浆、颧髎透颊车、地仓透下关。刺灸法如下。主穴中太冲、足临泣逆经刺入，得气后行提插捻转的强刺激手法；眼部诸穴刺入后，行提插捻转中等刺激手法，使眼区得气感较强烈。配穴中申脉、照海顺经刺入，行弱刺激；颜面其他诸穴透刺浅刺，得气后留针。每穴共留针45分钟，每15分钟行针1次。并给予龙胆泻肝汤加减。处方：龙胆草15g，黄芩15g，栀子10g，葛根20g，白芍20g，川芎15g，天麻15g，僵蚕15g，党参20g，白术20g，茯苓20g，薏苡仁20g，甘草5g。共7剂，每日1剂，水煎服，早晚各200ml分服。

二诊、三诊：2010年9月16日、17日。症状未见缓解。继续按初诊方法治疗。

四诊：2010年9月18日。目眶疼痛稍缓解，VAS为3~4分。但仍复视，流泪，焦虑，便秘，舌脉同前。处方加合谷，得气后强刺激。

五诊：2010年9月19日。心烦焦虑减轻，但目眶疼痛、复视、便秘同前。处方加丝竹空透太阳、瞳子髎透太阳、迎香。迎香强刺激。

六诊：2010年9月20日。大便较前通畅，目眶疼痛减轻，VAS为2~3分，头晕消失。舌红，苔薄黄，脉弦略数。仍给予五诊处方针灸治疗，并随症加减。

病人先后治疗2个月余，主穴基本不变，配穴随其症状加减。如复视较重时加阳陵泉；视物模糊时加光明、当阳透头临泣；目眶痛加重时，加头临泣透阳白；

便秘重时，加上巨虚；心烦甚时加间使。

病人治疗 1 个月后，目眶痛及颜面麻木基本消失，但仍有复视。用上法继续治疗后，现复视基本消失，已在治疗后的 3 周停服中药。现查 VAS 为 0 分。左眼向左外前方斜视时轻度重影，舌淡红，苔薄白，脉略弦。给予中药巩固疗效：当归 20g，白术 20g，党参 20g，黄芪 15g，石斛 20g，桑椹 20g，杜仲 20g，丹参 20g，红花 10g，天麻 15g，甘草 5g。7 剂，水煎，早晚各 200ml 温服。

4 个月后，电话回访，病人痊愈，至今未复发。

[诊治思路分析] 病人因感冒出现左颜面及目眶剧烈疼痛且视物重影，经多方治疗未见好转，为求进一步诊治，来我院治疗，经查体及问诊诊为痛性眼肌麻痹。因病人平素自觉左颜面麻木，复视，口苦，便秘，有时头晕，纳呆，舌红，苔黄厚，脉数，故辨证为肝胆湿热灼伤目系。因目为肝之窍，阳明、太阳、少阳经脉均循行目系，故初诊用阳白、攒竹、四白眼周穴位，手法采用阳白透丝竹空、攒竹透阳白、四白透巨髎，此为透穴接针引气法，可促使眼周气血通畅、清利肝胆，进而缓解病人目眶疼痛。病人颜面麻木，此为化生之水谷精微不能容养面部，故采用针刺胃经之四白透巨髎，以太阳透胃经下关，又以颧髎透颊车、地仓透下关，既可达局部取穴治疗面部麻木的目的，又可调整颜面气血之分布。夹承浆虽为经外奇穴，但因穴居足阳明胃经及任脉之间，故可濡养目系，减轻颜面麻木。足临泣为胆经的输穴，又为八脉交会穴之一，通于带脉；太冲为肝经输穴、原穴，逆经刺入，得气后强刺激，可清肝利胆、清除湿热。申脉、照海为阴跷、阳跷二脉的始发之处，弱刺激补之，可荣养经筋，恢复目系功能。给予龙胆泻肝汤方加减，助针刺泻肝胆湿热、通络止痛。

二诊、三诊继续用初诊方法治疗，以观察疗效。

四诊时，病人疼痛略缓解，但次症、兼症同前，所以强刺激手阳明大肠经原穴合谷，以疏调肠胃、濡养目窍，治疗便秘、焦虑等症。余同三诊。

五诊时，病人心烦焦虑减轻，但仍有目眶疼痛、复视及便秘症状，前处方加丝竹空透太阳、瞳子髎透太阳，以及强刺激迎香穴，进而通便通络、止痛行气。

六诊时，病人大便通畅，目眶痛减轻，故随症加减针灸取穴和中药。

病人治疗 2 个月余，主穴基本不变，随症加减。治疗 1 个月后，目眶痛基本消失，但仍复视。继续同前处方治疗后，诸症明显好转，只留有左眼向左外前方斜视时轻度重影。予以中药方巩固疗效。

89. 酒渣鼻

　　酒渣鼻又名玫瑰痤疮，中医别名赤鼻、酒齄鼻，俗称红鼻子或红鼻头，为外鼻的慢性皮肤损害，常伴有鼻尖以及鼻翼的痤疮和皮肤充血。男性较易患此病，发病年龄较寻常痤疮晚。本病发病原因未明，但与嗜食辛辣刺激性食物、胃肠道疾病、鼻腔疾病、月经不调、心血管疾病或内分泌失调有关。有谓毛囊蠕形螨为其致病原因之一。

　　中医学认为，本病发生的部位鼻部或鼻部沟侧是肺、胃部位，该病多由肺热受风或气血热盛生风所致，久之皮损呈紫红色。

【中医辨证要点、治则与处方】

　　（1）血热熏肺。前额、双颊、鼻部广泛红斑，或在红斑的基础上起脓疱、丘疹；舌质红，苔黄腻，脉弦数或滑数；咯血，午后发热，女子月事先期而来。治则：清热凉血。处方：主穴，少商、鱼际、尺泽、血海、风池、合谷；配穴，孔最、印堂、迎香、颧髎。

　　（2）肺胃热盛。鼻部发红，进辛辣刺激性饮食或精神兴奋时加剧，可见口鼻周围皮肤起轻度红斑，且有淡红色丘疹或伴有少数脓疱，自觉瘙痒；舌质红，苔薄黄，脉浮数或滑数；烦热口渴，咽干，纳呆，便秘。治则：清肺胃热。处方：主穴，少商、厉兑、列缺、通里、孔最、梁丘、肺俞、胃俞；配穴，丰隆、承浆、地仓、曲池。

　　（3）气血瘀滞。鼻尖部结缔组织和皮脂腺增生，毛囊口扩大或见囊肿、丘疹、脓疱，鼻部皮损处颜色呈暗红、紫褐，皮肤肥厚，结节状隆起，表面凹凸不平；舌质暗红或舌边尖有瘀点、瘀斑，脉弦涩；胸胁胀闷，走窜疼痛，胁下痞块，刺痛拒按，急躁易怒，妇女可见月经闭止，或痛经，经色紫暗有块。治则：活血通窍，行气通经。处方：主穴，血海、气海俞、关元、百会；配穴，合谷、天枢、足三里。

【主穴定位】

　　（1）鱼际。

　　［标准定位］在拇指本节（第一掌指关节）后凹陷处，约当第一掌骨中点桡侧，赤白肉际处。见图11-89-1。

　　［刺灸法］直刺0.5~0.8寸。

　　［特异性］手太阴肺经荥穴。

　　（2）厉兑。

　　［标准定位］在足第二趾末节外侧，距趾甲角0.1寸。见图11-89-2。

［刺灸法］浅刺 0.1~0.2 寸，或用三棱针点刺出血。

［特异性］足阳明胃经井穴。

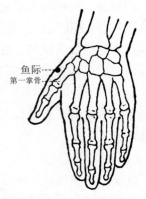

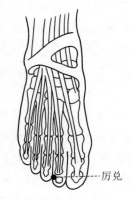

图 11-89-1　鱼际　　　　　　　　图 11-89-2　厉兑

（3）少商见图 1-1-2，尺泽见图 1-2-3，血海见图 1-5-4，风池见图 1-6-2，合谷见图 1-2-2，列缺见图 1-6-3，通里见图 1-5-5，孔最见图 1-2-9，梁丘见图 4-39-2，肺俞见图 1-2-10，胃俞见图 1-6-4，气海俞见图 7-66-1，关元见图 5-52-3，百会见图 1-3-3。

【病例】张某，男，45 岁，校长。初诊：1995 年 10 月 15 日。主诉：鼻部及面颊部红斑伴痤疮样丘疹痛 2 年。

病人 2 年前发现鼻尖、鼻翼、两颊等处出现红斑，时起时消，每逢冬季寒冷、进食腥辣食物或饮酒过度时，红斑更甚。曾经在某医院皮肤科接受 B 族维生素、甲硝唑口服和 1% 的外用甲硝唑霜搽治，症状有所减轻。但病人酗酒，间断治疗。半年前，红斑未去，鼻部出现痤疮样丘疹和小脓疱，热痛。病人每日用冷水洗脸自觉疼痛减轻。外搽多种药物（药名不详），鼻部症状未消失。病人平素每日三餐皆饮 60 度的白酒 150~250ml，口干喜冷饮，大便秘结、3~5 日 1 次，有时心烦易怒，有时头晕、头痛。鼻及面部毛细血管扩张明显，舌红，苔黄燥，脉数，VAS 为 4~5 分。

［诊治经过］西医诊断：酒渣鼻。中医诊断：酒渣鼻。主症：鼻部及面颊部红斑伴痤疮样丘疹、疱疹，热痛。次症：喜冷恶热，口干喜冷饮，大便秘结。舌红，苔黄燥，脉数。兼症：有时心烦易怒，有时头晕、头痛。证型：肺胃毒热，灼肤伤络。治则：清热解毒，通络止痛。处方：主穴，少商、厉兑、肺俞、胃俞、列缺、通里；配穴，地机、孔最、梁丘。刺灸法：少商、厉兑毫针刺血 3~5 滴，用消毒干棉球压迫止血；病人取俯卧位，取肺俞、胃俞，用三棱针点刺 3~5 下，拔罐 15 分钟，以穴位出血及皮肤紫红为度；地机、孔最、梁丘、列缺、通里逆经

刺入，得气后行强刺激，留针 30 分钟，每 15 分钟行针 1 次。嘱病人禁酒，忌食腥辣、肥甘厚味，保持大便通畅。每隔 2 日治疗 1 次。

二诊：1995 年 10 月 18 日。病人自觉鼻部丘疹及脓疱疼痛未见减轻，便秘严重。余症同前。舌脉同前。继续按初诊刺灸法治疗。病人要求服用中药。中药处方：黄连 15g，黄芩 15g，盐黄柏 15g，酒大黄 10g，蒲公英 20g，紫花地丁 20g，菊花 20g，白术 15g，败酱草 15g，牡丹皮 15g，川芎 15g，甘草 5g。共 7 剂，每日 1 剂，水煎 300ml，早晚各温服 150ml。

三诊：1995 年 10 月 21 日。经二诊针药结合治疗后，病人主诉鼻部及面颊部痤疮和疱疹明显减轻，VAS 为 2~3 分。大便虽干燥，但已每日一行。舌红，苔黄燥，脉弦数。将酒大黄改为 15g，其余继续同二诊方法治疗。

四诊：1995 年 10 月 24 日。大便通畅，舌红，苔黄少津，脉弦略数。针灸治疗同三诊。中药处方：酒大黄改为 10g，加水牛角丝 15g、麦冬 15g。共 6 剂，煎服法同二诊。

五诊：1995 年 10 月 27 日。两面颊处痤疮及疱疹消失，留有暗红色瘀斑。鼻部少量痤疮，但鼻部热痛减轻，VAS 为 1~2 分。昨日因琐事而心烦，引起双颞部涨痛。舌脉同前。针灸处方加太阳透悬厘、太冲。行针、留针同前。

病人经上述方法治疗 2 个月余而痊愈。嘱病人饮食清淡，锻炼身体，戒除烟酒，调和心态，避免高度紧张。

[诊治思路分析] 初诊分别取肺胃二经的井穴少商、厉兑，点刺出血，使热随血泻。肺俞、胃俞，采用刺血拔罐法，以泻肺胃二经火毒。地机、孔最、梁丘，分别为脾经、肺经、胃经郄穴，郄穴为经脉气血深聚之处，逆经泻之，可泻三经火毒。列缺是肺经的络穴，通里是心经的络穴，二穴逆经泻之，可泻心肺之火热。

二诊，诸症未减轻而便秘严重，故加服中药清热解毒消痈。方中黄连、黄芩、盐黄柏、酒大黄苦寒泻热，蒲公英、败酱草散结消痈，配以紫花地丁、菊花清热解毒，牡丹皮清热凉血，川芎活血行气散痈毒，白术健脾利湿且防寒凉伤正，甘草调和诸药。

三诊，鼻部及面颊部痤疮和疱疹明显减轻，大便每日一行，但干燥，苔黄燥，脉弦数，故增加大黄用量以泻下存阴。

四诊，舌红，苔黄少津，脉弦略数，此皆为津伤之象，加之大便通畅，故减大黄用量而加用水牛角丝清热凉血解毒，又加麦冬滋养肺胃之津。

五诊，痤疮及疱疹消失，鼻部少量痤疮，鼻部热痛减轻，但因情志不舒，循胆经上犯，则见双侧颞部涨痛，取局部穴位太阳透悬厘以通经活络止痛，又取肝经原穴太冲以疏肝止痛。

90. 肌纤维痛

肌纤维痛是一种非关节性风湿病，临床表现为肌肉骨骼系统弥漫性慢性疼痛与发僵，除特殊部位压痛点外无客观体征，也无特异性实验室检查。

肌纤维痛属中医"痹证"范畴，中医多责之于外感风寒湿邪侵入机体致经络痹阻不通、气血凝滞不畅，不通则痛，如《素问·痹论》曰："风寒湿三气杂至，合而为痹也。"

【中医辨证要点、治则与处方】

（1）寒湿阻络。全身肌肉疼痛，畏寒肢冷，遇寒加重，得热痛减；舌淡，苔白或腻，脉紧。治则：散寒祛湿，舒筋活络。处方：主穴，肾俞、关元、阳陵泉、足三里；配穴，阴陵泉、三阴交、风池、大椎。

（2）气滞血瘀。全身肌肉刺痛，痛有定处，拒按或见瘀斑；舌质暗或有瘀斑，苔白，脉弦涩。治则：行气活血，通络止痛。处方：主穴，膈俞、血海；配穴，太冲、膻中。

（3）肝郁脾虚。全身肌肉疼痛，焦虑抑郁，乏力，腹泻，纳呆食少；舌淡红，苔薄白，脉弦缓。治则：疏肝健脾，荣肌止痛。处方：主穴，太冲、三阴交、阳陵泉、阴陵泉；配穴，期门、章门、中脘、足三里。

【主穴定位】

肾俞见图 1-3-7，关元见图 5-52-3，阳陵泉见图 1-8-5，足三里见图 1-1-3，膈俞见图 1-6-4，血海见图 1-5-4，太冲见图 1-2-6，三阴交见图 1-1-4，阴陵泉见图 1-4-4。

【病例】吴某，女，47 岁，无职业。初诊：2009 年 1 月 15 日。主诉：周身肌肉窜痛 2 年余，近 1 周加重。

病人 2 年前劳累汗出后以冷水洗浴，出现周身肌肉酸痛，未加重视，休息 1 周后症状消失，但每于情绪紧张或轻度体育活动后即感觉骨骼肌肉酸楚胀痛，疼痛部位不定，休息后疼痛可以减轻，平素有时腹泻腹痛，性情抑郁，对周围环境无兴趣，曾服用抗焦虑药，之后情绪稳定，焦虑抑郁症状有所缓解。1 个月前因情绪激动而出现夜不能寐，周身肌肉窜痛，曾使用氟西汀（百忧解）等药物治疗未见好转。今日来我院求治。病人双肩、双上肢、双膝、双腰骶部等处肌肉疼痛，焦虑抑郁，有时头涨痛，以前额巅顶为主，在臀中肌、股收肌股外侧及股四头肌、菱形肌、斜方肌、胸锁乳突肌等处压痛明显，红细胞沉降率正常，促甲状腺激素（TSH）、三碘甲状腺原氨酸（T_3）、甲状腺素（T_4）正常，全血细胞计数、血常规正常，肌酸磷酸激酶、乳酸脱氢酶正常。心烦，焦虑，抑郁，乏力，腹泻每日 5

次，不寐，纳呆食少，舌淡红，苔薄白，脉弦缓，FPS 为 2~4 分。

［诊治经过］西医：肌纤维痛。中医诊断：行痹。主症：全身肌肉窜痛，情绪激动后加重。次症：心烦、焦虑、抑郁、乏力、腹泻、纳呆食少，舌淡红，苔薄白，脉弦缓。兼症：不寐。证型：肝郁脾虚，肌肉失养。治则：疏肝健脾，荣肌止痛。处方：主穴，太冲、三阴交、阳陵泉、阴陵泉；配穴，内关、神门、囟会、神庭、头临泣、足三里。刺灸法：太冲、三阴交、阳陵泉、阴陵泉按照迎随补泻的方法，补虚泻实，得气后行针；内关、神门、足三里直刺得气后留针；囟会透神庭刺入，头临泣向发髻方向刺入。留针 30 分钟，每 15 分钟行针 1 次。

二诊：病人主诉来诊前一夜入睡较易，寐中多梦，梦境清晰，晨起后困倦乏力，余诸症同前，舌脉同前。加通里，行针、留针同初诊。

三诊：病人告知心烦、抑郁减轻，睡眠多梦减轻，但仍入睡难，乏力、腹泻、疼痛减轻，菱形肌、斜方肌、臀中肌的疼痛 FPS 由 4 分降至 2 分，头痛消失，舌脉同前。加百会配四神聪，留针、行针同前。病人于治疗中即安然入睡，35 分钟后睡醒，醒后告知周身酸楚疼痛消失。

四诊：来诊前一日病人自觉腹泻消失，纳呆好转，但周身肌肉仍有间断性疼痛。现 FPS 为 2 分，舌淡红，苔薄白，脉缓略涩。继续针灸治疗。建议病人参加体育锻炼，如散步游泳，调整生活节奏，避免生气。

病人又经 3 次治疗后，周身窜痛消失，FPS 为 0 分，舌淡红，苔薄白，脉弦缓，有时胸闷、气短、乏力。给予舒肝丸 2 丸，早晚餐前服；人参归脾丸 2 丸，早晚饭后服。共服 2 天，以巩固疗效。

［诊治思路分析］该病人周身肌肉窜痛，每因情志因素诱发及加重，加之平素乏力、腹泻、纳呆食少，证属肝郁脾虚、肌肉失养。故治本病时取足厥阴肝经之输穴、原穴太冲，足少阳胆经之合穴阳陵泉，以发挥疏肝解郁、行气止痛之功；取足太阴脾经之三阴交、合穴阴陵泉补中益气健脾。以上四穴为主穴，既可疏肝胆之气郁，又可补脾胃之虚弱，达到濡养全身肌肉的目的。配穴取手厥阴心包经之络穴、八脉交会穴内关，手少阴心经之输穴、原穴神门，养心安神，以治疗心烦焦虑、夜不能寐；取督脉之囟会、神庭，足少阳胆经之头临泣，治疗前额、巅顶涨痛；足三里属足阳明胃经合穴、胃之下合穴，可补脾胃之虚弱。

二诊，症状缓解但仍有寐中多梦，故加通里以加强养心安神之功。

三诊，因该病人仍入睡难，故加百会、四神聪以安神。

四诊，病人周身窜痛、腹泻、纳呆明显好转，仍时胸闷、气短、乏力。舒肝丸可舒肝和胃，理气开郁，主治肝郁气滞、饮食无味、消化不良、呕吐酸水、呃逆嘈杂、周身窜痛。人参归脾丸可益气健脾、补血养心，主治心悸失眠、多梦易惊、食少体倦。

91. 痉挛性肛门直肠痛

痉挛性肛门直肠痛是发生在肛门直肠区域的短暂的、反复发作的一过性疼痛，也可称直肠内痉挛痛。疼痛持续的时间仅为几秒到几分钟，通常能够自行缓解，不遗留任何症状，直到下次再发生。

该病属于中医学"肛肠痛"范畴。《疡科心得集》曰："盖肛门为足太阳膀胱经所主。是经为湿热所聚之腑，湿浊不化，气不流行者多。"肛肠痛病因以内湿为主，多因饮食不节，损伤脾胃，湿从内生，湿热结聚而发。《金匮要略》曰："五脏六腑之血，全赖脾气统摄。"脾主运化升清，关联大肠之传导，气机升降有序，则肛门功能正常。《血证论》也指出肝失疏泄，肝气郁结，使大肠传导失司，不通则痛。

【中医辨证要点、治则与处方】

（1）湿热下注。肛门直肠内疼痛；肛门灼热，重坠不适；舌红，苔黄腻，脉弦数。治则：清热利湿，通络止痛。处方：主穴，百会、长强；配穴，曲池、内庭。

（2）气滞血瘀。肛门直肠内刺痛；肛门坠胀疼痛，触痛明显；舌红，苔白，脉弦涩。治则：行气活血，祛瘀止痛。处方：主穴，百会、长强；配穴，血海、膈俞。

（3）脾虚气陷。肛门直肠内坠痛；气短，面色少华，便溏；舌淡，苔薄白，脉细或弱。治则：补中益气，升阳举陷。处方：主穴，百会、长强；配穴，足三里、上巨虚、关元、大肠俞。

【主穴定位】

（1）长强。

［标准定位］在尾骨端下，当尾骨端与肛门连线的中点处。见图 11-91-1。

［刺灸法］斜刺，针尖向上与骶骨平行刺入 0.5~1 寸，不宜直刺，以免伤及直肠，诱发感染。

［特异性］督脉络穴，督脉、足少阳胆经、足少阴肾经交会穴。

（2）百会见图 1-3-3。

【病例】 吴某，女，61 岁，无职业。初诊：2006 年 11 月 13 日。主诉：肛门直肠内疼痛，间断性发作半年。

病人半年前曾因腰椎间盘突出继发坐骨神经痛，而在某医院实行腰椎间盘髓核摘除术，术后腰及右下肢疼痛消

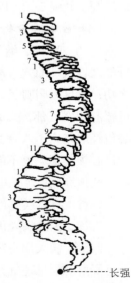

图 11-91-1　长强

失，伤口愈合良好，正常出院。出院 2 个月后，夜间睡眠中感觉肛门直肠处疼痛剧烈，并痛醒。初始病人未加重视，但 1 周内先后发生 3 次，每次 10 余秒，发作后，肛门处坠胀感。病人到北京某医院做腰骶部 MRI 检查，结论为腰椎间盘术后改变。肠镜检查显示直肠、结肠等未见异常。粪检正常。当时诊为：痉挛性肛门直肠痛。因病人近日焦虑、心烦、多梦，故给予抗焦虑抑郁类药物治疗。病人返回当地后，疼痛约 2 个月未发作。某日，饮冷啤酒后，半夜睡眠中又痛醒。此后平均每周发作 1~2 次。病人自行使用吲哚美辛栓（消炎痛）和其他镇痛药物（具体药名不详），疼痛缓解，但近日腹泻又诱发上症，用吲哚美辛等药无效。病人形体肥胖，面白无华，气喘，动则尤甚，每次发作后，肛门有下坠感，痛时汗出，畏风寒，纳呆，有时胃脘痞闷，头晕。血压 140/86mmHg。疼痛评估采用视觉模拟法，VAS 为 6 分。舌淡红，苔薄白，脉缓弱。

[诊治经过] 西医诊断：痉挛性肛门直肠痛。中医诊断：肛肠痛。主症：肛门直肠内疼痛。次症：发作后，肛门有下坠感，气喘，动则尤甚，舌淡红，苔薄白，脉缓弱。兼症：畏风寒，纳呆，有时胃脘痞闷，头晕。证型：中气下陷，肛肠失养。治则：补益中气，濡养肛肠。处方：主穴，百会、长强；配穴，关元、大肠俞、足三里、上巨虚。刺灸法：病人取俯卧位，百会、长强、大肠俞顺经刺入，得气后行提插捻转的补法，每 15 分钟行针 1 次，留针 30 分钟后出针；出针后取关元、足三里、上巨虚，顺经刺入，得气后温针灸，15 分钟后出针。口服补中益气丸，每次 1 丸，每日 3 次。

二诊：2006 年 11 月 15 日。病人告知未发生疼痛，余症同前。治疗同初诊。

三诊：2006 年 11 月 17 日。昨日睡梦中肛门直肠疼痛发生，但时间缩短为 3~5 秒，VAS 为 3 分。胃脘胀、畏风寒等症消失。继续治疗同初诊。

四诊至六诊：2006 年 11 月 19 日至 23 日。病人疼痛未见发作。舌淡红，苔薄白，脉缓。停止针灸，给予耳针治疗，取大肠、肛门、内分泌、交感、神门、肺、肾、心、脾等耳穴。每 3 天更换 1 次，9 天为 1 个疗程。继续服用补中益气丸。

病人经上述方法治疗后，至今疼痛未发作。

[诊治思路分析] 该病人除肛门直肠内疼痛外，兼有肛门下坠感、气喘动则尤甚、纳呆等症状，说明脾气虚弱、中气下陷。《古今医统大全》描述督脉："督脉起于下极之余，并于脊里，上至风府入脑，上巅循额，至鼻柱，属阳脉之海。"《类经图翼》曰："百会，此穴属督脉，居巅顶，为阳脉之都纲，统一身之阳气。凡脱肛者，皆因阳气下陷。经曰：下者举之。故当借火力以提下陷之气，则脾气可升而门户固矣。小儿亦然。"督脉之络穴长强，位近肛门，刺之可直达病所，故取督脉之百会、长强两穴为主穴，以达补中益气、升阳举陷、濡养肛肠止

痛的目的；配穴取小肠募穴关元，足阳明胃经合穴、胃之下合穴足三里，大肠下合穴上巨虚，大肠之背俞穴大肠俞，治疗气喘动则尤甚、纳呆、胃脘痞闷、肛门下坠。补中益气丸主治脾胃虚弱、中气下陷所致的体倦乏力、食少腹胀、便溏久泻、肛门下坠，具有补中益气、升阳举陷之功效。

二诊、三诊，治疗同前。

四诊至六诊，病人症状明显好转，故停止针灸，给予耳针治疗，以巩固疗效。

92. 带状疱疹

带状疱疹是由水痘–带状疱疹病毒感染引起的在某一周围神经支配区内单侧出现的以群集疱疹和神经痛为特征的皮肤病。本病为散发疾病，可见于任何年龄，但多见于 60~80 岁的病人。

带状疱疹属中医学"蛇串疮""缠腰火丹"等范畴。《外科启玄》中载"初生于腰，紫赤如疹，或起水疱，痛如火燎"。中医学认为本病为感受毒邪，久而化火，火毒外溢皮肤而发；或脾失健运，邪湿内生，继而化热，外溢皮肤所致；或情志不遂，肝火妄动，循经外发所生。

【中医辨证要点、治则与处方】

（1）毒热蕴结。疱疹灼热痒痛，皮损鲜红，形如云片，上起风粟，疱壁紧张，后结干痂；舌红，苔薄黄或黄厚，脉弦滑数；大便干燥或小便黄。治则：清热散毒，化瘀止痛。处方：主穴，阿是穴、夹脊穴、曲池、心俞、肺俞；配穴，上巨虚、血海、合谷。

（2）脾胃湿热。疱疹颜色黄白疼痛，大小不等，疱壁松弛易破，或渗水糜烂，重者坏死黑痂，疼痛不显；舌淡，苔白腻，脉沉缓或滑；食少腹胀，口不渴，大便时溏。治则：健脾利湿，通络止痛。处方：主穴，阿是穴、夹脊穴、足三里、丰隆；配穴，阴陵泉、内庭、三阴交、血海。

（3）肝火妄动。皮损生于腰胁，疼痛，色鲜红，疱壁紧张；舌红，苔黄，脉弦数；口苦咽干，烦躁易怒。治则：清泻肝火，通经止痛。处方：主穴，阿是穴、夹脊穴、行间、太冲；配穴，二间、曲泉、中封、阳辅、神道、大椎。

【主穴定位】

夹脊见图 5-52-1，曲池见图 4-27-2，心俞见图 5-48-1，肺俞见图 1-2-10，足三里见图 1-1-3，丰隆见图 1-1-5，行间见图 1-3-5，太冲见图 1-2-6。

【病例】 侯某，男，53 岁，工人。初诊：2005 年 7 月 3 日。主诉：左胸背疼痛难忍 36 小时。

病人发病前曾有饮生啤酒、白酒及红酒过量病史。1 天前，睡眠中突然左胸背刺痛，速含服速效救心丸 10 粒未缓解，经急救车送到当地医院，做心电图显示 ST 段轻度下移，诊为冠心病、心绞痛。静脉滴注硝酸甘油，疼痛仍未缓解。病人于今日来诊。告知胸、乳周围、后背、腋下灼痛，活动时疼痛不加重，有时胀痛，有时窜痛。病人无咳嗽。查胸部 X 线片显示正常，当时诊为肋间神经痛。心绞痛待排除。给予中药治疗。病人回家后，疼痛仍剧烈。于第二天又来我处，检查发现左胸部第五、六肋间隙散在红色成串水疱及丘疱疹。复诊为带状疱疹。病人大便已 5 日未行，口臭，坐卧不安，焦虑，左胸上部呈簇状红色疱疹 5 处，左腋下 3 处，左背 1 处。舌红，苔黄厚、少津，脉弦数。VAS 为 6~8 分。

[诊治经过] 西医诊断：带状疱疹。中医诊断：蛇串疮。主症：胸、乳周围、后背、腋下灼痛。左胸、后背、腋下散在簇状红色疱疹。次症：有时胀痛，有时窜痛。舌红，苔黄厚、少津，脉弦数。兼症：坐卧不安，焦虑。证型：毒热蕴结，损伤经皮。治则：清热解毒，荣皮止痛。处方：主穴，神道透至阳；配穴，肺俞、心俞、阿是穴。刺灸法：神道透至阳用圆利针，消毒后由神道透入至阳，然后用干棉球及胶布固定留针；肺俞、心俞逆经刺入，得气后强刺激，出针，不按压针孔；病人侧卧位，病灶朝上，上臂抬举，在每个丘疹下平刺一针。留针 30 分钟，每 10 分钟捻针一次。给予清热解毒中药。金银花 20g，连翘 20g，蒲公英 20g，紫花地丁 20g，白花蛇舌草 20g，菊花 15g，茯苓 20g，猪苓 20g，川芎 15g，丹参 15g，甘草 5g。1 剂，水煎，早、中、晚各温服 150ml。

二诊：2005 年 7 月 4 日。疼痛减轻，VAS 为 3~5 分。仍便秘。舌红，苔微黄厚，脉弦数。处方加合谷、上巨虚，强刺激。

三诊：2005 年 7 月 5 日。大便通畅，疼痛明显减轻，VAS 为 3 分。疱疹颜色变淡、缩小。舌红，苔薄黄，脉弦数。将神道透至阳的埋针取出，改为身柱透神道，埋针方法同上。其他继续上法治疗。

按上法治疗 3 次后，疼痛基本消失，VAS 为 0~1 分，疱疹基本回缩。嘱病人服龙胆泻肝丸，每次 2 丸，每日 3 次，以巩固疗效。

[诊治思路分析] 病人第一日仅以左胸背刺痛为主症，尚未出现皮疹，故未能诊断；第二日在左胸、后背、腋下出现散在红色成串水疱及丘疱疹，为带状疱疹特异表现，所以确诊为带状疱疹。进一步检查，舌红，苔黄厚、少津，脉弦数，故而辨证为毒热蕴结、损伤经皮。

初诊治疗，针灸选用神道、至阳为主穴。神道、至阳同为督脉腧穴，督脉为阳脉之海，总督一身之阳气，可以调节全身阳经气血。本病为水痘 - 带状疱疹病毒侵害神经根所致，病人于第五、六肋间出现皮疹，故选用神道透至阳埋针，直针毒邪所留之处，可泻火解毒、通络止痛，正如《黄帝内经》中所说："凡治病必先治其病所丛生者也。"《素问·水热穴论》中载："五脏俞傍五，此十者，以泻五脏之热也。"且"诸痛痒疮，皆属于心""肺主皮毛"，故选心俞、肺俞，用泻法以泻除热毒。又局部选用阿是穴，引毒外出，通络止痛。病人疼痛剧烈，故加用中药以清热解毒。方中并用金银花、连翘轻清宣热，使邪热从表透发；蒲公英、紫花地丁、白花蛇舌草、菊花清热解毒；川芎理血；丹参养血活血；猪苓、茯苓健脾利湿，调和中焦气化；甘草和诸药而缓诸毒。

二诊，疼痛减轻，但仍便秘。舌红，苔微黄厚，脉弦数，为热结肠腑，故选手阳明大肠经的原穴合谷及大肠下合穴上巨虚，使用强刺激的方法以通腑泻热。

三诊，大便通畅，疼痛明显减轻，疱疹颜色变淡、缩小。舌红，苔薄黄，脉弦数。故改为身柱透神道埋针。

按上法治疗 3 次后，疼痛基本消失，疱疹基本回缩。病人坐卧不安、焦虑，为肝经火热，故嘱病人服龙胆泻肝丸以泻肝胆湿热，巩固疗效。

93. 带状疱疹后遗神经痛

带状疱疹由水痘－带状疱疹病毒引起，主要侵犯周围神经和皮肤，以周围神经疼痛和被侵犯神经所支配区域皮肤的红斑、丘疹、簇集性水疱为临床特征的皮肤感染性疾病。临床上常以局部神经痛为首发症状，不同的病人发病期出现疼痛的性质及持续时间可以不一样，有的彻底治愈，有的则皮疹消退后仍有持续的慢性疼痛，即带状疱疹急性炎症期后出现局限性疼痛瘙痒、麻木、感觉过敏及感觉异常，持续 1 个月以上，可称带状疱疹后遗神经痛。60 岁以上的病人带状疱疹后遗神经痛的发病率高，目前临床上尚无特异性药物及疗法。

带状疱疹后遗神经痛属于中医"皮痹"范围。

【中医辨证要点、治则与处方】

（1）肝火炽盛。皮疹多发于头面和胸胁，皮损潮红，疱疹如粟，灼热疼痛，密集成片；烦躁易怒，口苦咽干；舌红，苔黄，脉弦滑微数。治则：清肝泻火，祛瘀止痛。处方：主穴，合谷、外关、太冲；配穴，公孙、阿是穴。

（2）脾经湿盛。皮疹多发于腹部及下肢，皮损淡红，疼痛；疱壁松弛，破后糜烂渗液，纳差或便后腹胀；舌淡白、体胖，苔白厚，脉沉缓。治则：燥湿健脾，止痛。处方：主穴，内庭、侠溪、足三里；配穴，丰隆、阿是穴。

（3）肝郁气滞。疱疹基底暗红局部窜痛；心烦易怒；舌淡红，苔薄白，脉弦。治则：疏肝行气，通络止痛。处方：太冲、合谷、曲池、阿是穴、膻中。

【主穴定位】

合谷见图1-2-2，外关见图3-22-2，太冲见图1-2-6，内庭见图1-1-1，侠溪见图1-6-5，足三里见图1-1-3，曲池见图4-27-2，膻中见图5-46-2。

【病例】吴某，男，72岁，退休。初诊：2005年6月11日。主诉：脐周部皮肤灼热痛1个月余。

病人1个月前，脐周皮肤出现大小不一的红色水疱样丘疹，在当地医院诊断为带状疱疹。曾接受抗病毒的药物静脉滴注及阿昔洛韦软膏外敷，并服用清热解毒中药（具体药名不详）。疱疹结痂，但仍留有持续性针刺样、烧灼样疼痛，疼痛剧烈，影响睡眠，并且疱疹结痂区不能触摸。曾在当地医院疼痛科接受镇痛药和理疗等方法治疗，未见好转；又接受硬膜外神经阻滞疗法治疗，疼痛虽然减轻，但1周后疼痛复作。为求诊治而来我处。病人既往有糖尿病史5年，现口服瑞格列奈片（诺和龙）等降糖药。血压140/90mmHg。病人自述大便1周1次，便如羊屎状，小腹内有时胀痛，口干口渴，口臭，不寐。病人心情焦虑，形体消瘦，腹部脐周有约30cm×20cm的疱疹后红色瘢痕及结痂区，伴有色素沉着，皮疹处因痛觉过敏而避免衣服摩擦。VAS为8分。舌质红，苔黄燥，脉涩。

［诊治经过］西医诊断：带状疱疹后遗神经痛。中医诊断：皮痹。主症：脐周部皮肤灼热痛并疱疹结痂，瘢痕形成。次症：口渴，口臭，舌质红，苔黄燥，脉涩。兼症：便秘，小腹内有时胀痛，口干，不寐，焦虑。证型：气滞血瘀，热伤经皮。治则：行气活血，清热荣皮。处方：主穴，膻中、气海、血海；配穴，孔最、尺泽、阿是穴、阴郄。刺灸法：病人取仰卧位，气海、血海、膻中逆经刺入，得气后行强刺激，留针；孔最、尺泽、阴郄逆经刺入，得气后行强刺激，留针；阿是穴用围刺法，即在病灶周围的皮损处每隔2寸平刺入1针，针尖方向皆朝向病灶中心处，得气后行中等刺激。共留针45分钟，每15分钟行针1次。留针15分钟后，病人酣然入睡。家属告知，病人近1个月因疼痛而入睡不能，此次针刺后，疼痛明显减轻而入睡。约6分钟后病人醒来，焦虑消失，心情舒畅。VAS为4~5分。

二诊：2005年6月12日。因疼痛减轻，昨日不服地西泮（安定）可入睡4小时左右。告知仍便秘，口臭。舌脉同前。加合谷、上巨虚，得气后强刺激。并嘱服酒大黄粉3g，每日2次。

三诊：2005年6月13日。病人未服酒大黄之前，虽然大便已通，但仍如羊屎状，腹胀。昨日中午服酒大黄后，傍晚即大便3次，便质稍硬，腹胀明显减轻。今日来诊，仍有口臭。舌红，苔薄黄，脉弦数。继续上法治疗。

四诊：2005年6月14日。疼痛明显减轻，VAS为2~4分。大便通畅，每日

2~3 次。皮肤疱疹结痂处脱落。以手触之破损处，痛觉过敏减轻，有时呃逆。上方基础上，加内关，得气后行针、留针同前。

五诊、六诊：2005 年 6 月 15 日、16 日。继续同四诊方法治疗。

七诊：2005 年 6 月 17 日。腹部第 9、10、11 对胸神经前支所支配区的皮肤疼痛基本消失。VAS 为 1~2 分。皮肤色素沉着明显。留有少数疱疹结痂。病人能穿衣服，局部触摸过敏现象消失。舌红，苔薄白，脉弦略数。可不予针灸治疗。嘱其服用维生素 B_{12} 500 μg，维生素 B_1 100 mg，每日 3 次，服用 10 天，以巩固疗效。

[诊治思路分析] 病人长期疼痛，心情焦虑，情志不畅而致气机郁滞，障碍不通则导致小腹胀痛。"气为血之帅"，气滞过久可导致血行不畅而致血瘀，气滞血瘀久而化热，耗伤津液，则见口渴、便秘、苔黄燥；上扰清空则不寐；热停中焦，胃中浊气上升，则口臭；热注筋皮，则脐周皮肤灼热疼痛。脉涩为血瘀阻滞脉道，脉气往来艰涩所致。舌红为体内有热之症。处方：主穴，膻中、气海、血海；配穴，孔最、尺泽、阿是穴、阴郄。《针灸资生经》云："气海者，盖人之元气所生也。"《针灸甲乙经》云："若血闭不通，逆气胀，血海主之。"膻中为八会穴的气会。三穴合用可活血行气。孔最、阴郄均为所在经脉之郄穴，为气血所聚，可治疗疼痛。尺泽为手太阴肺经合穴。孔最、阴郄、尺泽，皆有清热活血之功。上述所有穴位均逆经刺入，增强清热活血之力。配以阿是穴通经止痛。

二诊时疼痛减轻，睡眠好转，仍便秘、口臭。舌脉同前。口服酒大黄清通肠腑；加合谷、上巨虚，一为手阳明大肠经原穴，一为足阳明胃经腧穴。三者可清热调理胃肠，治疗便秘、口臭。

三诊治疗方法同二诊。

四诊时疼痛、便秘好转，但出现呃逆，故加内关。《灵枢·终始》篇云："阴溢为内关。内关不通，死不治。"内关又指溢阴上犯之证，盖以阴气闭塞于内，不与外阳协调，致阴气逆行上犯，而为胸中各病，针对此，可通过针刺内关治之。

五诊、六诊，治同四诊。

七诊时症状基本消失，故停针灸治疗，嘱服维生素 B_1、维生素 B_{12} 以巩固疗效。

94. 痛风

痛风是由嘌呤代谢紊乱、血尿酸增高导致尿酸结晶沉积在关节及皮下组织而引起的一种疾病。临床特点是高尿酸血症、特征性急性关节炎、痛风结石形成，严重者可致关节畸形和活动功能障碍。本病分为原发性和继发性两类。发病因素多与酗酒（尤其是啤酒）、饮食不节、疲劳过度、七情内伤、受寒着凉、关节损伤、手术感染等有关。

痛风，中医又名"历节""历节风"，属"痹病"范畴。

【中医辨证要点、治则与处方】

（1）湿热蕴结。四肢小关节猝然红肿疼痛，拒按，局部灼热，得凉则舒，心烦，尿溲黄；舌红，苔黄腻，脉滑数；伴有发热口渴，乏力，纳呆。治则：清热利湿，化瘀止痛。处方：主穴，曲泉、水泉、阴陵泉、阳陵泉；配穴，解溪、申脉、照海、太冲。

（2）瘀热阻滞。关节红肿刺痛，局部肿胀变形，屈伸不利，肤色紫暗，按之稍硬；舌质紫暗或有瘀斑，苔薄黄，脉涩；或病灶周围有块垒硬结，肌肤干燥，皮色黧黑。治则：化瘀清热，通络止痛。处方：主穴，外关、血海、中渚、丘墟；配穴，足三里、商丘、飞扬。

（3）痰浊滞结。关节肿胀疼痛，胸脘痞满；舌胖大紫暗，苔白腻，脉弦滑；或关节周围水肿，或见块垒硬结不红，或伴有目眩。治则：化痰祛浊，活血止痛。处方：主穴，丰隆、阴陵泉、阳陵泉、血海；配穴，解溪、水泉、太冲、曲泽、尺泽。

（4）阴虚血瘀。病久屡发关节疼痛，局部关节变形，昼轻夜甚，头晕耳鸣，颧红口干；舌红，少苔，脉细；肌肤麻木不仁，步履艰难，筋脉拘急，屈伸不利。治则：补阴化瘀。处方：主穴，中封、血海；配穴，申脉、照海、足临泣、行间。

【主穴定位】

（1）中封。

［标准定位］在足背侧，当足内踝前，商丘与解溪连线之间，胫骨前肌腱的内侧凹陷处。见图11-94-1。

［刺灸法］直刺0.5~0.8寸。

［特异性］足厥阴肝经经穴。

（2）曲泉见图4-39-3，水泉见图2-11-2，阴陵泉见图1-4-4，阳陵泉见图1-8-5，外关见图3-22-2，血海见图1-5-4，中渚见图1-8-3，丘墟见图4-43-1，丰隆见图1-1-5。

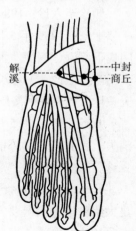

图11-94-1 中封

【病例】李某，男，47岁，厂长。初诊：1989年5月5日。主诉：右足蹞趾及踝关节红肿热痛3天。

3天前，病人与友人吃涮羊肉时饮大量啤酒。翌日晨起，上症发生，服秋水仙碱片后疼痛减轻，但肝功能检查显示ALT、AST、γ-GT异常增高，故停用该药。

今日疼痛剧烈而来求治。病人平素喜食海鲜、豆腐等物。5 年前即有反复发作左踝关节、左跗趾关节红肿热痛病史，血尿酸平素偏高，为 550μmol/L（正常男性为 208~428μmol/L）。每次发作时服秋水仙碱片或于关节腔内注射激素治疗。病人烦躁易怒，脘腹胀满，嗳腐吞酸，大便泄泻黄秽而臭，溲赤，长期阴囊潮湿。病人形体肥胖，身高 165cm，体重 90kg，血尿酸为 670μmol/L，白细胞数目偏高，轻度核左移，红细胞沉降率加快（35mm/h）。VAS 为 8 分。舌暗红、有瘀点，苔黄厚腻，脉滑数。

[诊治经过] 西医诊断：急性痛风性关节炎。中医诊断：热痹。主症：右足踇趾及踝关节红肿热痛。次症：大便泄泻黄秽而臭，溲赤，长期阴囊潮湿，舌暗红、有瘀点，苔黄厚腻，脉滑数。兼症：烦躁易怒，脘腹胀满，嗳腐吞酸。证型：湿热下注，筋脉瘀阻。治则：清热利湿，通经止痛。处方：主穴，公孙、外关、水泉、阴陵泉、阳陵泉；配穴，行间、丘墟、商丘。刺灸法：主穴、配穴皆按迎随补泻的泻法刺入，得气后行中等刺激到强刺激手法，留针 30 分钟，每 15 分钟行针 1 次。

二诊：1989 年 5 月 6 日。疼痛未见明显减轻，但脘腹胀满消失，其余症状、舌脉同前。给予中药方：土茯苓 30g，延胡索 20g，益母草 15g，怀牛膝 15g，木瓜 20g，薏苡仁 20g，盐黄柏 15g，桑枝 15g，猪苓 20g，川芎 15g，龙胆草 15g，黄芩 15g，甘草 5g。共 7 剂。水煎，每日 1 剂，早晚各温服 200ml。

三诊：1989 年 5 月 7 日。疼痛稍减轻，VAS 为 6~8 分。便黄臭消失，仍溲赤，舌红、有瘀点，苔淡黄微厚，脉数。针刺处方加筑宾，行针、留针同初诊。

四诊至六诊：1989 年 5 月 8 日至 10 日，皆同三诊治疗方法。

七诊：1989 年 5 月 11 日。疼痛明显减轻，VAS 为 2~4 分。溲赤消失，但仍阴囊下潮湿、瘙痒。舌微红、有瘀点，苔淡黄微厚，脉略数。病人不希望继续针灸治疗，故改为耳压交感、神门、脾、肝、肾、足趾、踝，每 3 天更换 1 次，每天按压 2 回，每回按压 30 次。

八诊：1989 年 5 月 12 日。疼痛 VAS 为 1~3 分。右踝、右跗趾关节红肿热痛消失。舌脉同七诊。前中药方加白术、泽泻、白茅根各 15g，共 7 剂，煎服法同二诊。嘱病人禁酒，尽量少食动物内脏、海鲜、豆制品，清淡饮食，减重。

[诊治思路分析] 本病诊断为热痹，属湿热下注、筋脉瘀阻型。阴陵泉为足太阴脾经的治湿要穴，配行间清热利湿；公孙通冲脉，冲脉为经脉之海，其特点是"主渗灌溪谷"；水泉为足少阴肾经郄穴，乃气血所聚之处，配合筋会阳陵泉可活血行气、通经止痛，从病因上治疗湿热型痛风。主穴、配穴大多为足太阴脾经、足阳明胃经和足厥阴肝经的腧穴，按迎随补泻的泻法刺入可泻本经之邪，以清热利湿，行气活血，调理脾胃，进而改善脘腹胀满、大便泄泻黄秽而臭、溲

赤、阴囊潮湿的症状。外关属手少阳三焦经，是络穴、八脉交会穴，通阳维脉，能清热除湿、通经活络，与丘墟、商丘合用可治疗踇趾及踝关节红肿热痛。

二诊时疼痛虽未见明显减轻，但脘腹胀满消失，其余症状、舌脉同前。为加快疗效，辨证治疗而给予中药。土茯苓、薏苡仁、猪苓、龙胆草、盐黄柏、黄芩健脾清热利湿；怀牛膝、木瓜、桑枝祛湿活络，通利关节；川芎、延胡索、益母草活血散结，通经止痛；甘草调和诸药。

三诊时疼痛稍减轻，便黄臭消失，仍溲赤。舌红、有瘀点，苔淡黄微厚，脉数。处方加筑宾，此穴为足少阴肾经腧穴、阴维脉之郄穴，能清热利湿。

四诊至六诊，治同三诊。

七诊时疼痛明显减轻，溲赤消失，但阴囊湿痒，苔淡黄微厚，脉略数，故改因耳压交感、神门、脾、肝、肾等穴，健脾除湿。

八诊时疼痛基本消失，右踝、右踇趾关节红肿热痛消失，但苔微黄厚，仍有湿热之象，故前方加白术、泽泻、白茅根，健脾清热利湿，嘱病人注意饮食清淡，禁酒，避免再发。

95. 痔疮术后痛

人体直肠末端黏膜下和肛管皮肤下静脉丛发生扩张和屈曲形成的柔软静脉团，称为痔，又名痔疮、痔核、痔病、痔疾等。痔疮包括内痔、外痔、混合痔，是一种慢性疾病。痔是常见的疾病，治疗Ⅲ、Ⅳ度混合痔常用的手术方式为混合痔外剥内扎术，该法最严重的术后并发症是痔术后肛门疼痛。导致疼痛的因素有：①组织受到不同程度的损伤和刺激，包括术中结扎位置过低、牵拉等；②各种致痛物质的释放刺激神经末梢，引起肛门括约肌痉挛；③术后创面水肿和感染；④排便时粪便刺激或摩擦伤口；⑤手术瘢痕收缩压迫神经；⑥手术恐惧心理、过度紧张以及机体对疼痛过度敏感等。肛门周围血管、神经非常丰富，对痛觉极为敏感，也是手术后疼痛高发的原因之一。

痔疮术后痛在中医学属于"金伤"或"痛证"范畴。

【中医辨证要点、治则与处方】

（1）风伤肠络。肛门周围痛，或有肛门瘙痒；舌红，苔薄白或薄黄，脉浮数。治则：祛风通络止痛。处方：主穴，风门、大肠俞；配穴，承山、昆仑。

（2）湿热下注。肛门周围痛，肛门灼热；舌红，苔黄腻，脉滑数。治则：清热祛湿止痛。处方：主穴，阴陵泉、大肠俞；配穴，中膂俞、委中。

（3）气滞血瘀。肛门周围痛；舌暗红，苔白或黄，脉弦涩。治则：行气活血止痛。处方：主穴，气海俞、大肠俞；配穴，次髎、承山。

（4）脾虚气陷。肛门疼痛，头晕神疲，少气懒言，纳少便溏；舌淡胖、边有齿痕，苔薄白，脉弱。治则：健脾益气止痛。处方：主穴，百会、大肠俞；配穴，三阴交、承山。

【主穴定位】

风门见图 1-2-1，大肠俞见图 4-36-1，阴陵泉见图 1-4-4，气海俞见图 7-66-1，百会见图 1-3-3。

【病例】李某，男，24 岁，学生。初诊：2011 年 1 月 22 日。主诉：痔疮术后肛门疼痛 4 小时。

病人今日午前痔疮术后一切顺利，但晚上出现肛门区剧烈疼痛。被告知病人多有此类疼痛，可服镇痛药。病人服镇痛药（药名不详）后疼痛未消失，而求助于针灸治疗。病人现间断性心烦、焦虑，表情痛苦，自觉疼痛难忍，VAS 为 6~7 分。舌淡红，苔薄白，脉弦涩。

[诊治经过] 西医诊断：痔疮术后。中医诊断：肛痛。主症：肛门疼痛。次症：舌淡红，苔薄白，脉弦涩。兼症：间断性心烦、焦虑。证型：瘀血阻络。治则：化瘀止痛。处方：主穴，次髎、大肠俞；配穴，承扶、承山、合谷。刺灸法：病人因惧怕针灸而改用指针疗法治疗。即用拇指按压腧穴，每穴按压 1~3 分钟，以局部得气为度。病人经按压后，疼痛明显减轻，心烦、焦虑相应消失。VAS 为 2~3 分。半夜复因肛门痛而痛醒，仍按前者指压，疼痛亦缓解，VAS 为 1~2 分。以后，每当疼痛时即按上法治疗，肛门痛基本消失。

[诊治思路分析] 痔疮术后，肛周络脉、筋脉损伤，局部经气阻隔，气血运行阻滞，不通则痛；气血不通不能濡养经脉，不荣而痛；经脉挛缩收引，牵涉而痛；瘢痕压迫、肛缘水肿令气血不通更甚，加剧疼痛。疼痛剧烈，情志不畅，则心烦、焦虑。主穴次髎、大肠俞能缓急止痛；配穴承扶、承山、合谷为足太阳膀胱经与手阳明大肠经的腧穴，可疏经通络。按压刺激诸穴，共奏行气活血、通经止痛之功。

96. 糖尿病周围神经病变

糖尿病周围神经病变是糖尿病常见的慢性并发症之一，也是糖尿病病人主要的致残因素。该病是以节段性脱髓鞘为主要病理改变的多发性周围神经病变。发病机制尚未清楚，但一般认为与高血糖引起代谢紊乱、微血管病变、神经营养因子缺乏、自由基损伤及基因表达异常等多种因素相关。

糖尿病周围神经病变属于中医学"消渴""痿证""痹证""血痹""不仁"等范畴，此病与瘀血有关。消渴日久，阴亏津耗，燥热亢盛，伤阴耗气而致气阴两伤；阴虚内热灼伤营血，血行不畅而致脉络瘀阻；或肥甘厚味，碍脾健运，水谷与水湿运化乏力，痰湿内聚，经脉受阻，血行不畅，瘀血内生；或久病气虚，无力推动血行，致血行不畅，经络瘀阻；或阳虚寒凝，血失温煦，皆可致筋肉失养，脉络瘀阻。

【中医辨证要点、治则与处方】

（1）肝肾阴虚，筋皮瘀阻。四肢麻木或酸痛，腰腿酸软，头目眩晕，爪甲枯脆，齿摇发脱；舌红，少苔，脉细；或有肌肉瘦削，或有颤抖，筋惕肉瞤，步履跟跄。治则：培补肝肾，活血荣筋。处方：主穴，太冲、太溪、三阴交；配穴，行间、阳陵泉、侠溪、足三里。

（2）气血两虚，筋肉瘀阻。四肢麻木疼痛，面色萎黄无华，唇甲淡白，神疲倦怠，少气懒言；舌质淡，苔薄白，脉细或弱；抬举无力，肌肉瘦削，多汗或少汗，心慌气短头晕。治则：调补气血，荣养筋肉。处方：主穴，气海、膻中、血海；配穴，太冲、足三里、曲池、外关、阴郄。

（3）脾肾阳虚，寒凝筋皮。四肢麻木伴有寒冷疼痛，入夜剧，得热则舒，面色晦暗，口唇发紫，形寒肢冷；舌质暗淡，苔白，脉细涩。治则：温补脾肾，宣痹止痛。处方：主穴，商丘、三阴交、太溪、关元；配穴，足三里、阴陵泉、阳陵泉、中渚、外劳宫、三间。

（4）气滞血瘀，络脉不通。四肢麻木伴有胀痛或刺痛，按之则舒；舌质可见紫色瘀斑，舌苔薄白，脉涩；肌肤甲错，面色晦暗，口唇发紫。治则：行气活血，宣痹通络。处方：主穴，血海、尺泽、合谷、列缺、太冲；配穴，外关、公孙、申脉、照海。

（5）湿热阻络，筋皮失养。四肢麻木，灼热疼痛，或局部红肿，扪之发热，甚则两足欲踏凉地；舌质暗，苔黄白而腻，脉弦数或濡数。治则：清热利湿，蠲痹通络。处方：主穴，丰隆、交信、筑宾、曲池；配穴，太冲、太溪、阳陵泉、阴陵泉、中泉、阳池。

【主穴定位】

（1）交信。

［标准定位］在小腿内侧，当太溪直上 2 寸，复溜前 0.5 寸，胫骨内侧缘的后方。见图 11-96-1。

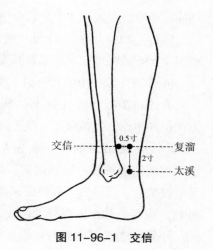

图 11-96-1 交信

［刺灸法］直刺 1~1.5 寸。

［特异性］阴跷脉郄穴。

（2）商丘见图 4-34-1，太冲见图 1-2-6，太溪见图 1-4-6，三阴交见图 1-1-4，气海见图 1-6-6，膻中见图 5-46-2，血海见图 1-5-4，关元见图 5-52-3，尺泽见图 1-2-3，合谷见图 1-2-2，列缺见图 1-6-3，丰隆见图 1-1-5，筑宾见图 11-87-1，曲池见图 4-27-2。

【病例】孟某，男，68 岁，退休职员。初诊 2010 年 8 月 8 日。主诉：手足麻木、刺痛 2 个月余，近 1 周加重。

病人 2 个月前运动后感受风寒，自觉手足麻木、刺痛，休息后不见缓解，自行去某医院治疗，诊断为多发性周围神经病。治疗后麻木疼痛有所改善，但 1 周前过劳后手足麻木、刺痛较前加重，休息后未见减轻，故来我院求诊。病人手足疼痛遇冷加重，遇热缓解，平素手足汗出，足背发青，有冷感。既往有 2 型糖尿病病史 10 年余，现口服二甲双胍类药。手足暗红微紫，有冷感。FPS 为 4 分，手足至腕踝关节处痛温觉减退，舌淡红，有瘀斑、瘀点，苔薄白，脉缓涩。

［诊治经过］西医诊断：糖尿病周围神经病变。中医诊断：寒痹。主症：手足麻木、刺痛。次症：手足麻木疼痛遇冷加重、遇热缓解，舌淡红，有瘀斑、瘀点，苔薄白，脉缓涩。兼症：手足汗出，足背发青，有冷感。证型：气虚血瘀，寒客经脉。治则：补气活血，温通经脉。处方：主穴，商丘、丘墟、阳溪、阳池、阳谷；配穴，阴陵泉、阳陵泉、列缺。刺灸法：主穴顺经斜刺，配穴直刺，得气后行提插捻转强刺激。每 10 分钟行针 1 次，留针 30 分钟。

二诊：2010 年 8 月 9 日。疼痛减轻，FPS 为 3 分。治同初诊。

三诊：2010 年 8 月 10 日。病人主诉麻木、疼痛虽减轻但有时手指、足趾尖跳痛，遇冷后尤甚，加中冲刺血 3~5 滴。

四诊：2010 年 8 月 11 日。病人主诉昨日中冲刺血后手指、足趾尖跳痛消失，观察手足皮肤温度正常，暗红及发紫消失，停中冲刺血，余同初诊。

五诊至八诊：2010 年 8 月 12 日至 15 日。方法皆同初诊。

九诊：2010 年 8 月 16 日。病人主诉手足疼痛明显减轻，FPS 为 1 分。针刺方法仍同初诊，嘱其服用乙酰天麻素片，每次 3 片，日服 3 次，共服 10 天。

［诊治思路分析］本病病人有糖尿病病史多年，病变损及周围神经。现病手足疼痛遇冷加重、遇热缓解，是为寒痹。经云："寒主收引，故卒然而痛。"手足暗红微紫，舌淡红，有瘀斑、瘀点，脉缓涩，为气虚血瘀之象。故辨证为气虚血瘀，寒客经脉；治当补气活血，温通经脉。因此主穴选足太阴脾经之经穴商丘，补脾经之气以助血行；取足少阳胆经之原穴丘墟调节少阳枢机，通络止痛；

腕部取阳溪、阳池、阳谷三穴，意在温阳益气，活血化瘀，疏风散寒。配穴列缺可调肺经之气，使宗气充足入血脉，行气活血；阳陵泉为筋会，善治筋肉痹痛；阴陵泉健脾益气可除脾虚失荣之肌肉疼痛。治疗寒痹疼痛以提插捻转强刺激手法为佳，可达到疏通气机、通则不痛的目的。

二诊，效不更方，治同初诊。

三诊，病人手指、足趾尖跳痛乃瘀血之象，中冲为手厥阴心包经井穴，"诸痛痒疮，皆属于心"，中冲刺血可活血化瘀止痛。

四诊至八诊，因跳痛消失，故停止中冲刺血方法，而仍用初诊方法治疗。

九诊，疼痛明显减轻，改服乙酰天麻素片疏风通络止痛，巩固疗效。

97. 皮肌炎

皮肌炎是自身免疫性结缔组织病，主要累及皮肤和横纹肌，出现皮肤症状和肌肉受累症状，其中皮肤表现为紫红色斑及丘疹，肌肉表现为受累肌群的无力、疼痛和压痛，临床以亚急性和慢性发病为主。

皮肌炎属于中医学"肌痹""皮痹"范畴。《黄帝内经》描述了该病的基本特征：①病位在肌肤；②肌痛，无力；③严重时内侵脏腑；④脉象细涩。本病急性期的皮疹与"阴阳毒"相似。《诸病源候论》曰："风寒湿三气合而为痹。病在于阴，其人苦筋骨痿枯，身体疼痛，此为痿痹之病，皆愁思所致，忧虑所为。"指出了痿痹致病的病因为愁、思、忧、虑等，颇有临床指导意义。

本病多由先天禀赋不足，正气亏虚，卫外不固，而致邪毒内侵，伤及肺脾，"肺主皮毛""脾主肌肉"，故肺脾受伤，表现出皮肤、肌肉之病变。恣食膏粱厚味，脾胃运化失常，湿热火毒内生，复感风邪，以致毒热蕴结，灼伤脉络，治宜清热解毒；湿热相搏，蕴结于脾，脾失健运，气血生化乏源，治宜燥湿清热；露卧风冷、浴后乘凉，致风寒湿邪乘虚入侵，久蕴不解，阻于筋骨之间，气血运行不畅，治宜温经通络；恼怒伤肝，或恣欲伤肾，致肝肾阴虚，正虚邪乘，营卫不和，治宜滋养肝肾；风寒湿久留，致脾肾阳虚，肌肤筋脉失于阳气温煦，治宜温补脾肾；久病入络，瘀血内阻于肌腠，肌肉失养，治宜活血化瘀。

【中医辨证要点、治则与处方】

（1）毒热蕴结。肌肉关节红肿疼痛，皮损呈水肿性紫红色斑；舌质红绛，苔黄厚，脉数；皮损部颜色鲜红，伴高热，烦躁，口干渴，胸闷心悸，甚则神昏谵语。治则：清热解毒，凉血活血。处方：主穴，曲池、合谷、内庭、大椎；配穴，鱼际、少商、列缺、行间、十宣。

（2）湿热蕴脾。肢节烦痛，皮疹紫红，肌肤肿胀，下肢尤甚，头重头昏；舌质红，苔黄厚腻，脉滑数或濡数；肢倦乏力，身热不退，纳呆呕恶，吞咽不利。治则：燥湿清热，健运脾胃。处方：主穴，三阴交、阴陵泉、行间；配穴，四白、二间、三间。

（3）肝肾阴虚。肌痛隐隐，斑色浮红，肉痿乏力，目眩，腰膝酸软；舌红，少苔，脉细数；伴消瘦，头晕，咽干口渴。治则：补益肝肾，养阴清热。处方：主穴，太溪、曲泉、三阴交；配穴，申脉、照海、蠡沟。

（4）脾肾阳虚。病情日久，关节疼痛重着，四肢极度疲乏无力，局部肌肉萎缩较重，肢端发紫发凉，斑疹淡暗不红，便溏；舌质淡，舌体胖大，苔白润，脉细；纳少腹胀。治则：温补脾肾，濡养皮肉。处方：主穴，命门、脾俞、肾俞；配穴，心俞、肺俞、足三里、腰阳关、阳陵泉。

【主穴定位】

曲池见图 4-27-2，合谷见图 1-2-2，内庭见图 1-1-1，大椎见图 1-2-1，三阴交见图 1-1-4，阴陵泉见图 1-4-4，行间见图 1-3-5，太溪见图 1-4-6，曲泉见图 4-39-3，命门见图 5-46-1，脾俞见图 1-2-10，肾俞见图 1-3-7。

【病例】展某，女，33岁，售货员。初诊：2003 年 9 月 8 日。主诉：周身肌肉疼痛伴无力 1 年余。

1 年前，病人因四肢关节、肌肉疼痛，在当地医院诊为"多发性肌炎"，接受类固醇皮质激素（泼尼松）治疗，疼痛消失，但又因感冒而使疼痛复发，接受免疫球蛋白静脉滴注，症状消失，如此反复多次。病人现自觉四肢疼痛无力，每遇寒冷加重，遇温暖时减轻，畏寒肢冷，腰酸膝软，有时腹泻，有时纳呆，有时便秘，体重减轻，吞咽困难。病人现仍服激素治疗。肌电图示自发性纤颤电位，正向尖波，即以肌源性损害为主。四肢肌力 4 级，以近端无力为主，双臂上举、坐位、站立逐渐困难。眼部有淡紫色点形红斑，分布于双侧面颊部。血清肌酸激酶增加。四肢腱反射减弱，四肢肌肉萎缩不明显，四肢肌肉疼痛，压痛，VAS 为 4 分。舌淡红、胖大、有齿痕，苔白微厚，脉缓而弱。

［诊治经过］西医诊断：皮肌炎。中医诊断：皮痹。主症：四肢疼痛伴无力，颜面蝴蝶斑。次症：喜暖恶寒，畏寒肢冷，腰酸膝软，舌淡红、胖大、有齿痕，苔白微厚，脉缓而弱。兼症：有时腹泻，有时纳呆，有时便秘，体重减轻，吞咽困难。证型：脾肾阳虚，皮肉失养。治则：温补脾肾，濡养皮肉。处方：主穴，命门、脾俞、肾俞；配穴，肺俞、心俞、尺泽、阴陵泉、太溪、廉泉、夹廉泉。刺灸法如下。病人取俯卧位，命门直刺，得气后行平补平泻手法；脾俞、肾俞、肺俞、心俞皆顺经刺入，行提插捻转补法，得气后加灸，每穴各灸 5 分钟，

以皮肤发红为度。留针 30 分钟，每 15 分钟行针 1 次。背部针刺后，仰卧位，尺泽、阴陵泉、太溪皆顺经刺入，得气后行提插捻转的补法，留针 30 分钟，每 15 分钟行针 1 次。廉泉、夹廉泉皆向舌根方向刺入，以舌根有沉重感为度。隔日针灸 1 次，10 次为 1 个疗程。

二诊、三诊：2003 年 9 月 10 日、12 日。治疗同初诊。

四诊：2003 年 9 月 14 日。病人吞咽困难和畏寒肢冷减轻，但余症同前。近两日轻度腹泻，每日 3~4 次。加天枢、大横。

五诊：2003 年 9 月 16 日。治疗同四诊。

六诊：2003 年 9 月 18 日。病人主诉依旧为疼痛，VAS 由 4 分降到 3 分。腹泻消失，舌淡红，苔白微厚，脉缓而弱。四诊处方的天枢、大横停止使用。继续按初诊处方治疗。

七诊：2003 年 9 月 20 日。病人皮损、颜面瘀斑明显减轻，肌无力减轻，但疼痛同六诊。畏寒肢冷消失。昨日晚饭饮食过多，至今仍脘痞胀满，苔白微厚腻，脉滑而缓。加中脘、内关，得气后行强刺激，随后脘痞胀满消失。

八诊：2003 年 9 月 22 日。VAS 为 1 分。病人在上述治疗基础上加减用穴，如不寐加百会、四神聪，腰痛加腰阳关，便秘加大肠俞，四肢无力加重加阳陵泉、足三里，疼痛加重加百会、神庭、头临泣等。

持续治疗 3 个月余，肌电图检查显示肌源性损伤消失，血清肌酸激酶恢复正常，四肢疼痛消失，吞咽正常，疾病痊愈。嘱其平素注意加强体育锻炼，保持心情愉快，避免久居湿地及寒邪内侵。

[诊治思路分析] 病人经问诊及查体后，被诊为患有皮痹（皮肌炎）。由于病人素体虚弱，反复外感，久病伤阳，并伴有喜暖恶寒，畏寒肢冷，腰酸膝软，舌红、胖大、有齿痕，苔白微厚，脉缓，故辨证为脾肾阳虚、皮肉失养。初诊选取命门，命门为督脉经穴，具有统领全身阳气的作用；脾俞、肾俞为足太阳膀胱经的背俞穴，是脾气与肾气输注于腰背部的反应点，《素问·长刺节论》载"迫藏刺背，背俞也"，故两经顺经针刺施补法可以补益脾肾之气；病人由于素体虚弱易外感，故取肺俞、心俞，顺经针刺施补法以扶正祛邪；取尺泽，因尺泽为手太阴肺经之合穴，顺经针刺施补法以补益肺气，顾护卫表，增强病人抵抗力；病人自觉四肢疼痛无力，故取阴陵泉，阴陵泉为足太阴脾经之合穴，脾主四肢肌肉，补法以健运脾胃；取太溪，太溪为足少阴肾经之原穴、输穴，原穴是脏腑之气留止之处，输穴可用来治疗关节痛，顺经针刺施补法以滋肾；病人吞咽困难，取廉泉、夹廉泉为局部选穴，可改善气血运行，濡养筋肉。对脾俞、肾俞、肺俞、心俞皆用灸法，以温阳散寒。

初诊疗效确切，二诊、三诊继续采用初诊疗法。

四诊时，病人轻度腹泻，取天枢、大横。天枢为大肠募穴，以调理脾胃而止泻；大横为足太阴脾经与阴维脉之交会穴，主治泄泻。

五诊时，考虑四诊疗效确切，继续按四诊方法治疗。

六诊时，病人腹泻消失，去天枢、大横，并继续按初诊治疗方案。

七诊时，病人症状明显好转，但因饮食不节致脘腹胀满，取中脘、内关。中脘为胃之募穴，《针灸甲乙经》认为"胃胀者，中脘主之"，故中脘能调理脾胃以理气和胃；内关为手厥阴心包经络穴，八脉交会穴之一，通阴维脉，可畅通三焦气机，为理气要穴。

八诊时，病人不寐加百会、四神聪，宁心安神；腰痛加腰阳关，疏通气血，通则不痛；便秘加大肠俞，通调腑气，润肠通便；四肢无力加阳陵泉、足三里，阳陵泉为筋会，能强健筋骨，足三里为足阳明胃经合穴，"治痿独取阳明"，以益气生血，气血充盛，肌肉得养。

98. 雷诺病

雷诺病是因血管神经功能紊乱引起的肢端小动脉异常痉挛性疾病，特征是阵发性出现四肢肢端（手指为主）对称的小动脉痉挛引起的皮肤苍白、发绀，痉挛动脉扩张充血导致皮肤发紫，伴感觉异常，局部受寒及情绪激动易诱发，重者可致肢端坏疽。此病多见于女性，发病年龄多在20~30岁，很少超过40岁。其发作过程有三个阶段：局部缺血期、缺氧期与充血期。

雷诺病属于中医学"四肢逆冷""血痹""脉痹""寒痹"等范畴，是在人体气血虚的基础上，风寒之邪乘虚壅闭脉络所致。中医学认为，四肢为诸阳之末，得阳气而温。本病内因脾肾阳虚，外受寒邪侵袭而发。本病或由过服寒凉清苦之品，或由久病阳气亏虚，以致阳气闭阻不通，寒邪凝滞，四末失于温煦，治宜温阳散寒；或由情志不舒，痰饮宿食等，以致气滞血瘀，气血运行受阻，不能濡养肌肤所致，治宜理气活血；或由外感湿热之邪，或因素体脾气虚弱，湿邪中阻化热，以致湿热内盛，热蒸于内，湿泛肌肤，阻碍经气，卫气不能布散肌表，皮肤失其温养所致，治宜化湿清热。

【中医辨证要点、治则与处方】

（1）阳虚寒凝。长期四肢发凉怕冷，遇冷发作时肢端苍白、疼痛明显，继而紫红，潮红，伴手指、足趾麻木或轻微疼痛，得温后缓解，缓解后仍感疼痛明显，伴肢端麻木，畏寒；舌淡，苔白，脉沉细涩；伴口淡不渴，面色㿠白。治则：

温阳散寒，通经止痛。处方：主穴，百会、关元、命门、风池、合谷；配穴，足三里、风府、肾俞、脾俞、太溪。

（2）气滞血瘀。肢端呈持续性青紫、发凉、肿胀、麻木、刺痛，受寒或情绪激动时发作；舌暗紫或有瘀斑，脉弦涩；青紫持续时间较长且肿胀疼痛。治则：理气活血，化瘀通络。处方：主穴，膻中、太冲、足临泣、血海、三阴交；配穴，行间、气海、肝俞。

（3）湿热内盛。指（趾）青紫发红，肿胀疼痛，发生溃疡、坏疽；舌质红，苔黄腻，脉滑数或弦滑而数；伴口干、咽干、小便赤、大便干。治则：清热利湿，燥湿止痛。处方：主穴，内庭、阴陵泉、三阴交、公孙、曲池、合谷、大椎；配穴，陶道、太白、少商。

【主穴定位】

百会见图 1-3-3，关元见图 5-52-3，命门见图 5-46-1，风池见图 1-6-2，合谷见图 1-2-2，膻中见图 5-46-2，太冲见图 1-2-6，足临泣见图 1-3-5，血海见图 1-5-4，三阴交见图 1-1-4，内庭见图 1-1-1，阴陵泉见图 1-4-4，公孙见图 4-34-1，曲池见图 4-27-2，大椎见图 1-2-1。

【病例】李某，女，35 岁，教师。初诊：2007 年 1 月 12 日。主诉：双手发作性疼痛 1 年余。

1 年前，病人在寒冷季节因汽车事故而在室外停留时间过长，双手、足、耳冻伤，经治疗后，冻伤消失。1 个月后，病人因情绪过度激动而出现双手指突然发白、发凉，继而指端青紫，持续约 1 小时，皮肤发热，色泽转红，手指疼痛较为明显。某医院曾给予扩张血管药物，如硝苯地平、前列地尔、B 族维生素等药物治疗，症状时轻时重，未见痊愈。后病人又多次服用中药，如活血化瘀药、补肾壮骨药，效果皆不显著。病人平素情绪易激动，胸闷气短，善太息，四肢不温，有时头痛、头晕，有时两胁胀痛，每当饮食不佳时即腹泻。此次发病，是因寒冷季节携带友人去看冰灯，室外停留 1 小时左右，自觉双手指、双耳郭麻木疼痛蚁走感，10 余分钟后，友人观察其手指、外耳郭青紫，触之皮肤温度减低，进室内后约 2 小时，双手指、外耳郭逐渐转为潮红，呈跳动、烧灼痛，触之手指温度上升，约 1 小时，皮肤温度逐渐下降，手指、耳郭潮红色泽逐渐褪去，疼痛消失。第二天，病人来我处求治。病人无该病家族史，舌淡红、有瘀点，苔薄白，脉弦，现手指和耳郭颜色苍白，皮肤温度降低。VAS 为 6 分。病人既往曾做过四肢动脉血管彩超，未见异常。

［诊治经过］西医诊断：雷诺病。中医诊断：痛痹。主症：双手指、双耳郭疼痛，跳痛、烧灼痛。次症：情绪易激动，胸闷气短，善太息，四肢不温，舌淡

红、有瘀点，苔薄白，脉弦。兼症：麻木蚁走感，有时头痛、头晕，有时两胁胀痛，每当饮食不佳时即腹泻。证型：肝郁气滞，筋脉瘀阻。治则：理气止痛，疏通筋脉。处方：主穴，太渊、阳陵泉、太冲、足临泣；配穴，率谷透角孙、浮白透头窍阴、内关透大陵、通里透阴郄。刺灸法：直刺太渊时，需用手按住桡动脉，针尖沿拇指甲外刺入，使针感传到拇指或示指；阳陵泉、太冲、足临泣逆经刺入，得气后行强刺激泻法；率谷透角孙、浮白透头窍阴、内关透大陵、通里透阴郄，得气后行平补平泻手法。留针 30 分钟，每 15 分钟行针 1 次。出针后，病人告知，此次的疼痛周期（缺血－缺氧－充血周期）较以往每次的 1~2 小时缩短，此次为 45 分钟左右，VAS 为 4 分。嘱病人调节情志，耳及手足保暖，避免风寒刺激。

二诊：2007 年 1 月 13 日。VAS 仍为 4 分。舌脉同前，手足不温。加艾条灸关元、命门。每穴灸 15 分钟左右。并嘱回家后自行加灸涌泉穴，每穴 10 分钟左右。

三诊、四诊：2007 年 1 月 14 日、15 日。同二诊治疗。

五诊：2007 年 1 月 16 日。手及耳郭发作性苍白、青紫、潮红、胀痛、灼痛等症状明显减轻，VAS 为 2 分。但有时心烦、易怒，无腹泻，无头痛、头晕，多梦、梦境清晰，影响次日工作。舌脉同前。针灸穴位加安眠透完骨、间使。

病人继续按五诊方法，隔日针灸 1 次，根据病情加减穴位。如前额痛加合谷，呃逆加攒竹，泄泻加大肠俞。治疗 4 周后，症状完全消失。半年后随访，未见复发。

[诊治思路分析] 病人经诊断患痛痹（雷诺病），由于病人平素易怒，致肝气郁结，复感风寒后再次复发，并伴有四肢不温，舌淡红、有瘀点，苔薄白，脉弦，故辨证为肝郁气滞、筋脉瘀阻。初诊穴位中太渊为手太阴肺经之原穴、输穴，八会穴中的脉会穴，针刺时使针感传到拇指或示指，能通调血脉、活血化瘀；阳陵泉为足少阳胆经之合穴、八会穴之筋会，能协调阴阳、调和气血，以除筋疾；太冲为足厥阴肝经之输穴、原穴，能疏肝息风、活络止痛。足临泣为足少阳胆经之输穴、八脉交会穴，通带脉，输穴可治疗关节之疼痛，《素问·痿论》记载"阳明虚则宗筋纵，带脉不引，故足痿不用也"，带脉"总束诸脉"，能约束全身纵行的各条经脉，以调节脉气，使气血运行通畅，故该穴逆经刺入施泻法可泻肝止痛、活血化瘀。率谷透角孙、浮白透头窍阴，可疏通三阳经气，得气后行平补平泻手法，使经气疏通。内关为手厥阴心包经之络穴、八脉交会穴，通阴维脉，大陵为手厥阴心包经之输穴、原穴，内关透大陵，施平补平泻手法，可调节气血盛衰、活血止痛；通里为手少阴心经之络穴，阴郄为手少阴心经之郄穴，施平补

平泻手法，以安神止痛，通里透阴郄，能增强疏通经脉之气、化瘀止痛之功。

二诊时，病人手足不温，久病伤阳，加艾条灸关元、命门，以温阳行气、活血止痛。

二诊疗效确切，三诊、四诊继续二诊疗法。

五诊时，病人症状明显减轻，但多梦，梦境清晰，加安眠透完骨。安眠为经外奇穴，乃翳风与风池连线的中点，为治疗失眠之经验效穴，具有安神止痛之功效。安眠透完骨使得气感增强，安神功效显著；加间使则清心安神。

病人按五诊针灸处方隔日治疗1次。病人前额痛，加合谷，"面口合谷收"，以调经止痛；呃逆加攒竹，攒竹为治疗呃逆的经验效穴，能宽胸止呃；泄泻加大肠俞，调理肠腑而止泻。

99. 红斑性肢痛症

红斑性肢痛症是病因不明的阵发性血管扩张性周围自主神经疾病，主要表现为肢体末端阵发性对称性灼痛并伴有局部皮温升高和红斑。病人多在儿童期发病，运动、温热、精神紧张等因素常能诱发本病。本病分为原发性和继发性两类。

红斑性肢痛症属于中医学"血痹"范畴。《冯氏锦囊密录》曰："妇女脚十指如热油煎者，此由荣卫气虚，湿毒之气流滞经络，上攻心则心痛，下攻脚则脚痛。其脚指如焚，如脚气之类。经云热厥是也。"此与现代医学的红斑性肢痛症相似。

本病之本在脾、标在火。或因嗜食肥甘厚腻、久病脾虚，湿邪中阻化热以致脾失健运，湿热内生，热蕴络痹，气血凝滞不通所致；治宜清热利湿，活血通络。或由情志过激，五志化火，火郁不散搏结于足趾，以致脉络痹阻不通，气血运行不畅所致；治宜疏肝理气，养阴清热。

【中医辨证要点、治则与处方】

（1）湿热蕴脾。自觉灼热、剧痛，皮色鲜红，肿胀，疼痛遇热加重；纳呆，便溏不爽；舌质红，苔薄黄或黄腻，脉濡数；伴脘腹胀满，口中黏腻，身体困重等。治则：化湿清热，健脾益气。处方：主穴，中泉、曲泉、曲池、合谷、大椎、三阴交；配穴，少商、十宣、鱼际。

（2）气郁化火。足趾皮肤红肿，自觉痛如油煎不能落地，遇冷灼热感减轻，易怒；舌质红或红绛，苔少，脉弦数；伴心烦焦虑，脘腹胀满，症状随情绪变化而增减。治则：疏肝理气，清热凉血。处方：主穴，太冲、行间、膻中、曲池、内庭；配穴，阴陵泉、气海、合谷、曲泉、陶道。

【主穴定位】

（1）中泉。

［标准定位］伏掌，在腕背侧横纹中，当阳溪与阳池之间的凹陷中。见图11-99-1。

［刺灸法］直刺 0.3~0.5 寸。

（2）曲泉见图 4-39-3，曲池见图 4-27-2，合谷见图 1-2-2，大椎见图 1-2-1，三阴交见图 1-1-4，太冲见图 1-2-6，行间见图 1-3-5，膻中见图 5-46-2，内庭见图 1-1-1。

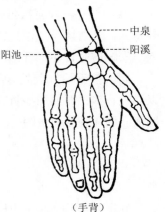

（手背）

图 11-99-1　中泉

【病例】某男，35 岁，职员。初诊：2004 年 10 月 6 日。主诉：间断性双足红肿热痛 3 年，近 3 天加重。

3 年前的冬季，病人酒后自觉燥热而穿单鞋外出跑步，15 分钟后，足部寒冷、疼痛、麻木，返回室内后，即将双脚放在暖气处烘烤，当时疼痛、麻木、寒冷消失，夜晚入睡时，自觉双足趾、足前部肿热疼痛，痛醒后非常紧张，第二日到当地医院诊治，接受激素、镇痛药等治疗，症状消失。以后每当夏季气温较高时，或长时间行走站立，或冬季穿袜过紧，皆可使该症状发生或加剧。有时发作时自服普萘洛尔，症状可减轻，服阿司匹林无效。将双足浸入冷水中，或将患肢抬高，症状可减轻。此次发作，因 3 天前游泳后自觉疲乏，饮啤酒 3 瓶（每瓶 650ml）、白酒（52 度）300ml 左右后，夜半发生双足前部和足趾阵发性烧灼样痛，每次发作持续时间可在数小时以上，每天发作 3~5 次。现每天冷敷，使用激素和镇痛药稍有缓解，来我处求治。病人无发热病史，平素脘痞胀满，时有泄泻，泻下黄臭，心烦。双足趾红肿，触之皮肤温度较高。病人双足浸入冷水中，足背动脉波动正常。无间歇性跛行，小腿无红斑。血常规、血糖检查正常，肌力 5 级，膝腱反射对称存在。VAS 为 8 分。舌红、胖大、有齿痕，苔黄厚腻，脉滑数。

［诊治经过］西医诊断：红斑性肢痛症。中医诊断：热痹。主症：双足前部和足趾阵发性红肿烧灼痛。次症：喜冷，舌红、胖大、有齿痕，苔黄厚腻，脉滑数。兼症：脘痞胀满，时有泄泻，泻下黄臭，心烦。证型：湿热蕴结，肌肉瘀滞。治则：清热利湿，化瘀止痛。处方：主穴，前顶透百会、囟会透前顶、曲差透头临泣、悬厘透曲鬓；配穴，中泉、曲泉、阴陵泉、阴谷、筑宾、阳交。刺灸法如下。前顶透百会、囟会透前顶、曲差透头临泣、悬厘透曲鬓皆平刺，得气后

快速捻转，每分钟超过 300 转，每穴捻转 3 分钟左右。在行使该手法后，该病人即觉足部及足趾的红肿热痛减轻，VAS 为 5~6 分。中泉、曲泉、阴陵泉、阴谷、筑宾、阳交逆经刺入，得气后行强刺激泻法，共留针 30 分钟，每 15 分钟行针 1 次。出针时，皆摇大针孔，不按压，若有出血，待出血数滴后按压穴位。嘱其回家后，可将双患肢抬高，继续冷敷。避免吃腥味辛辣刺激食物，戒烟酒。

二诊：2004 年 10 月 7 日。昨夜疼痛频率、疼痛程度仍同初诊。舌红，苔淡黄、微厚腻，脉滑略数。针灸同初诊。

三诊：2004 年 10 月 8 日。病人告知，昨日夜半疼痛 2 次，频率减少，灼痛减轻，但有针刺感。以手触之，局部皮肤温度仍较高，但红肿程度较初诊减轻。舌红，苔淡黄、微厚腻，脉滑略数。继续按初诊方法治疗。

四诊、五诊：2004 年 10 月 9 日、10 日。同三诊治疗。

六诊：2004 年 10 月 11 日。昨夜疼痛 1 次，白天疼痛 1 次，疼痛时间缩短到半小时左右，烧灼痛基本消失，以胀痛为主，查局部红肿明显减退。舌淡红，苔薄黄，脉略数。VAS 为 2~3 分。继续按初诊方法治疗。

以后隔日 1 次针刺，以初诊处方为主随症加减。易怒时加蠡沟，红肿热痛稍加重时加交信、外丘，不寐时加四神聪，泄泻时加合谷、上巨虚。继续治疗 7 次后，症状完全消失，继而耳压交感、神门、内分泌、脑干、心等穴位，以巩固疗效。

病人 1 年后告知，该病未发作。

[诊治思路分析] 病人 3 年前因酒后自觉燥热，复感外邪后出现足部肿热疼痛，接受激素和镇痛药治疗后症状消失，但易因温度过高、劳累等诱发，遇冷或将患肢抬高可减轻。由此诊断为热痹（红斑肢痛症）。酒为辛热之品，易伤脾胃，脾失健运，湿邪内生，复感外邪，湿阻中焦，郁而化热，故病人双足趾红肿，触之皮肤温度较高、喜冷；又查体见舌红、胖大，有齿痕，苔黄厚腻，脉滑数，故辨证为湿热蕴结、肌肉瘀滞。

初诊选取头针透穴，前顶透百会、囟会透前顶、曲差透头临泣、悬厘透曲鬓，可疏通三阳经气，因手足三阳经通于头气街，得气后快速捻转，行强刺激手法，经气得以疏通，病人症状立即减轻。中泉为上肢部奇穴，此穴属水性，偏寒，具有清热利水之功效，为清热之临床要穴，并且根据病在下者上取之，使全身经络通畅，贯彻上下；曲泉为足厥阴肝经之合穴，逆经针刺施泻法以疏通肝经经气，理气止痛；阴陵泉为足太阴脾经之合穴，为治湿要穴，逆经针刺施泻法以泻热祛湿；阴谷为足少阴肾经之合穴，筑宾为阴维脉之郄穴，阳交为阳维脉之郄穴，逆经针刺施泻法以泻热止痛；出针时摇大针孔，不按压为泻法，以驱散邪气。

二诊时，病人症状同初诊，继续按初诊治疗。

三诊时，病人疼痛次数减少，红肿程度减轻，但局部皮肤温度仍较高，继续按初诊方法治疗。

三诊疗效确切，四诊、五诊继续按初诊方法治疗。

六诊时，疼痛次数明显减少，局部红肿明显减退，烧灼感基本消失，继续按初诊方法治疗。

以后隔日针灸 1 次，以初诊处方为基础进行加减：易怒加蠡沟，疏肝理气止痛；红肿热痛稍加重时加水泉、外丘，水泉为足少阴肾经之郄穴，外丘为足少阳胆经之郄穴，二穴能疏通气血止痛；不寐时加四神聪，以养脑安神；泄泻时加合谷、上巨虚，以健脾止泻。